Annegret F. Hannawa, Sandra Postel

SACCIA – Sichere Kommunikation

Annegret F. Hannawa, Sandra Postel

SACCIA – Sichere Kommunikation

Fünf Kernkompetenzen mit Fallbeispielen
aus der pflegerischen Praxis

DE GRUYTER SACCIA®

Autorinnen

Prof. Dr. Annegret F. Hannawa (Ph.D.)
Direktorin, Center for the Advancement of Healthcare Quality and Patient Safety
(CAHQS, www.patientsafetycenter.org),
Fakultät für Kommunikationswissenschaften,
Università della Svizzera italiana (USI), Schweiz
Präsidentin, ISCOME Global Center for the Advancement of Communication Science in Healthcare
(www.iscome.org)

Sandra Postel (R.N., Ges. und Krankenpflegerin, MSc Pflegewissenschaft)
Vizepräsidentin, Pflegekammer Rheinland-Pfalz, Deutschland
Leiterin des Geschäftsbereiches der Bildungseinrichtungen der Marienhaus Kliniken GmbH,
Leiterin der Stabsstelle Pflege der Marienhaus Holding GmbH, Deutschland

Koordinatorin der Fallbeschreibungen

Nadine Joisten (R.N., Ges. und Krankenpflegerin)
Lehrerin für Pflege und Gesundheit, M.A.
Diplom-Berufspädagogin
Universitätsklinikum Bonn, Deutschland

Begutachterinnen der deutschen Ausgabe

Renate Herzer (R.N., Ges. und Krankenpflegerin, Fachkrankenschwester für Psychiatrie)
Qualitätsmanagerin
Auditorin für Soziales und Gesundheitswesen
Ethikberaterin im Gesundheitswesen, Universitätsmedizin Mainz, Deutschland
Ressort Ethik im Vorstand der Landespflegekammer Rheinland-Pfalz, Deutschland

Ursula Jendrsczok (R.N., Gesundheits- und Kinderkrankenpflegerin)
M.Sc. Health Care Management
Referentin des Vorstandes, Landespflegekammer Rheinland-Pfalz, Deutschland

ISBN 978-3-11-056073-2
e-ISBN (PDF) 978-3-11-056269-9
e-ISBN (EPUB) 978-3-11-056089-3

Library of Congress Control Number: 2018949271

Bibliografische Information der Deutschen Nationalbibliothek
Die Deutsche Nationalbibliothek verzeichnet diese Publikation in der Deutschen
Nationalbibliografie; detaillierte bibliografische Daten sind im Internet über
http://dnb.dnb.de abrufbar.

© 2018 Walter de Gruyter GmbH, Berlin/Boston
Umschlaggestaltung: syolacan
Satz: le-tex publishing services GmbH, Leipzig
Druck und Bindung: CPI books GmbH, Leck

www.degruyter.com

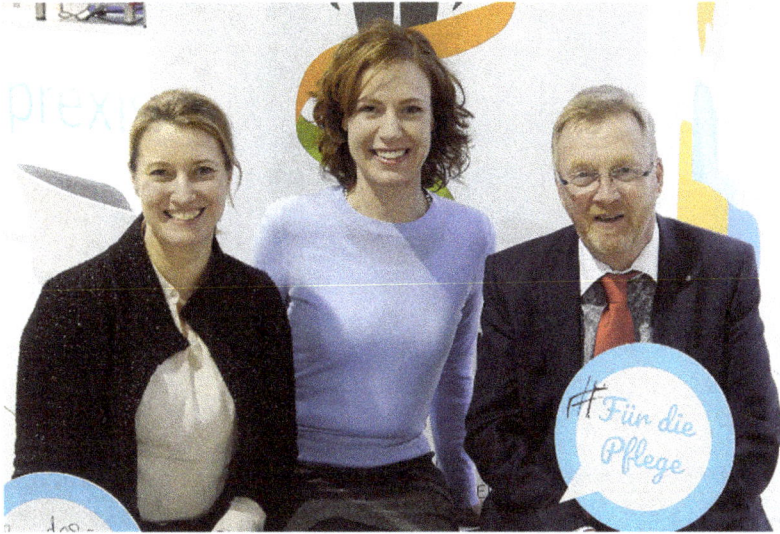

Grußworte aus den DACH-Ländern

🇩🇪 Deutschland

Grußwort vom Pflegebevollmächtigten der Bundesregierung und Staatssekretär des Bundesministeriums für Gesundheit Andreas Westerfellhaus

Meine Aufgabe als Pflegebevollmächtigter der Bundesregierung Deutschland ist es, insgesamt auf die Verbesserung der Rahmenbedingungen für Pflegebedürftige, pflegende Angehörige und professionell Pflegende hinzuwirken. Um qualitativ gute Pflege zu ermöglichen, bedarf es ausreichender Fachkräfte, aber auch eines besseren Zusammenspiels aller beteiligten Berufsgruppen. Veraltete Strukturen müssen überwunden werden und die Pflegefachkräfte müssen als Experten an Entscheidungen mitwirken – sie wollen und sollen sich beteiligen. Hierfür bedarf es auch Kommunikationsstrukturen über die Grenzen der Hierarchie hinweg, denn Pflegende, Ärzte, Therapeuten und Patienten haben ein gemeinsames Ziel und sollten daran zusammen arbeiten. Der Paradigmenwechsel hat bereits begonnen und kann durch Instrumente wie SACCIA bestimmt unterstützt werden, denn es soll zu einer offeneren und gezielteren Kommunikation zwischen den Professionen und gegenüber den Patienten sowie deren Angehörigen beitragen und so Fehler in der Versorgung vermeiden.

Andreas Westerfellhaus
Seit 2018 Staatssekretär des deutschen Bundesministeriums für Gesundheit (BMG)
2009–2017 Präsident des Deutschen Pflegerates
2001–2008 Vize-Präsident des Deutschen Pflegerates

https://doi.org/10.1515/9783110562699-201

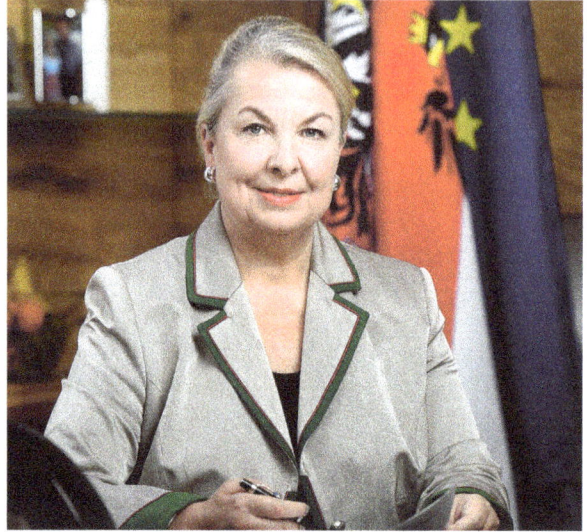

Grußworte aus den DACH-Ländern

Österreich

Grußwort von Bundesministerin Beate Hartinger-Klein

Seit 2005 ist das Schlagwort „Patientensicherheit" in Österreich im Gesundheitsqualitätsgesetz verankert. Damit wurde ein wichtiger Meilenstein gesetzt, der das Thema ins Bewusstsein auch jener Akteure im Gesundheitswesen gebracht hat, die Patientensicherheit bis dahin als Orchideenfach abgetan haben. Seit damals wurde eine Vielzahl an Maßnahmen empfohlen und umgesetzt, die erhebliche Verbesserungen und v. a. eine neue Sicherheitskultur in den Einrichtungen unseres Gesundheitswesens gebracht haben, vorrangig in den Bereichen Risikomanagement und Hygiene.

Sichere Kommunikation als Schlüsselfaktor für mehr Patientensicherheit ist ein Aspekt, der bisher ein Schattendasein führte, vermutlich auch deshalb, weil Kommunikation schwer zu standardisieren und zu messen ist. Aus unserer Sicht braucht es Initiativen, die bei den Gesundheitsberufen ansetzen und gleichzeitig müssen wir die Gesundheitskompetenz der Bevölkerung stärken. Wir sind uns bewusst, dass es in naher Zukunft weiterer intensiver Anstrengungen bedarf, um gute Kommunikation erfolgreich und nachhaltig zu fördern, und hoffen, dass dieses Buch eine wertvolle Unterstützung dabei sein kann.

Bundesministerin Mag. Beate Hartinger-Klein
Bundesministerium für Arbeit, Soziales, Gesundheit und Konsumentenschutz
Wien, Österreich

https://doi.org/10.1515/9783110562699-202

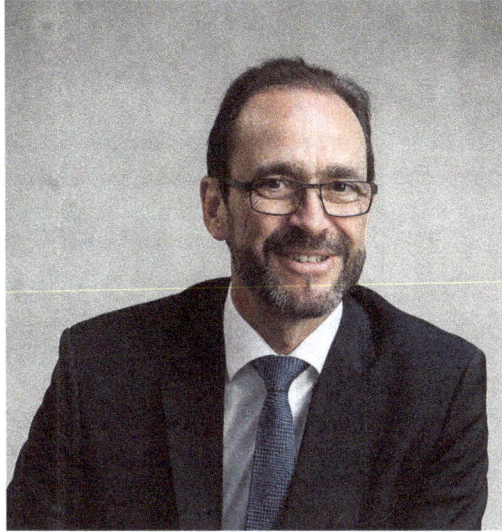

Grußworte aus den DACH-Ländern

🇨🇭 Schweiz

Grußwort vom Direktor des Bundesamts für Gesundheit (BAG) Pascal Strupler

Die Förderung der Patientensicherheit gehört zu den wichtigsten Zielen der schweizerischen gesundheitspolitischen Agenda. Nationale Pilotprogramme in den Bereichen der sicheren Chirurgie, der Medikationssicherheit und der Sicherheit beim Einsatz von Blasenkathetern werden mit ermutigenden Resultaten umgesetzt. Im Rahmen einer Strategie zu healthcare-assoziierten Infektionen koordinieren wir Überwachungs- und Präventionsmaßnahmen und wenden uns an verschiedenste Akteure, von Spitälern über die Ärzteschaft bis zu Heimbewohnern. Ein Fokus der Forschung in der Schweiz liegt auf der Kommunikation und dem „Speaking-up": Schweigen kann tödlich sein, und doch muss vielfach der Mut, auf Fehler hinzuweisen, erst gelehrt und gelernt werden. Wenn dieses Buch die Kommunikation zwischen den diversen Beteiligten in medizinischen Prozessen fördert, so ist für die Patientensicherheit viel gewonnen!

Pascal Strupler
Direktor, Bundesamt für Gesundheit (BAG)
Bern, Schweiz

https://doi.org/10.1515/9783110562699-203

Vorwort von Hedwig François-Kettner

In der Zeit der boomenden Digitalisierung und der zahlreichen neuen Medienange-bote ist es enorm wichtig, dass wir uns verstärkt der Kommunikation widmen. Um das prozessuale Geschehen des digitalen Miteinanders voranzubringen, müssen wir unbedingt unsere heutigen Verhaltensmuster überprüfen. Vorhandenes Kommunika-tionsverhalten bestimmt wesentlich, wie wir uns heute und in Zukunft miteinander verständigen und was in Software und Apps der neuen Generation Eingang finden sollte.

Bereits heute verständigen wir uns unzureichend oder mangelhaft, wie dieses Buch deutlich herausarbeitet. Im Kontext einer pflegerisch professionellen und siche-ren Patientenversorgung ist es deshalb unverzichtbar, die vorliegenden Erkenntnisse zu nutzen und uns mit unseren derzeitigen Kommunikationsmustern auseinanderzu-setzen und v. a. gezielte Maßnahmen zu ergreifen. Dass so zahlreiche Behandlungs- und Pflegefehler geschehen, die wesentlich auf mangelhafte Kommunikation zurück-geführt werden können, hat mich sehr betroffen gemacht. Ich glaube, dass diese Pro-blematik in ihrer Tragweite den wenigsten Professionellen bewusst ist. Wir müssen deshalb alles dafür tun, um schnellste Abhilfe zu schaffen. Hinzu kommt, dass wir uns größtenteils unserer systemischen Schwächen bewusst sind, sie aber so rasch nicht werden ändern können: Ob ambulante, stationäre oder nachstationäre Versorgung – der Patient ist zunächst die gleiche Person. Er erlebt zu oft die Kommunikationsde-fizite bei der Wahrnehmung seiner geschilderten Beschwerden. Mitunter schildert er seine Probleme jedes Mal komplett erneut, oft werden wertvolle Hinweise dabei nicht wiederholt. Die systemübergreifenden Versorgungsschwächen haben den Gesetzge-ber mehrfach gefordert, das Entlassungsmanagement gesetzlich zu verankern; wir haben im Aktionsbündnis Patientensicherheit (APS) Hinweise darüber, dass nach wie vor hier noch optimiert werden kann. Aber auch die mangelhafte Kommunikation zwi-schen den Akteuren im Gesundheitswesen: Wenn der Gesetzgeber im E-Health-Gesetz den elektronischen Zugang zu wichtigen Patienteninformationen für die Pflegeprofes-sionellen oder auch den Physiotherapeuten außer Acht lässt, ist das als äußerst kri-tisch zu bewerten.

Im Jahr 2017 hatten wir im APS einvernehmlich mit den schweizer- und österrei-chischen Kollegen das Jahr der „Kommunikation und Patientensicherheit" ausgeru-fen. In Deutschland beteiligten sich nahezu 200 Einrichtungen an Veranstaltungen mannigfaltiger Art, um die Probleme zu benennen und sichtbare Aktivitäten dazu zu initiieren – eine schöne Resonanz! Allein das sind Impulse, die durch tatkräftige und gesetzgeberisch abgesicherte Maßnahmen angereichert werden müssen.

Bei den in diesem Fachbuch beschriebenen Untersuchungen zahlreicher stattge-fundener Behandlungsfehler arbeiteten die Wissenschaftler wesentliche Grundmus-ter heraus, die zu Missverständnissen bis hin zu tödlichen Folgen führten. Sie plä-dieren deshalb für ein gemeinsames Kommunikationsverständnis, was durch patien-

https://doi.org/10.1515/9783110562699-204

tensicherheitsfördernde Kernkompetenzen erreicht werden kann. Diese werden hier nachvollziehbar beschrieben. So sind die fünf SACCIA-Quantitäts- und Qualitätskriterien der zwischenmenschlichen Kommunikation zunächst sehr wichtig für das spezifische Verständnis. Im Anschluss ist festgehalten, wie sie erreicht werden können. Insbesondere sind die Befähigungen zu besserer Kommunikation in allen Curricula der Ausbildungen und Studiengängen der medizinischen Fachberufe aufzunehmen. Auch sind in Fort- und Weiterbildungen, in Simulationstrainings wie auch bei Fallbesprechungen oder Mortalitäts- und Morbiditätskonferenzen entsprechende Qualifizierungen dringend zu empfehlen. Der zu verbessernde interprofessionelle Dialog muss als ein zentrales Element zu mehr Patientensicherheit verstanden werden.

Das APS hat sich vorgenommen, die Verbesserung der Kommunikation in den kommenden Jahren weiter zu thematisieren und mit zu befördern. Wir freuen uns, dass mit diesem wichtigen Sachbuch Erkenntnisse vorliegen, die schlüssig eine Wegbeschreibung zu einer sichereren zwischenmenschlichen Kommunikation im Gesundheitswesen aufzeigen.

Hedwig François-Kettner
Vorsitzende Aktionsbündnis Patientensicherheit (APS)
Berlin, Deutschland

Vorwort von Patricia Benner

Professor Annegret Hannawa and her colleagues have written an extraordinary book recasting the focus of patient safety from checklists and electronic records to pervasive, largely unexamined impacts of poor communication on a lack of shared understanding between healthcare team members, patients and families. This work puts the relational and contextual nature of communication front and center. The case studies demonstrate the principles and theory presented in the first part of the book, showing how and when unsafe communication occurs and contributes to undesirable patient care outcomes.

Nurses pride themselves on providing patient-centered, relationally attuned nursing care. Relational care requires multi-faceted communication skills to overcome common barriers to clear and shared communication. This book can function as an invaluable consciousness-raising tool to help students, nurses and healthcare teams pay attention to the requirements of a kind of communication that effectively reduces errors in patient care. As this book demonstrates, relationship-centered and attuned patient care requires well-developed "safe communication" skills based upon an understanding how to co-create communication with others. The goal is to establish adequate shared understandings between nurses, patients, families and team members in order to prevent patient safety events.

The case studies provide opportunities for students and practitioners of nursing to reflect on their own communication strengths and weaknesses. The impediments to shared communication in healthcare settings are numerous. The barriers to such "safe communication" are spelled out in the theory section of the book, and illustrated in the case studies. Guides for reflection and experiential learning from the cases are also provided.

Typically, communication lies in the background with the focus being on just transmitting information in an unexamined way. When miscommunication happens in everyday exchanges, usually there is time to clear things up over time with the consequences being nothing more that inconvenience and delay. In fast-paced healthcare services, ordinary mistakes in establishing shared communication can lead to life and death failures. Using this book to focus on "safe communication" practices in the context of patient care puts the demands and barriers to successful healthcare communication in bold relief. Readers will learn to identify their own miscommunication tendencies, and correct them through studying authentic cases illustrating frequent kinds of communication errors in nursing practice.

This book provides essential insights and experiential learning for practitioners, undergraduate and graduate students of nursing. If adopted broadly in schools of nursing, it can make a huge impact on improving patient safety. This book delivers

https://doi.org/10.1515/9783110562699-205

a needed new emphasis in patient safety that can help preserve the frontline thinking and actions of the whole healthcare team.

Patricia Benner, R.N., Ph.D., FAAN
Professor, Emerita
Department of Social and Behavioral Sciences
University of California, San Francisco, USA

Abkürzungsverzeichnis

AHRQ	Agency for Healthcare Research and Quality
ALL	Akute lymphoblastische Leukämie
APS	Aktionsbündnis Patientensicherheit
hCG	Humanes Choriongonadotropin
BZ	Blutzucker
CIRS	Critical Incident Reporting System
COPD	Chronic obstructive pulmonary disease (chronisch obstruktive Lungenerkrankung)
CT	STAT-Computertomographie
DNEbM	Deutsches Netzwerk Evidenzbasierte Medizin
DNR	Do not reanimate
eGA	Elektronische Gesundheitsakte
GQMG	Gesellschaft für Qualitätsmanagement im Gesundheitswesen
ICAO	International Civil Aviation Organization
IE	Internationale Einheit
IHI	Institute of Healthcare Improvement
INR	International normalized ratio
IOM	Institute of Medicine
i.v.	Intravenös
i.m.	Intramuskulär
mmHg	Millimeter Quecksilbersäule
MRSA	Methicillinresistenter Staphylococcus aureus
NANDA	North American Nursing Association
ng/ml	Nanogramm pro Milliliter
OP	Operation
PACS	Picture Archiving and Communication Systems
PBTS	Posttraumatische Belastungsstörung
PEG-Anlage	Anlage einer perkutanen endoskopischen Gastrostomie
p. o.	per os (über den Mund)
R.N.	Registered Nurse (Registrierte Pflegefachperson)
SACCIA	Sufficiency, Accuracy, Clarity, Contextualization, Interpersonal Adaptation
TTP	Thrombotisch-thrombozytopenische Purpura
UE	Unerwünschtes Ereignis
VTE	Venöse Thromboembolie
WHO	World Health Organization
ZVK	Zentraler Venenkatheter

https://doi.org/10.1515/9783110562699-206

Inhalt

Einleitung

Bedeutung des Problems

In den vergangenen 30 Jahren haben sich die Ausgaben für das Gesundheitswesen in den Industrienationen verdoppelt (Leatherman und Sutherland 2004). Dagegen ist die *Qualität* der Gesundheitsversorgung inadäquat geblieben (Chassin 2013; Chassin und Loeb 2013; Classen et al. 2011; Landrigan et al. 2010; McGlynn et al. 2003; Slawomirski et al. 2017, 2018; World Health Organization 2000). Durch unvollständigen, übermäßigen und fehlerhaften Gebrauch von Ressourcen, Dienstleistungen und Maßnahmen produzieren Gesundheitssysteme auf der ganzen Welt unnötige Kosten (McLoughlin and Leatherman 2003; Slawomirski et al. 2017, 2018). Zudem erhält selbst in Industrienationen nur jeder zweite Patient empfohlene Behandlungen (Harrison et al. 2015; McGlynn et al. 2003; Schuster et al. 2005; Jha et al. 2010, 2013) und Ärzte halten sich unzureichend an Leitlinien und Qualitätsstandards (Farquhar et al. 2002). Diese Statistiken erfordern dringende Maßnahmen, um die Qualität der Gesundheitsversorgung weltweit zu verbessern.

Obgleich die Gesundheitsversorgung Nutzen trägt, stellt sie für Pflegeempfänger auch ein gewaltiges Sicherheitsrisiko dar. Erste globale Statistiken der Weltgesundheitsorganisation (WHO) zeigen, dass jedes Jahr mindestens 43 Mio. Menschen durch medizinische Eingriffe vermeidbaren physischen Schaden erleiden (Jha et al. 2013). Diese Schadensfälle verursachen jährlich etwa 23 Mio. Lebensjahre mit Behinderungen und 132 Mrd. $ Zusatzkosten (Jha et al. 2013). Mehr als zwei Drittel dieser Fälle entstehen durch Behandlungsfehler – die dritthäufigste Todesursache in den USA (Makary und Daniel 2016) und weltweit eine der Top-10-Ursachen für Behinderungen (Jha et al. 2013). Umgangssprachlich ausgedrückt übersteigt diese Statistik die Anzahl der Todesfälle, die zu beklagen wären, wenn jeden zweiten Tag drei Jumbojets abstürzen würden – oder, in einem anderen Vergleich, die Gesamtzahl aller Verletzten und Todesfälle, die auf Verkehrsunfälle, Suizide, Stürze, Vergiftungen und Ertrinken zurückzuführen sind (Kohn et al. 2000). Folglich stellen Behandlungsfehler ein weltweites Gesundheitsproblem dar, das statistisch gesehen sogar schwerwiegenderen Schaden bewirkt als weitverbreitete Krankheiten wie AIDS und Brustkrebs.

Eine der Hauptursachen dieser vermeidbaren Schadensfälle ist mangelhafte Kommunikation (Slawomirski et al. 2017). Laut Statistiken beläuft sich die Prävalenz derartiger Schadensfälle auf 25 % (Wakefield 2007; Australian Institute of Health and Welfare und Australian Commission on Safety and Quality in Healthcare 2007) bis 80 % (Joint Commission 2007, 2012). Die Fachliteratur zeigt übereinstimmend, dass Behandlungsergebnisse besser sind, wenn klinische Fachkräfte mit Kollegen und Patienten gut kommunizieren. Analog dazu gilt, dass mangelhafte Kommunikation den Erfolg von medizinischen Behandlungen und pflegerischer Versorgung immer wieder schmälert und die Patientensicherheit ernsthaft gefährdet (Kesten et al. 2010;

https://doi.org/10.1515/9783110562699-207

Klipfel et al. 2011; Pfrimmer 2009; Slawomirski et al. 2017; Twedell und Pfrimmer 2009). Weil sich mangelhafte Kommunikation im Kontext der Gesundheitsversorgung besonders unerbittlich auswirkt (Beyer et al. 2009), ist **sichere Kommunikation** also ein Kernkriterium für eine sichere medizinische und pflegerische Praxis.

Lücken in der Fachliteratur

Bis heute konzentriert sich die Literatur in der interdisziplinären Versorgungsforschung hauptsächlich darauf, dass klarer und mehr miteinander kommuniziert werden muss. Zwischenmenschliche Kommunikation umfasst jedoch weit mehr als nur klare und zureichende Informationsinhalte. Sie ist ein komplexer zwischenmenschlicher Prozess, durch den Menschen interaktiv ein **gemeinsames Verständnis** erschaffen. Informationen müssen also nicht nur hinsichtlich ihrer Klarheit und Quantität optimiert werden. Es ist ebenso wichtig zu verstehen, wie komplexe Kommunikationsprozesse in verschiedenen Versorgungskontexten und zwischen Individuen von unterschiedlicher Herkunft erwünschte Behandlungsergebnisse beeinträchtigen oder fördern können. Es gilt also zu erörtern, wann und wie zwischenmenschliche Kommunikationskompetenzen patientensicherheitsfördernd wirken können.

Menschen neigen generell dazu, ihre eigenen Kommunikationskompetenzen zu überschätzen (vgl. *Lake-Wobegon-Effekt*; Alicke und Govorun 2005; Sedikides et al. 2003). Ein Bewusstsein dafür zu entwickeln, dass es notwendig und nützlich sein kann, die eigene Kommunikationskompetenz zu erweitern, stellt also eine grundlegende Hürde dar. Kommunikationsschwächen lassen sich immer leichter bei anderen als bei sich selbst finden. Diese Asymmetrie wird noch verstärkt durch die Tatsache, dass im Alltag selten katastrophale Kommunikationsfehler auftreten (z. B. „Niemand, den ich kenne, ist bisher gestorben, weil ich unfähig wäre zu kommunizieren".). Gerade im Gesundheitswesen steht dies jedoch einer gesunden, patientensicherheitsorientierten Selbstreflexion im Weg. Nur weil wir jeden Tag kommunizieren, heißt das noch lange nicht, dass wir *sicher* kommunizieren. Schon kleine Kommunikationsmängel können im Gesundheitswesen schlimme Folgen nach sich ziehen.

Seit über 100 Jahren führen Kommunikationswissenschaftler systematische Forschungen durch, um die zwischenmenschlichen Kommunikationsprozesse in verschiedenen Kontexten empirisch zu beleuchten. Die moderne Kommunikationswissenschaft hilft uns zu verstehen, wie sich relevante Kommunikationsprozesse im Rahmen der Pflegebeziehung in eine sichere und hochwertige Gesundheitsversorgung übersetzen lassen. Solche Erkenntnisse haben das Potenzial, den klinischen Informationsaustausch nachhaltig zu verbessern. Bisher liegen jedoch nur wenige evidenzbasierte Untersuchungen an der Schnittstelle zwischen Patientensicherheit und Kommunikationswissenschaften vor, die die Gesundheitsversorgung unmittelbar sicherer und hochwertiger gestalten könnten (Pannick et al. 2015). Dieses Buch widmet sich dieser interdisziplinären Schnittstelle und leistet somit einen innovativen Beitrag zur Fachliteratur.

Besonderheiten dieses Buchs

Anhand von 36 Fallbeispielen verbindet dieses Buch die kommunikationswissenschaftliche Fachliteratur mit aktuellen Kernthemen in der Patientensicherheit. Dieser interdisziplinäre Ansatz schafft eine wichtige Wissensgrundlage für Lehrkräfte, Studierende und klinisch tätige Pflegende und Mediziner. Ihnen wird in diesem Buch ein evidenzbasierter Rahmen für die Praxis geboten, der die Patientensicherheit und die Versorgungsqualität in den Mittelpunkt stellt. Die Hannawa-SACCIA-Kernkompetenzen, die in diesem Buch vorgestellt werden, beruhen auf evidenzbasierten Theorien, empirischen Forschungen und interdisziplinären Anwendungen aus der Kommunikationswissenschaft. Die Diskussionen im dritten Teil des Buchs beruhen auf realen Fallbeispielen aus der medizinisch-pflegerischen Praxis, über die anonym Bericht erstattet wurde und die zur Analyse freigegeben wurden. Mithilfe kommunikationswissenschaftlicher Fallanalysen wird der theoretische Rahmen aus dem zweiten Teil dieses Buchs auf diese 36 Fälle angewendet. Hiermit wird dem Leser ein erfahrungsbasiertes Lernen ermöglicht, indem diverse Aspekte der Patientensicherheit evidenzbasiert beleuchtet werden. Anregende Fragen zur Diskussion, anschauliche Übungen und umfassende Literaturangaben sollen dieses Buch zu einem hilfreichen Nachschlagewerk für Lehrkräfte, Studierende, und klinische Pflegefachpersonen machen.

Kurze inhaltliche Übersicht

In diesem Buch werden 36 unerwünschte Ereignisse beschrieben, die heikle Themen in der Patientensicherheit in allen Settings ansprechen, d. h. in der ambulanten Pflege, stationären Akutversorgung in Kliniken, stationären Altenhilfe und pädiatrischen Pflege. Zum Beispiel werden Patientenübergaben, Stürze, Medikationsfehler, Fehldiagnosen und Seitenverwechslungen bei Operationen behandelt. Die Auswahl der Fallbeispiele erfolgte nicht randomisiert. Daher ist die Stichprobe nicht repräsentativ für die Häufigkeitsverteilung der dargestellten Patientensicherheitsprobleme. Dennoch zeigen die Fallbeispiele, in welchem Umfang Kommunikationsprobleme im Gesundheitswesen verbreitet sind. Sie heben hervor, an welchen Stellen die zwischenmenschliche Kommunikation für eine hochwertige Gesundheitsversorgung sorgt und Patientenschaden vermeidet, und an welchen Stellen die Patientensicherheit an fehlerhafter Kommunikation scheitert. Indem die Grundprinzipien der Kommunikationswissenschaft auf tatsächliche Patientensicherheitsfälle bezogen werden, wird verdeutlicht, wie Beinaheschäden und unerwünschte Ereignisse aus fehlerhaften zwischenmenschlichen Handlungen entstehen und wie sie künftig vermieden werden können.

Dieses Buch vermittelt Lehrkräften, Studierenden und klinischen Pflegefachpersonen einen innovativen, praktischen Ansatz für eine sicherere und hochwertigere Gesundheitsversorgung. Der Aufbau des Buchs orientiert sich chronologisch an den verschiedenen Versorgungsphasen. Diese Struktur ermöglicht einen schnellen Zugriff auf konkrete Fallbeispiele, in denen die Patientensicherheit und Versorgungsqualität gefährdet wurden. Konkrete Lösungsvorschläge illustrieren, wie eine sichere zwischenmenschliche Kommunikation der Schlüssel für eine kompetente Vermeidung, Intervention und Reaktion auf unerwünschte Ereignisse sein kann.

Buchaufbau und Struktur

Dieses Buch ist in drei Teile gegliedert. Die Kapitel im ersten Teil des Buchs besprechen die Grundlagen, aktuellen Herausforderungen und Trends der Patientensicherheit aus globaler Perspektive und aus der Perspektive der DACH-Länder (Deutschland-Österreich-Schweiz). Der zweite Teil des Buchs beinhaltet fünf Kapitel, in denen die Grundlagen, Herausforderungen und Trends einer sicheren Kommunikation im Gesundheitswesen behandelt werden, mit Querverweisen zu den Fallstudien im dritten Teil des Buchs.

Der dritte Teil des Buchs beinhaltet die 36 Patientensicherheitsereignisse. Um den Lesern ein schnelles Nachschlagen zu ermöglichen, sind die Fälle in sechs chronologische Phasen der Gesundheitsversorgung untergliedert (für die Pflege adaptiert nach Hannawa und Roter 2013):

1. Informationssammlung
2. (Pflege-)Diagnostik
3. Behandlungs- und Pflegeplanung
4. Brückenzeit („storage", d. h. die Zeit zwischen Planung und Versorgung)
5. Pflegerische Versorgung
6. Pflege im Rahmen der Nachsorge.

Jeder Phase sind sechs Kommunikationsebenen untergeordnet. Diese beinhalten Interaktionen unter Klinikern und Patienten, die sich auf Mikro-, Meso- und Makrolevel abspielen (Tabelle 1). Zur Mikroebene zählen Interaktionen zwischen einzelnen Fachkräften und Patienten (Pflegende-Pflegeempfänger-Kommunikation) oder mit Begleitpersonen (Pflege-Begleitpersonen-Kommunikation). Das Mesolevel umfasst Interaktionen zwischen Pflegenden und anderen Fachkräften innerhalb eines Versorgerteams (Team-Kommunikation) und zwischen einzelnen Fachkräften mit unterschiedlichem beruflichen Hintergrund (interprofessionelle Kommunikation). Die Fälle, die sich auf dem Makrolevel abspielen, beinhalten Interaktionen zwischen vielen individuellen Fachkräften mit diversen beruflichen Hintergründen (berufsübergreifende Kommunikation) und zwischen mindestens zwei Einrichtungen (interinstitutionelle Kommunikation). Damit diese Kommunikationsebenen in den Fallbeispielen leichter zu erkennen sind, ist jedem Fallkapitel im dritten Buchteil ein repräsentatives Symbol zugeordnet (Tabelle 1).

Tab. 1: Struktureller Aufbau der Fallbeispiele im dritten Buchteil

Kommunikationslevel		Phase 1: Informationssammlung	Phase 2: (Pflege-) Diagnostik	Phase 3: Behandlungs- und Pflegeplanung	Phase 4: Brückenzeit	Phase 5: Pflegerische Versorgung	Phase 6: Pflege im Rahmen der Nachsorge
Mikrolevel	Pflegende – Pflegeempfänger	Fall 1 (BS)	Fall 7 (UE)	Fall 13 (UE)	Fall 19 (HS)	Fall 25 (SE)	Fall 31 (BS)
	Pflegende – Begleitpersonen	Fall 2 (BS)	Fall 8 (BS)	Fall 14 (UE)	Fall 20 (HS)	Fall 26 (UE)	Fall 32 (UE)
Mesolevel	Klinisches Team	Fall 3 (BS)	Fall 9 (HS)	Fall 15 (BS)	Fall 21 (UE)	Fall 27 (UE)	Fall 33 (SE)
	Interprofessionell	Fall 4 (BS)	Fall 10 (SE)	Fall 16 (UE)	Fall 22 (HS)	Fall 28 (UE)	Fall 34 (UE)
Makrolevel	Berufsübergreifend	Fall 5 (UE)	Fall 11 (HS)	Fall 17 (BS)	Fall 23 (HS)	Fall 29 (UE)	Fall 35 (HS)
	Interinstitutionell	Fall 6 (SE)	Fall 12 (HS)	Fall 18 (HS)	Fall 24 (SE)	Fall 30 (UE)	Fall 36 (HS)

BS Beinaheschaden; HS harmloser Schaden; UE unerwünschtes Ereignis; SE schwerwiegendes Ereignis

Tab. 2: Aktuelle Themen der Patientensicherheit mit zugehörigen Symbolen

Symbol	Thema der Patientensicherheit	Handlung	Häufigkeit
	Medikation	Fehlangewendet	8
		Übermäßig	3
		Versehentlich	2
		Unvollständig	1
		Unterlassen	1
	Diagnostik	Falsch	4
		Verspätet	3
	Übergabe	Unvollständig	12
	Rechtzeitigkeit	Verzögerte Behandlung	9
		Verlängerter Aufenthalt	2
	Postoperative Beobachtung	Ungenügend	1
	Wiederbelebung/ Intubation	Irrtümlich	2
		Missverständnis	1
	Entlassung	Unangebracht	2
		Irrtümlich	1
	Operation	Riskant	2
		Falschseitig	1
	Sturz	Vermeidbar	1

Die 36 Fälle veranschaulichen neun aktuelle Themenbereiche in der Patientensicherheit. Um das Nachschlagen zu erleichtern, werden auch diese Themen am Anfang jedes Fallkapitels durch Symbole repräsentiert. Die Tabelle 2 stellt die Verbindung zwischen diesen aktuellen Patientensicherheitsthemen und den Symbolen her und zeigt, in wie vielen der 36 Fallbeispiele die jeweiligen Themen behandelt werden.

Die Tabelle 3 fasst weitere Charakteristiken der Fallbeispiele zusammen. Die Häufigkeitsverteilung in der Tabelle zeigt, dass die 36 Fälle ein breites Spektrum von medizinisch-pflegerischen Zwischenfällen abdecken. Das Buch veranschaulicht

– **Beinaheschäden**, d. h. Fehler, die den Pflegeempfänger glücklicherweise nicht erreichten (s. Fälle 1, 2, 3, 4, 8, 15, 17, 31);

Tab. 3: Weitere Falleigenschaften (ohne Symbolisierung)

Art des Zwischenfalls		Dringlichkeit		Versorgungssituation	
Beinaheschaden („near miss")	8	Akut/Notfall	30	Akutstationäre Versorgung (Klinik)	26
Zwischenfall mit harmlosem Schaden („harmless hit")	10	Chronisch	6		
				Stationäre Langzeitpflege	5
Unerwünschtes Ereignis („adverse event")	13			Ambulante Pflege/Arztpraxis mit ambulanter Versorgung	2
Schwerwiegendes Ereignis („sentinel event")	5			Psychiatrie	1
				Rehabilitation	1
				Hospiz	1

- **Zwischenfälle** mit harmlosem Schaden, d. h. Fehler, die den Pflegeempfänger zwar erreichten, jedoch nur harmlosen Schaden verursachten (s. Fälle 9, 11, 12, 18, 19, 20, 22, 23, 35, 36);
- **unerwünschte Schadensereignisse**, d. h. Fehler, die den Pflegeempfänger erreichten und ihm Schaden zutrugen (s. Fälle 5, 7, 13, 14, 16, 21, 26, 27, 28, 29, 30, 32, 34) und
- **schwerwiegende Ereignisse**, d. h. Fehler, die den Pflegeempfänger erreichten und irreparabel schädigten (s. Fälle 6, 10, 24, 25, 33).

Die Fälle spielen sich in allen Settings der pflegerischen Versorgung ab. Viele geschehen in der akutstationären Versorgung, weswegen im Theorieteil der Begriff des Patienten vornehmlich genutzt wird. Bewohner in der Altenhilfe oder auch Gäste in der Hospizarbeit sind in gleichem Maß gemeint und nur aus Gründen der besseren Lesbarkeit nicht durchgehend mit benannt.

Jedes Fallkapitel im dritten Buchteil beinhaltet einen Abschnitt, der die Kommunikationsfehler kategorisiert und erläutert, und sie den entsprechenden Prinzipien der Kommunikationswissenschaft zuordnet. Ein kurzer Diskussionsteil stellt einen Transfer zu den Inhalten der theoretischen Fundierung her, die im zweiten Teil des Buchs vorgenommen wurde. Die Autorinnen fordern den Leser in jedem Fallkapitel auf, die jeweiligen Kommunikationsfehler per Checkliste auf die Lehrsätze aus der Kommunikationswissenschaft (in Kapitel 9) zu beziehen. Jedes Kapitel schließt mit Übungen und Fragen zur Diskussion. So sollen Lehrkräfte, Studierende und klinische Pflegefachpersonen dazu angehalten werden, die Erkenntnisse aus dem zweiten Teil des Buchs auf die praktischen Fallbeispiele im dritten Teil des Buchs zu beziehen. Diese didaktische Aufbereitung soll letztlich dazu dienen, dass die Kommunikationsprinzipien in ihrer Anwendung verfestigt und effektiv auf die pflegerische Alltagspraxis übertragen werden können.

Zur Benutzung dieses Buchs

Dieses Buch eignet sich am besten als Nachschlagewerk. Lehrkräfte können sich auf ein oder mehrere Kapitel aus den ersten beiden Teilen des Buchs stützen und sich dann auf individuelle Fälle im dritten Buchteil konzentrieren, die bestimmte Patientensicherheitsaspekte behandeln. Patientensicherheitsexperten und Risikomanager können themenspezifische Zwischenfälle anhand von Fallbeispielen aussuchen und besser verstehen.

Der zweite Buchteil soll einen Überblick über die kommunikationstheoretischen Grundlagen bieten. Der dritte Buchteil wendet diese Erkenntnisse dann auf konkrete Fallbeispiele an und gewährt somit einen praktischen Einblick in patientensicherheitsrelevante Kommunikationsprozesse. Diese werden in den Fallkapiteln erläutert und anhand von Fragen zur Diskussion und Übungen vertieft. Um den didaktischen Wert dieses Buchs zu erhöhen, wurde jedem Fallkapitel ein Abschnitt *Kommunikationslehren für eine bessere Patientensicherheit und Versorgungsqualität* beigefügt, der eine Art zahlencodierte Checkliste bereithält. In diesem Abschnitt wird der Leser dazu angehalten, Querverbindungen zu den in Kapitel 9 beschriebenen *Lehrsätzen aus der Kommunikationswissenschaft* herzustellen. Hierdurch soll die Rolle problematischer zwischenmenschlicher Kommunikation in jedem Patientensicherheitsereignis veranschaulicht werden. Die Diskussionsfragen sollen das Leseverständnis vertiefen, indem sie erläutern, wie die verschiedenen dargelegten Prinzipien zusammenwirken. Hierdurch lassen sich zusätzliche Einflussfaktoren ableiten, die in den Fällen jeweils zu einer Verstärkung, Abmilderung oder Vermeidung von Schadensfällen beigetragen haben.

Zusammenfassung

Die Struktur und die Inhalte dieses Buchs sollen dem Leser eine reichhaltige, praxisnahe Lernerfahrung ermöglichen. Damit soll der Blick des Lesers für alltägliche Kommunikationsprozesse und für Herausforderungen, die in der täglichen Pflegepraxis häufig die Patientensicherheit gefährden, geschärft werden. Die in diesem Buch geschilderten erweiterten Erkenntnisse sollen ermöglichen, ähnliche Situationen in der pflegerischen Praxis wiederzuerkennen und entsprechend zu benennen bzw. korrigierende Maßnahmen zu ergreifen. Dass eine sichere und hochwertige Gesundheitsversorgung die aktive Teilnahme aller beteiligten Akteure erfordert, ist bekannt (s. Roter et al. 2016). Deshalb bezeichnen die Autorinnen Patienten und ihre Angehörigen an mehreren Stellen als „aktive Partner für die Patientensicherheit". Darüber hinaus verwenden die Autorinnen die Begriffe „Fehler" und „Scheitern" bewusst in einer Art und Weise, die eine in den unterschiedlichen Versorgungssettings übliche Kultur der Schuldzuweisung („blame culture") mit einer konstruktiven Kultur des Lernens ersetzen soll.

Teil I: **Patientensicherheit:**
Grundlagen, Herausforderungen und Trends

1 Patientensicherheit: Eine globale Perspektive

Lori Paine und Cheryl Dennison Himmelfarb

Prof. Dr. Lori Paine, Dr. PH(c), M.S., R.N., leitet das Armstrong Institute for Patient Safety and Quality der Johns Hopkins Universität in Baltimore, Maryland, USA. Sie ist zugleich Fakultätsmitglied in der Johns Hopkins School of Nursing. Prof. Dr. Cheryl Dennison Himmelfarb, Ph.D., R.N., ist Professorin an der medizinischen und an der pflegerischen Fakultät der Johns Hopkins Universität. Sie ist zudem Direktorin am Johns Hopkins Institute for Clinical and Translational Research.

Gesundheitssysteme streben weltweit danach, Patienten eine möglichst sichere und hochqualitative Versorgung zu gewährleisten. Im Übergang zum 21. Jahrhundert wurde mithilfe dreier Berichte ein internationales Fundament hierfür geschaffen. Mit „To err is human", „Crossing the quality chasm" und „Unequal treatment" (Kohn et al. 2000; IOM 2001, 2003) wurde weltweit ein Fokus auf die Versorgungsqualität und Patientensicherheit gerichtet um aufzuweisen, wie man Patienten und Versorger weltweit besser vor Fehlern und deren Konsequenzen bewahren kann (Leape und Berwick 2005).

Unerwartete und ungewollte Zwischenfälle geschehen leider häufig und in allen Bereichen der Gesundheitsversorgung (Slawomirski et al. 2017, 2018) – sowohl in der primären, sekundären und tertiären Versorgung, als auch in der Gemeindepflege, in der sozialen und privaten Pflege und in der Pflege akut und chronisch Erkrankter. Die WHO (o. J.a) definiert Patientensicherheit somit als die „Vermeidung von Fehlern und negativen Auswirkungen für Patienten im Zusammenhang mit ihrer Gesundheitsversorgung".

Durch bessere Medikamente, Behandlungen und Technologien ist die Gesundheitsversorgung effektiver geworden. Sie hat jedoch gleichzeitig an Komplexität gewonnen und erfordert häufig schwierige Entscheidungen, die eine Priorisierung bedingen. Diese steigende Komplexität inmitten einer zunehmenden ökonomischen Einschränkung hat das Versorgungssystem enorm strapaziert.

Die weltweite Literatur in der Patientensicherheitsforschung zeigt zahlreiche Evidenzen über die Auswirkung einer unsicheren Versorgung in Industrienationen. Prävalenzstudien zeigen hier, dass zwischen 3 und 16 % aller Krankenhauspatienten in ihrer Gesundheitsversorgung einen vermeidbaren Schaden erleiden (Jha et al. 2010; Slawomirski et al. 2017). Daten aus Schwellen- und Entwicklungsländern weisen ebenfalls auf substanzielle Schäden durch eine suboptimale Versorgung hin, wenn auch mit begrenzter Aussagekraft (Jha et al. 2010). Die erheblichen Lücken in der Literatur bezüglich struktureller und prozessualer Faktoren, denen die Patientensicherheit global unterliegt, machen es schwer, klare und einschlägige Lösungen zu identifizieren – v. a. in ressourcenarmen Settings wie im Gesundheitssystem (Jha et al. 2010).

https://doi.org/10.1515/9783110562699-001

Trotz der vielen Systemdefizite, über die in den vergangenen Jahren berichtet wurde, konnten einige Fortschritte gemacht werden. Mehr Überprüfung, Trainings, Systemoptimierungen und Rechenschaftspflichten haben die Gesundheitsversorgung erfolgreich verbessert (Pronovost et al. 2008; NHS 2017; Pronovost et al. 2015; Ghandi et al. 2016; Hughes and Clancy 2009). Weitere Bemühungen zur Verbesserung der Sicherheit konzentrieren sich auf die Gesundheitsversorgung als ein System, das

– Fehler vermeidet,
– aus aufgetretenen Fehlern lernt und
– auf einer Sicherheitskultur aufbaut.

Ein solches System umfasst alle Beteiligten im Gesundheitswesen, inklusive repräsentativer Organisationen und Patienten (Kohn et al. 2000; Hughes und Clancy 2009).

Die WHO ist der globale Anführer in der Patientensicherheit. Die WHO Weltweite Allianz für Patientensicherheit wurde im Oktober 2004 in Washington D. C. gegründet, um die Entwicklung von globalen Patientensicherheitsrichtlinien und -praktiken zu erleichtern und die Patientensicherheit somit weltweit systematisch zu verbessern. Diese WHO-Allianz verfolgt das Ziel, die Entwicklung der Patientensicherheit auf der ganzen Welt zu koordinieren, zu erleichtern und zu beschleunigen, indem sie

– sich als Anführerin für nachhaltige Verbesserungen einsetzt,
– Wissen und Erfahrungen generiert und teilt und
– ihre Mitgliedsstaaten bei der Implementierung von Aktionen für die Patientensicherheit unterstützt (WHO 2018).

Die Tabelle 1.1 listet zehn Fakten zur Patientensicherheit auf, die aktuell von der WHO Allianz zusammengefasst werden (2018).

Tab. 1.1: Zehn Fakten zur Patientensicherheit (WHO 2018)

---

1. **Unerwünschte Ereignisse sind weltweit die 14.-häufigste Ursache für Erkrankungen – sie gleichen der Inzidenz von Tuberkulose und Malaria.**
   Jedes Jahr kommt es weltweit zu 421 Mio. Krankenhausaufenthalten. Während dieser Aufenthalte ereignen sich etwa 42,1 Mio. Schadensfälle. Den aktuellsten Statistiken zufolge sind unerwünschte Ereignisse in Krankenhäusern die 14.-häufigste Ursache für Morbidität und Mortalität auf der Welt.

2. **Jeder zehnte Patient erfährt im Krankenhaus Schaden.**
   Schätzungen zufolge wird in Industrienationen jeder zehnte Patient während seines Krankenhausaufenthalts geschädigt. Die Hälfte dieser Schadensfälle wäre vermeidbar.

3. **Der unsichere Gebrauch von Arzneimitteln schädigt jedes Jahr Millionen von Menschen und kostet Gesundheitssysteme mehrere Milliarden.**
   Medikationsfehler und die falsche Einnahme oder Verabreichung von Arzneimitteln sind eine der häufigsten Ursachen von vermeidbaren Schadensfällen auf der Welt. Die Kosten der Medikationsfehler belaufen sich auf 42 Mrd. US$ pro Jahr. Diese Summe entspricht 1 % der jährlichen globalen Gesundheitsausgaben.

---

4. **15 % der Krankenhausausgaben fließen in die Korrektur unerwünschter Ereignisse.**
   Aktuelle Schätzungen zeigen, dass etwa 15 % der Krankenhausausgaben in den OECD-Ländern jährlich in unerwünschte Ereignisse fließen. Die teuersten Ereignisse sind Thromboembolie, Druckgeschwüre und im Krankenhaus erworbene Infektionen. Die gesamte finanzielle Last beläuft sich hierbei allein in den OECD Ländern auf mehrere Milliarden US-Dollar im Jahr.

5. **Eine finanzielle Investition in die Patientensicherheit lohnt sich – sie spart enorm viel Geld.**
   Finanziell in Patientensicherheitsmaßnahmen zu investieren ist eine Sparmaßnahme: Allein in den USA haben fokussierte Patientensicherheitsinterventionen den Medicare-Krankenhäusern zwischen den Jahren 2010 und 2015 geschätzte 28 Mrd. US$ eingespart.

6. **14 von 100 aufgenommene Krankenhauspatienten erleiden eine im Krankenhaus erworbene Infektion.**
   Im Krankenhaus erworbene Infektionen betreffen jährlich hunderte Millionen von Patienten. Allein in der Europäischen Union erfahren jährlich 3,2 Mio. Patienten Infektionen während ihres Krankenhausaufenthalts; 37.000 von ihnen sterben an dieser Infektion. Einfach implementierbare Maßnahmen, wie beispielsweise eine bessere Handhygiene, könnten die Inzidenz derartiger Infektionen auf mindestens die Hälfte senken.

7. **Über eine Million Patienten sterben jährlich an Operationen.**
   Mindestens 7 Mio. Patienten erfahren jährlich Behinderungen als direkte Konsequenz einer fehlgelaufenen Operation. Mindestens eine Million Patienten sterben daran. Die Frequenz dieser Vorfälle ist in Entwicklungsländern drei Mal höher als in Industrienationen – dennoch ist die Inzidenz in den Industrienationen viel höher als wünschenswert.

8. **Falsche und zu späte Diagnosen schädigen viel zu viele Patienten.**
   Forschungen zufolge erfahren allein in den USA ungefähr 5 % aller ambulanten Patienten einen diagnostischen Fehler. Geschätzte 10 % aller vermeidbaren Todesfälle sind in den USA auf Fehldiagnosen zurückzuführen. In Malaysia liegt die geschätzte Prävalenz bei 3,6 %. Insgesamt werden etwa 6–17 % aller Patientenschadensfälle auf diagnostische Fehler zurückgeführt.

9. **Die enorme Strahlenbelastung in der klinischen Versorgung stellt ein ernst zu nehmendes Gesundheits- und Sicherheitsproblem dar.**
   Die medizinische Verwendung von ionisierender Strahlung setzt die Bevölkerung einer enorm großen Gesundheitslast aus. Jedes Jahr werden weltweit etwa 3,6 Mrd. Röntgenaufnahmen gemacht, ungefähr 10 % davon bei Kindern. Zudem werden jährlich über 37 Mio. nuklearmedizinische und 7,5 Mio. strahlentherapeutische Maßnahmen an Patienten durchgeführt. Eine unangemessene oder unerfahrene Anwendung dieser Maßnahmen setzt sowohl Patienten als auch Fachkräfte enormen Gesundheitsrisiken aus.

10. **Mehr als die Hälfte der Behandlungsfehler in der Grundversorgung sind auf Verwaltungsfehler zurückzuführen.**
    Neuesten Studien zufolge (Slawomirski et al. 2018) ereignen sich in der Grundversorgung zwischen 1 und 24 Sicherheitslücken pro 100 Arztbesuche. Etwa 70 % dieser Vorfälle sind auf Verwaltungsfehler zurückzuführen, die sich durch eine mangelhafte Kommunikation (Informationstransfer) auszeichnen.

Eine Reihe von Faktoren haben zu einem erhöhten Fokus auf die Erbringung von Pflegeleistungen geführt, aber auch dazu, wie wir diese überwachen und Ergebnisse verbessern können (Aiken et al. 2012). Diese Faktoren beinhalten die Identifizierung von schwerwiegenden Mängeln bei der Gesundheitsversorgung, die steigende Prävalenz von Krankheitsbildern mit zunehmendem Bedarf für eine qualitativ hochwertige Versorgung, höhere Erwartungen der Konsumenten, finanzielle Zwänge und den technischen Fortschritt. Trotz der Fortschritte in der klinischen Versorgung erleben Patienten zu selten positive Behandlungsergebnisse. Weiterhin werden häufige Misserfolge in Behandlungen und Behandlungsergebnissen gemessen (IOM 2001, 2003). Der Erhalt eines konstant hohen Niveaus an Sicherheit und Qualität durch alle Versorgungsbereiche und -settings hinweg bleibt eine Herausforderung. Diese Herausforderung ist zunehmend an die Qualität der Pflegepraxis gebunden, sowie an eine effektive Teamarbeit und einen interprofessionellen Zusammenhalt (Drenkard 2012).

1.1 Die wesentliche Rolle der Pflegefachpersonen in einer sichereren, qualitativ hochwertigeren Gesundheitsversorgung

Der Bericht *The Future of Nursing: Leading Change, Advancing Health* (IOM 2011) bestärkt, dass eine gute Zusammenarbeit zwischen den Gesundheitsberufen und die Vorbereitung pflegerischer Führungskräfte wesentlich ist, um die Versorgungsqualität und die Koordination im Gesundheitswesen zu verbessern. Dieser Bericht zeigt, dass Pflegefachpersonen im vollen Umfang ihrer Kompetenzen eingesetzt werden müssen, um sich den Herausforderungen moderner Gesundheitssysteme zu stellen. Daher ist es wichtig, dass die Pflegeausbildung und Leistungsfähigkeit ihren gesamten Praxisumfang widerspiegelt. Eine kooperative, interprofessionelle Praxisumgebung ist ein wesentlicher Bestandteil für eine patientensichere Versorgung: Sie fördert verbesserte Patientenergebnisse und steigert außerdem die Zufriedenheit der Pflegefachpersonen und deren Engagement am Arbeitsplatz (Clavelle et al. 2012). Es gilt also der Aufruf an Pflegefachpersonen, sich mithilfe von Aus- und Fortbildung höhere Bildungsniveaus anzueignen, um bei der Neugestaltung des Gesundheitssystems in Führungsrollen mitwirken zu können (IOM 2011; Pronovost et al. 2008).

Eine effektivere interprofessionelle Zusammenarbeit ist grundlegend für nachhaltige Verbesserungen der Versorgungsqualität, der Patientensicherheit und der Arbeitsumgebung (Interprofessional Education Collaborative 2016; Salas und Rosen 2013; Weaver et al. 2013). Daher werden akademische Institutionen und Gesundheitssysteme dazu aufgefordert, Personen in Gesundheitsberufen bereits in einer interprofessionellen Ausbildung zur effektiven Zusammenarbeit zu befähigen. Mindestens zwei Professionen sollen darin von-, über- und miteinander lernen (WHO 2011). Die

folgenden Kernkompetenzen wurden für eine interprofessionelle Zusammenarbeit etabliert (Interprofessional Education Collaborative 2016):
1. Werte und Ethik für eine interprofessionelle Praxis
2. Rollen und deren Zuständigkeiten
3. Interprofessionelle Kommunikation
4. Zusammenarbeit in Teams

Obwohl eine interprofessionelle Ausbildung und die gemeinsame Zusammenarbeit wesentlich für eine Verbesserung der Gesundheitsversorgung sind, sind sie in der Praxis kaum aufzufinden (Salas und Rosen 2013; Weaver et al. 2010; Dietz et al. 2014). Simulation und Teamtrainingsinterventionen können bereits in der Ausbildung die Zusammenarbeit (z. B. Kommunikation, Koordination und Kooperation) deutlich stärken. Studien haben die Effekte derartiger Implementierungen bereits mit signifikanten Verbesserungen für die Patientensicherheit in unterschiedlichsten klinischen Kontexten in Verbindung gebracht (Weaver et al. 2014). Besonders große Effekte wurden von gebündelten Teamtrainingsinterventionen erzielt, die Praxistools und organisatorische Veränderungen vereinten, um den Transfer von Teamworkkompetenzen in die tägliche Praxis nachhaltig zu unterstützen (Weaver et al. 2014).

Weil sich die Disziplinen im Gesundheitswesen zunehmend diversifizieren, wird es zukünftig eine steigende Anzahl an Pflegefachpersonen geben, die sich hinsichtlich ihres Bildungsniveaus unterscheiden. Somit wird es vermehrt vorkommen, dass eine Pflegefachperson Teams von anderen Pflegefachpersonen, anderen Beschäftigten und auch ungelernten Pflegeassistenten, die zunehmend in interprofessionellen Teams arbeiten werden, leiten wird. Pflegende werden also künftig eine wichtige Rolle in der Überwachung und Verbesserung der Versorgungsqualität und Patientensicherheit spielen, und das im Kontext einer zunehmend interprofessionellen Teamarbeit und immer komplexerer Versorgungsinstitutionen. Als Konsequenz dessen werden Pflegefachpersonen eine Reihe von neuen Kompetenzen benötigen, um Projekte für die Verbesserung der Versorgungsqualität und -sicherheit zu entwickeln, zu implementieren, zu überwachen und durchzuführen und um Versorgerteams nachhaltig zu verändern (Pronovost et al. 2008; QSEN 2017; WHO 2011; Will et al. 2006).

International begrenzen einige kulturelle Faktoren die Kompetenzbereiche der Pflegefachpersonen, und somit auch ihr Vertrauen und ihre Möglichkeiten, Qualitäts- und Sicherheitsprobleme aktiv anzugehen und Kontrolle über ihre professionelle Arbeitsumgebung zu haben (Soh et al. 2013). Dies unterstreicht nochmals die Bedeutung der pflegerischen Ausbildung und Führung für die Förderung von wirksamen Initiativen für die Patientensicherheit. Die Reaktion auf Fehler und die Fähigkeit, Autoritäten in Frage zu stellen, sind wichtige Grundlagen für eine Sicherheitskultur. Dies beinhaltet auch, die Angst vor Schuldzuweisungen aus dem Weg zu räumen und Mechanismen für einen transparenten Umgang mit Fehlern zu schaffen.

1.2 Faktoren, die die Versorgungsqualität und Patientensicherheit fördern können

Seit dem wegweisenden Bericht des Institute of Medicine (Kohn et al. 2000) strebt die Gesundheitsindustrie danach, Systemfehler zu identifizieren, wirksame Qualitätsmaßnahmen zu entwickeln und vermeidbaren Schäden vorzubeugen. Akkreditierungsagenturen wie The Joint Commission (TJC) und Joint Commission International (2017) haben Praxisstandards entwickelt, die sich auf eine patientensichere Versorgung und eine stete Alarmbereitschaft fokussieren. Statt herkömmlicher Vorschriften und retrospektiver Chart-Reviews haben sie einen innovativeren Erhebungsprozess entwickelt, der den Patienten während seines gesamten Krankenhausaufenthalts betrachtet. Ein weiterer innovativer Ansatz der beiden Agenturen war es, innerhalb dieser Praxisstandards konkrete Ziele zu setzen, die sich auf besonders riskante Bereiche fokussieren. Diese nationalen Patientensicherheitsziele (National Patient Safety Goals, NPSG) wurden erstmals im Jahr 2003 von TJC vorgestellt. Die Ziele konzentrierten sich damals auf die Standards zur Vermeidung der häufigsten Behandlungsfehler (JCH 2016). Anschließend veröffentlichte das Joint Commission International (2017) eine ähnliche Liste mit neueren internationalen Zielen, die in Abbildung 1.1 aufgelistet sind.

Ziel 1: Identifizieren Sie Patienten richtig.
Ziel 2: Verbessern Sie die effektive Kommunikation.
Ziel 3: Verbessern Sie die Sicherheit bei potentiell gefährlichen Medikamenten.
Ziel 4: Stellen Sie sicher, dass Sie bei Operationen die richtige Seite, Prozedur und den richtigen Patienten versorgen.
Ziel 5: Reduzieren Sie das Risiko nosokomialer Infektionen.
Ziel 6: Reduzieren Sie das Risiko von Verletzungen durch Stürze.

Abb. 1.1: Internationale Ziele der Patientensicherheit

In den letzten beiden Jahrzehnten ist die Nachfrage nach einer qualitativ hochwertigen Gesundheitsversorgung vonseiten der Patienten und Arbeitgeber zunehmend gestiegen. Interessengruppen wie die Consumers Advancing Patient Safety (CAPS 2017) haben sich gegründet, um vermeidbaren Schaden durch eine bessere Zusammenarbeit zwischen Patienten und Versorgern zu verhindern. Überwachungsgruppen der Versorgungsabnehmer wie die Leapfrog Group (2017) haben Methoden entwickelt, um Versorgungsanbieter hinsichtlich ihrer Anwendung von Best-Practice-Methoden zur Reduktion von vermeidbarem Schaden und zur Sicherstellung einer hochwertigen Versorgungsqualität zu inspizieren. Regierungsinstitutionen, die die Gesundheitsversorgung finanzieren und beliefern, haben sich einer öffentlichen Berichterstattung über Qualitätsmessverfahren zugewandt, um

–   Anreize für eine qualitativ hochwertige Versorgung zu schaffen,
–   Anbieter für ihre Versorgung zur Verantwortung zu ziehen und
–   das öffentliche Vertrauen in die Gesundheitsversorgung wiederherzustellen.

Beispiele dafür sind das Medicare-Programm des Centers for Medicare and Medicaid Services (CMS) in den USA und der Qualitäts- und Ergebnisrahmen des National Health Service (NHS) in Großbritannien (CMS 2017; NHS 2017).

Internationale Behörden wie die WHO haben die Versorgungsqualität und Patientensicherheit als eine Frage der öffentlichen Gesundheit dargestellt und Strategien zur Förderung der diesbezüglichen Forschung entwickelt. Ihren globalen Einfluss nutzend fördert die WHO evidenzbasierte Praxis, Forschung und Verfahren, die die Patientensicherheit nachhaltig unterstützen. Sie engagiert sich nicht nur für die Gesundheitsprofessionen, sondern fördert auch die aktive Einbeziehung von Patienten und deren Begleitpersonen (z. B. Familienangehörige), beispielsweise durch das Programm „Patienten für Patientensicherheit" (WHO o. J.b).

Gesundheitsorganisationen schaffen auch die nötige Infrastruktur, um Patientensicherheit und eine hochwertige Versorgungsqualität zu gewährleisten. Das Armstrong Institute for Patient Safety and Quality der Johns Hopkins University in den USA zielt beispielsweise darauf ab,
–   vermeidbare Schäden zu reduzieren,
–   qualitativ hochwertige Forschungsergebnisse zu ermitteln und
–   Verschwendungen im Gesundheitswesen zu verringern, sowohl institutionell als auch weltweit.

Dieses Leitbild wird mithilfe von Forschung, Wissensimplementierung und Trainings verfolgt, die Führungskräfte darauf vorbereiten, wissenschaftlich fundierte Sicherheits- und Qualitätsinitiativen in die Welt zu rufen (Pronovost et al. 2015).

1.3 Theorien, die die Verbesserungsbemühungen erklärend unterstützen

Einige Theorien bieten einen konzeptionellen Rahmen, um zu vermitteln, wie Behandlungsfehler entstehen, was getan werden kann, um diese zu verhindern und wie ein sichereres Versorgungssystem geschaffen werden kann. Zu den klassischen Theorien gehört das Modell von Donabedian (1988). Laut Donabedian bedingt eine valide Untersuchung der Versorgungsqualität, dass das Verhältnis zwischen Strukturen, Prozessen und Ergebnissen klar definiert und verstanden wird. Die Theorie besagt, dass gut konzipierte strukturelle Systemelemente solide Prozesse ermöglichen, um letztendlich bessere Ergebnisse zu erzielen (Donabedian 1988).

James Reasons (1990a) Theorie der menschlichen Fehler vermittelt ein besseres Verständnis der Umstände und der menschlichen Schwachstellen, die häufig zu Fehlern führen. Reason unterscheidet zwischen zwei Fehlerarten. Aktive Fehler treten in der direkten Versorgung auf und ihre negativen Auswirkungen sind oft unmittelbar. Im Gegensatz dazu entstehen latente Fehler auf den höheren Ebenen oder am „stumpfen Ende" des Gesundheitssystems, durch Regulierer, Manager, Verwaltungsleiter, Lieferanten oder politische Entscheidungsträger, und sie haben oft verzögerte Auswirkungen (Reason 1990a, 1990b; Bogner 1994). Riskante Situationen können entweder aus *unbeabsichtigten* oder *beabsichtigen* Handlungsweisen entstehen (z. B. Ausrutscher, Verfehlung, Fehler) oder als *vorsätzliche Zuwiderhandlung* charakterisiert werden. Beide Verhaltensmuster können durch aktive oder latente Bedingungen beeinflusst werden. Dennoch stammen sie aus unterschiedlichen psychologische Mechanismen: *Fehler* entstehen aus einem informativen Verarbeitungsproblem, das mit individuellen kognitiven Funktionen in Zusammenhang steht. *Unbeabsichtigte Handlungen* können zu zwei Fehlertypen führen: Aufmerksamkeitsfehlern („slips") und Speicherfehlern („lapses"). *Vorsätzliche Handlungen* hingegen können zu Wissens- oder Fähigkeitsfehlern („mistakes") führen. Vorsätzliche Handlungen können Zuwiderhandlungen darstellen, wenn sie motivational verwurzelt, sozialer Natur und nur im Kontext der Organisation zu verstehen sind (Reason 1990b, 1993). Fehler können durch Trainings, organisatorische Umgestaltung und bessere Informationsvermittlung verhindert werden, wohingegen die Vermeidung von Zuwiderhandlungen eine Änderung der Einstellungen, Überzeugungen und Normen erfordert. Die Unterscheidung zwischen Fehlern und Zuwiderhandlungen ist wichtig, um sicherzustellen, dass im Fall eines unerwünschten Ereignisses angemessene Korrekturmaßnahmen durchgeführt werden (Reason 1990b).

In den letzten Jahren hat sich das Gesundheitswesen anderen risikoreichen Industrien zugewandt, die als hochzuverlässige Organisationen (High Reliability Organisations, HRO) bekannt sind, um einen Einblick in deren Schadensprävention zu erhalten. Weick und Sutcliffe (2011, 2015) beschreiben HRO anhand von Eigenschaften, die für eine zuverlässige Leistung erforderlich sind. HRO priorisieren beispielsweise kognitive und verhaltensbedingte Standards für eine respektvolle Kommunikation, sorgfältige Wechselbeziehungen und eine achtsame Infrastruktur. Im Gegensatz zu dem fehlerzentrierten Modell von James Reason bietet die HRO-Theorie von Weick und Sutcliffe also einen positiveren Zugang zum Verständnis der organisatorischen Standards, die für eine sichere Leistungserbringung unter unnachgiebigen Bedingungen erforderlich sind. Insbesondere unterstreicht sie die Bedeutung einer Sicherheitskultur, die von der organisatorischen Leitung ausgeht – und sie offenbart spezifische Prinzipien, die Leistung vorantreiben und Organisationen gegen Fehler absichern können.

1.4 Schlussfolgerung

Gesundheitsversorgungssysteme streben weltweit danach, ihren Leistungsabnehmern eine sichere und qualitativ hochwertige Versorgung zu gewährleisten. Es ist jedoch noch nicht klar, welche strukturellen und prozessualen Faktoren der momentan unsicheren Versorgung auf der ganzen Welt zugrunde liegen. Dies macht es schwer, effektive Lösungsansätze zu identifizieren – v. a. in Settings mit begrenzten Ressourcen.

Gut etabliert hingegen ist die wesentliche Rolle der Pflegefachpersonen für eine nachhaltige Förderung einer sicheren, kooperativen Praxisumgebung in einem zunehmend komplexen Versorgungsystem. Pflegefachpersonen werden künftig eine Reihe neuer Fähigkeiten benötigen – u. a. effektive Kommunikationsstrategien – um Qualitäts- und Sicherheitsprojekte zu entwickeln, sie zu implementieren, zu überwachen und durchzuführen, um somit erfolgreich Einfluss auf die notwendigen Veränderungen im Versorgungssystem zu nehmen.

Zahlreiche Faktoren beeinflussen die Qualität und Sicherheit außerhalb des Versorgungsteams und deren Umgebung, beispielsweise durch die Bereitstellung von Vorschriften, Ressourcen und Schulungen. Theorien, die das Versorgungssystem und derartige externe Einflüsse integrieren, können eine erfolgreiche Verbesserung der Qualität und Sicherheit unterstützen. Wie in diesem Buch beschrieben wird, sind eine integrative Systemperspektive und eine sichere Kommunikation allgegenwärtige Faktoren, die die Qualität und Sicherheit im Gesundheitswesen sowohl fördern als auch beeinträchtigen können. Dieses Buch zeigt Möglichkeiten zur Stärkung einer sichereren zwischenmenschlichen Kommunikationspraxis auf, um zwischenmenschliche Lücken zu schließen, die häufig zu vermeidbaren Schäden führen.

2 Patientensicherheit in Deutschland und im deutschsprachigen Raum

Günther Jonitz und Sandra Postel

Dr. med. Günther Jonitz ist Facharzt für Chirurgie und seit 1999 Präsident der Ärzte-kammer Berlin. Er ist Mitglied des Gründungsvorstands des Aktionsbündnis Patien-tensicherheit (APS) und des Deutschen Netzwerks Evidenzbasierte Medizin (DNEbM). Sandra Postel (R.N., Gesundheits- und Krankenpflegerin, MSc Pflegewissenschaft) ist Vizepräsidentin der Pflegekammer Rheinland-Pfalz, Leiterin des Geschäftsbereichs der Bildungseinrichtungen der Marienhaus Kliniken GmbH und Leiterin der Stabsstelle Pflege der Marienhaus Holding GmbH.

Es gibt wohl kaum ein Thema, das die Öffentlichkeit und die Verantwortlichen in den Gesundheitssystemen in den letzten Jahren mehr beschäftigt hat als die Patientensi-cherheit. Auslöser hierfür war der 1999 erschienene Report *To err is human* des US-amerikanischen Institute of Medicine (IOM). Der IOM-Bericht proklamierte, zwischen 44.000 und 98.000 Patienten kämen jährlich durch mangelhafte Sicherheit im ameri-kanischen Gesundheitssystem ums Leben. Mit dieser öffentlichen Bekanntmachung kam eine weltumspannende Bewegung ins Laufen, angeführt von der 2004 gegrün-deten World Alliance for Patient Safety der WHO. Zahlreiche Initiativen und Institu-tionen in vielen Ländern nehmen sich seither dieses Themas an.

Dem IOM-Bericht voran ging eine weniger öffentlich proklamierte und daher oft vergessene Serie im *New England Journal of Medicine*, die Harvard Medical Practice Study von Troyan Brennan und Lucian Leape aus dem Jahr 1991. Erstmalig wurde hier eine Methodik entwickelt, um behandlungsassoziierte unerwünschte Ereignisse und Schäden zu quantifizieren und somit einer systematischen Herangehensweise zu un-terziehen. Das zentrale ethische Gebot der Medizin, „primum nil nocere" – zu allererst keinen Schaden anrichten – fand in den Harvard-Studien eine objektivierbare Grund-lage. Im Jahr 2014 äußerte sich auch der Deutsche Pflegerat zur Thematik und forderte in seiner Stellungnahme eine Sicherheitskultur für alle Settings des Gesundheitswe-sens (Deutscher Pflegerat 2014).

2.1 Warum ist das Thema Patientensicherheit so aktuell?

In allen Settings der Gesundheitsversorgung spielt das Thema der Sicherheit eine gro-ße Rolle und wird unter dem Begriff der Patientensicherheit oft subsummiert, auch wenn in der ambulanten und stationären Langzeitversorgung und der Hospizarbeit der Begriff des Patienten grundsätzlich nicht üblich ist, sondern nur in der direk-ten medizinischen Behandlung eine Rolle spielt. Die Patientenversorgung in Medizin

https://doi.org/10.1515/9783110562699-002

und Pflege und deren Rahmenbedingungen unterliegen seit Jahren einem grundlegenden Wandel. Durch die z. T. bahnbrechenden Erfolge der Medizin, beispielsweise bei der Behandlung von Tumor-, Herz-Kreislauf- und Infektionskrankheiten (HIV) und bei Stoffwechselerkrankungen wie Diabetes mellitus, sind die Behandlungen immer öfter nicht nur invasiver, sondern v. a. komplexer und langdauernder geworden und bringen damit einen erhöhten pflegerischen Bedarf an Beratung und Unterstützung mit sich. Auch das Lebensalter und die Multimorbidität der Patienten steigen zunehmend. Interdisziplinarität, Abstimmung der einzelnen Versorgungsphasen und eine aktive Einbeziehung der Patienten sind dabei von zunehmender Bedeutung. Die bislang im klassischen, also autoritären Stil geführten Einrichtungen sind diesen Herausforderungen immer weniger gewachsen. Dazu kommt ein beispielloser finanzieller Druck, teils unter der fatalen Flagge des Wettbewerbs ohne jede Einschränkung, um welche Art Wettbewerb es sich handeln soll – um einen patienten- oder bewohnerorientierten, qualitätsorientierten oder finanziellen Wettbewerb. Die Industrialisierung der Patientenversorgung ist somit in vollem Gang, ohne ausreichende Berücksichtigung der Bedürfnisse der Patienten oder der Gesundheitsberufe. Es war also nur eine Frage der Zeit, wann das Thema in den Fokus von Politik und der Öffentlichkeit gerät.

2.2 Was ist Patientensicherheit: Definitionen und Begrifflichkeiten

Eine allgemein anerkannte Definition von Patientensicherheit existiert derzeit nicht. Das Aktionsbündnis Patientensicherheit (APS) definiert Patientensicherheit als Abwesenheit unerwünschter Ereignisse. Elaborierter ist die Definition von Holzer et al. (2005):

> Die Patientensicherheit ist das Resultat aller Maßnahmen in den Arztpraxen, den Kliniken und den anderen Einrichtungen des Gesundheitswesens, die darauf gerichtet sind, Patienten vor vermeidbaren Schäden in Zusammenhang mit der Heilbehandlung zu bewahren. Die Patientensicherheit ist ein wichtiger Bestandteil der Qualitätssicherung in der Medizin. (Holzer et al. 2005)

Um das Thema besser zu verstehen und Ereignisse richtig einordnen zu können, sind die folgenden Begriffe für die Patientensicherheit von zentraler Bedeutung (www.aps-ev.de/glossar):

- Kritisches Ereignis („critical incident"): ein Ereignis, das zu einem unerwünschten Ereignis führen könnte oder dessen Wahrscheinlichkeit deutlich erhöht
- Unerwünschtes Ereignis („adverse event"): ein schädliches Vorkommnis, das eher auf der Behandlung denn auf der Erkrankung beruht, es kann vermeidbar oder unvermeidbar sein
- Vermeidbares unerwünschtes Ereignis („preventable adverse event"): ein unerwünschtes, vermeidbares Ereignis

- Fehler („error"): eine Handlung oder ein Unterlassen, bei dem eine Abweichung vom Plan, ein falscher Plan oder kein Plan vorliegt; ob daraus ein Schaden entsteht, ist für die Definition des Fehlers irrelevant
- Beinaheschaden („near miss"): ein Fehler ohne Schaden, der zu einem Schaden hätte führen können

Nicht jedes unerwünschte Ereignis ist ein Fehler, nicht jedes Ereignis ist vermeidbar, nicht jedes Ereignis oder Fehler führt zu einem Schaden und ein Schaden muss kein dauerhafter sein. Am Klarsten wird dies anhand von einem Beispiel (www.aps-ev.de/glossar):

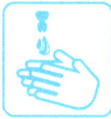

> **Beispiel: Wundinfektion**
>
> Ein Patient mit lebensbedrohlichen Schnittverletzungen wird in der Notaufnahme behandelt.

Szenario 1
Die Wunden sind verunreinigt und können nicht vollständig desinfiziert werden. Aufgrund der verunreinigten Wunden bleiben Bakterien zurück, es entsteht eine Entzündung.
>   *Kommentar:*
>   Die Entzündung ist die Folge der Verletzung und deshalb als krankheitsbedingte Komplikation zu werten; es liegt *kein unerwünschtes Ereignis* vor.

Szenario 2
Die Wunden sind verunreinigt, können aber vollständig desinfiziert werden und werden anschließend versorgt. Der Patient muss jedoch an anderer Stelle (z. B. Bauchraum) operiert werden, um eine innere Blutung zu stillen. Trotz Einhaltung aller gültigen Hygienestandards kommt es in einigen Tagen zu einer Infektion dieser Operationswunde. Der bakteriologische Abstrich zeigt einen positiven Befund.
>   *Kommentar:*
>   Die Infektion beruht auf der Operation, also der Behandlung, und stellt somit ein unerwünschtes Ereignis dar. Da ein Fehler, z. B. bei der Einhaltung der gültigen Hygienestandards, ausgeschlossen werden kann, hätte das **unerwünschte Ereignis nicht vermieden** werden können.

Szenario 3
Die Wunden sind verunreinigt. Bei der Desinfektion werden die Hygienestandards nicht eingehalten. Es kommt zu einer Wundinfektion. Der bakteriologische Abstrich zeigt einen positiven Befund.

Kommentar:
Das Nichteinhalten der Hygienestandards stellt einen Fehler im Behandlungsprozess dar. Im vorliegenden Beispiel ist dieser ein Auslöser für eine postoperative Wundinfektion. Es handelt sich um ein **vermeidbares unerwünschtes Ereignis**.

Szenario 4

Die Wunden sind verunreinigt. Bei der Desinfektion werden die Hygienestandards nicht eingehalten. Trotz dieses Fehlers verheilen die Wunden gut, der Patient zeigt keine Symptome einer postoperativen Wundinfektion.

Kommentar:
Die fehlende Desinfizierung stellt einen Fehler im Behandlungsprozess dar. Im vorliegenden Fall bleibt dieser Fehler ohne Folgen für den Patienten: Obwohl die Hygienemaßnahmen nicht im geplanten Umfang durchgeführt wurden, entwickelt der Patient keine Wundinfektion. Es handelt sich um einen **Beinaheschaden**.

2.3 Wie häufig passieren unerwünschte Ereignisse?

Im Jahr 2006 publizierte das APS eine systematische Literaturübersicht zur internationalen Inzidenz von unerwünschten Ereignissen, Fehlern, vermeidbaren unerwünschten Ereignissen und fahrlässig verursachten unerwünschten Ereignissen. Die Metaanalyse zeigte für hospitalisierte Patienten Häufigkeiten für unerwünschte Ereignisse von 5–10 %, für vermeidbare unerwünschte Ereignisse von 2–4 %, für durch Fahrlässigkeit herbeigeführte unerwünschte Ereignisse von 1 % sowie für Todesfälle von 0,1 % (Madea und Doberentz 2015). Dies deckt sich mit Erhebungen aus anderen Ländern.

Auch hat eine Umfrage der EU-Kommission ergeben, dass dieses Thema europaweit sowohl für die Bürger als auch für die Mitgliedsländer von Relevanz ist (Council of the European Union 2009). Die Organisation für wirtschaftliche Zusammenarbeit und Entwicklung (OECD) stellt in einer aktuellen Publikation fest, dass einer von zehn Krankenhauspatienten im Zuge seiner Behandlung einen Schaden erlebt. Die Hälfte dieser Schadensfälle ist grundsätzlich vermeidbar (Slawomirski et al. 2017).

Von besonderer Bedeutung bei der Einschätzung der Häufigkeit von unerwünschten Ereignissen ist die Studie von Zegers et al. (2009) aus den Niederlanden. Neben den im Wesentlichen bestätigten Zahlen zur allgemeinen Häufigkeit wurde hier ermittelt, dass etwa 50 % der durch unerwünschte Ereignisse verstorbenen Patienten eine Lebenserwartung von nur bis zu einem Jahr hatten. Bei Schwerkranken scheint somit ein höheres Risiko vorzuliegen (Zegers et al. 2009).

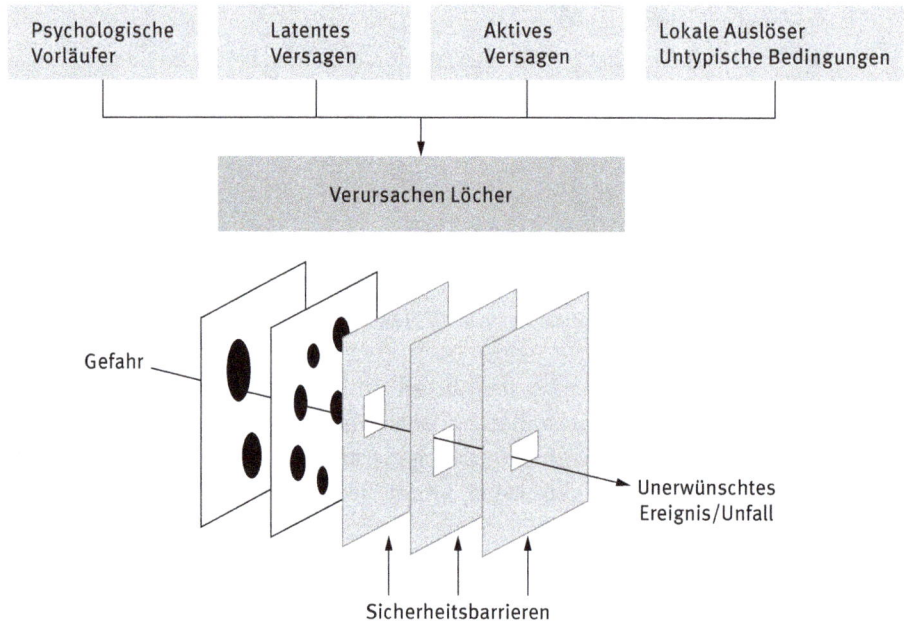

Abb. 2.1: Das Schweizer-Käse-Modell (nach James Reason 1990b)

2.4 Wo und wie entstehen Fehler in der Gesundheitsversorgung?

Fehler in der Patientenversorgung geschehen in allen Bereichen und auf allen Ebenen – auf der individuellen und auf der organisatorischen Ebene, inklusive in der Unternehmenskultur. Am bekanntesten sind Fehler in operativen Fachgebieten (27 %), in der Arzneimitteltherapie (18,3 %) und bei behandlungsassoziierten Infektionen (12,2 %; WHO 2017). Fehler in operativen Fachgebieten sind wegen des besser ersichtlichen Kausalzusammenhangs (Täter – Tatort – Tatzeit) leichter zu erkennen als beispielsweise Medikationsfehler – die Dunkelziffer ist hoch.

Behandlungsfehler entstehen nur selten durch ein einziges unerwünschtes Ereignis. Nicht selten ist es eine Verkettung kleinerer Ereignisse, die jeweils unbeachtet bleiben und zu einem größeren Schaden beim Patienten führen. Das Schweizer-Käse-Modell nach James Reason (1990b) zeigt das meist typische Geschehen (Abbildung 2.1).

Anhand dieser Darstellung wird auch klar, dass an mehreren Stellen durch eine Intervention der beteiligten Personen das unerwünschte, z. T. verhängnisvolle Ereignis hätte unterbunden werden können. Eine gute Kommunikation zwischen den Fachkräften aus verschiedenen Gesundheitsberufen miteinander, aber auch mit den Patienten und deren Angehörigen ist somit von zentraler Bedeutung für die Patientensicherheit.

2.5 Thema Sicherheitskultur:
Ein Baustein für die Patientensicherheit

Ohne Vertrauen entsteht keine offene Kommunikation und keine Sicherheit. Für eine erfolgreiche Implementierung von Patientensicherheitsmaßnahmen ist die Sicherheitskultur daher von zentraler Bedeutung. Es geht dabei um den Wandel von einer Kultur der Schuldzuweisung („blame culture") hin zu einer Kultur der Verantwortung. Nicht WER schuld war, sondern WAS schuld war an einem unerwünschten Ereignis muss somit im Vordergrund der Analysen stehen. „You can choose between fear or safety" stellte Don Berwick, vormaliger Leiter des Institute of Healthcare Improvement (IHI), bei einem gemeinsamen Kongress der Gesundheitsminister und Fachexperten 2015 in London fest.

Eine Sicherheitskultur herbeizuführen ist, wie so oft, eine Führungsaufgabe. Ohne Vorbild der Krankenhaus- bzw. Abteilungs- oder Einrichtungsleitung ist der Erfolg der Implementierung von sicherheitskulturfördernden Maßnahmen begrenzt. Ein wichtiges Instrument dabei ist die Messung der Sicherheitskultur, beispielsweise durch die validierten Fragebögen des Instituts für Patientensicherheit der Universität Bonn (www.ifpsbonn.de).

2.6 Patientensicherheit im deutschsprachigen Raum:
Meilensteine und Errungenschaften

Zu den Institutionen, die sich dem Thema Patientensicherheit verschrieben haben, zählen im deutschsprachigen Raum die Stiftung Patientensicherheit Schweiz seit 2003, das deutsche APS seit 2005 und die Plattform Patientensicherheit in Österreich seit 2008.

2.6.1 Historische Entwicklung und Meilensteine

Das Thema Patientensicherheit war bis Anfang des Jahrtausends im deutschsprachigen Raum ein Tabuthema. Ein öffentliches Ansprechen des Themas war verpönt und führte nicht selten zu einer Kampagne gegen die betroffene Einrichtung. Die Suche nach Sündenböcken war die Regel und vermied eine konstruktive Analyse und Beseitigung der tatsächlichen Ursachen. Dramatisierung und Schuldzuweisungen sind beispielsweise in den Medien nach wie vor häufig, aber nicht hilfreich. Deshalb war es notwendig, zunächst die Sicherheitskultur auf öffentlicher Ebene anzusprechen und einzufordern. Dies geschah mit der Ausschreibung des Berliner Gesundheitspreises, verliehen von der Ärztekammer Berlin (ÄKB), der AOK Nordost und dem AOK Bundesverband – zum Thema Patientensicherheit im Jahr 2002. Die beiden Preisträger waren das Fehlerlernsystem CIRSmedical der Schweiz von Prof. Dr. med. Daniel

Scheidegger und das Fehlerlernsystem in der hausärztlichen Versorgung (www.jeder-fehler-zaehlt.de) von Prof. Dr. med. Ferdinand Gerlach. Damit war klar, dass Risiken in der Gesundheitsversorgung kein hinzunehmendes Schicksal, sondern eine angehbare Größe darstellen.

Im Jahr 2004 wurde einvernehmlich mit der AOK beschlossen, eine dem Beispiel der Gesellschaft für Qualitätsmanagement im Gesundheitswesen (GQMG, www.gqmg.de) und dem Deutschen Netzwerk Evidenzbasierte Medizin (DNEbM, www.ebm-netzwerk.de) folgende Netzwerkorganisation für Patientensicherheit zu gründen. Die Errichtung einer zentral für das Thema zuständigen Instanz hätte absehbar zur Zurückhaltung aller anderen Beteiligten geführt.

Die GQMG richtete im gleichen Jahr ihren Jahreskongress zum Thema Patientensicherheit aus, mit größter Beteiligung unterschiedlicher Projekte aus allen Bereichen der Patientenversorgung. Damit war die inhaltliche und wissenschaftliche Ebene erreicht. Im Jahr 2005 folgte schließlich mit der Gründung des APS, mit dem Jahreskongress der Deutschen Gesellschaft für Chirurgie mit Patientensicherheit als Hauptthema und mit einer einstimmigen Resolution des Deutschen Ärztetages zum proaktiven Umgang mit Sicherheit und Behandlungsfehlern die Positionierung des Themas auf der politischen Ebene. Der Weg zu einem offenen und systematischen Umgang mit Patientensicherheit war hiermit geebnet.

2.6.2 Erfolgsfaktor Strategie

Das Kernelement für diesen Erfolg war das positive Besetzen des Themas durch:
1. ein gemeinsames Vorgehen aller Akteure inklusive der Patientenorganisationen auf gleicher Augenhöhe (Netzwerk, politischer Schirm) im Sinn der gemeinsamen Verantwortung;
2. die Bündelung der Fachexpertise aller Beteiligten zur Erarbeitung von Handlungsempfehlungen (konstruktives, lösungsorientiertes Vorgehen) und
3. die Führung durch Dachorganisationen der Ärzteschaft, der Pflege, Krankenhäuser, Krankenkassen etc. unter Schirmherrschaft des Bundesministeriums für Gesundheit (BMG) und das damit geschaffene gegenseitige Vertrauen.

Das bislang übliche Verfahren der öffentlichen Stigmatisierung und der Hervorhebung von Problemen, meist unter Verweis auf nötige Handlungen Dritter, und die Suche nach Sündenböcken wurde somit infrage gestellt.

2.6.3 Paradigmenwechsel Sicherheitskultur in Deutschland

Als im Jahr 2008 das APS mit einer Broschüre *Aus Fehlern lernen* an die Öffentlichkeit trat – mit 17 Berichten von Ärzten, Pflegefachpersonen und Physiotherapeuten über ihre Fehler und was sie daraus gelernt hatten – war die mediale Resonanz groß. Da zu diesem Zeitpunkt bereits das APS-Netzwerk formal geschaffen war und zahlreiche Akteure aus allen Bereichen der Patientenversorgung Empfehlungen, Handlungsanweisungen und andere Maßnahmen getroffen hatten, war klar, dass sich das System auf dem richtigen Weg befand. Die Sicherheitskultur auf nationaler Ebene war damit um 180° gedreht. Die verantwortungsbewusste und lösungsorientierte Befassung mit Fehlern und unerwünschten Ereignissen war nunmehr ein angesehenes Qualitätsmerkmal geworden (Jonitz et al. 2013).

2.6.4 Errungenschaften

Dank der umfangreichen Aktionen zahlreicher Institutionen im Gesundheitswesen weltweit existieren inzwischen zahlreiche Handlungsempfehlungen zur Erhöhung der Patientensicherheit und zum besseren Umgang mit Schadensereignissen. Im deutschen Sprachraum führend sind dabei die Empfehlungen des APS. Auf dessen Homepage (www.aktionsbuendnis-patientensicherheit.de) befinden sich derzeit 14 konkrete Handlungsempfehlungen, z. B. zur Implementierung eines Fehlerlernsystems (CIRS), zur Arzneimitteltherapiesicherheit, zur Vermeidung von Eingriffsverwechslungen und zur besseren Kommunikation.

Als deutschlandweites Netzwerk zum systematischen Lernen aus Fehlern und Beinahefehlern führt das Krankenhaus-CIRS-Netz (www.kh-cirs.de) Fehlerberichte zusammen, wertet sie aus und gibt sie strukturiert der Fachöffentlichkeit zur Kenntnis. Auch die Stiftung Patientensicherheit Schweiz stellt regelmäßig Informationen zur Verfügung, u.a. mithilfe eines Newsletters, und organisiert regelmäßig Aktionen zur Patientensicherheit (www.patientensicherheit.ch). Die Tabelle 2.1 zeigt eine Übersicht der Tätigkeiten der drei Patientensicherheitsorganisationen im deutschsprachigen Raum.

2.7 Horizonte: Psychologie – ein Hemmfaktor für die Patientensicherheit?

In dem äquivalenten Buch von Hannawa und Jonitz 2017 zur Patientensicherheit (Hannawa et al. 2017) wird die Psychologie des Arzt-Patienten-Verhältnisses als hemmender Faktor für die Patientensicherheit beschrieben. Es wird beschrieben, dass „die meisten Kliniker und Pflegefachpersonen nach dem amerikanischen Soziologen Eliot Freidson (1988) eine sog. ‚clinical mentality' [entwickeln]. Der Arzt *möchte* und *wird* handeln, denn eine Handlung mit einer geringen Aussicht auf Erfolg ist immer besser als gar keine Handlung. [...] Das, was dem Kliniker also die Energie für sein Tun gibt, ist gleichzeitig das, was ihn in seiner Wahrnehmungsfähigkeit einschränkt und gegebenenfalls hindert, unerwünschte Ereignisse als solche zur Kenntnis zu nehmen, daraus zu lernen oder veranlasst, sich aus Schuldgefühlen heraus zurückzuziehen. Gleichwohl ist er als der eigentliche ‚Profi' im Geschehen nicht aus dieser Verantwortung zu entlassen".

Ebenfalls wird in diesem Buch festgestellt, dass in der Wissenschaft dieses Phänomen noch nicht ausreichend erforscht ist. Aus Sicht der Pflegeforschung muss ebenfalls darauf hingewiesen werden, dass von einer ausreichenden wissenschaftlichen Grundlage nicht gesprochen werden kann. Trotzdem kann die These erhoben werden, dass Pflegende im Versorgungsprozess auch eine andere Rolle spielen können und nicht nur dem Drang zum Handeln nachkommen. So erforschten Pflegewissenschaftler aus drei Ländern gemeinsam die Rolle von Pflegenden auf Intensivstationen, die Patienten in ihrer letzten Lebensphase begleiteten. Eine Erkenntnis war, dass Pflegende wesentlich zur Reorientierung im Versorgungsprozess beitragen, Therapieziele überdenken, den Konsens im therapeutischen Team suchen und bei Angehörigen, zu Pflegenden und in das Team hinein für emotionale Stabilität sorgen, auch bei Entscheidungen gegen weitere therapeutische Maßnahmen. Wesentliche Aktivitäten, die auch in der Sicherheitskultur maßgebliche Weichen stellen können.

2.8 Zusammenfassung

Patientensicherheit ist ein höchst relevantes und von niemandem zu ignorierendes Thema. Sie ist zudem lernbar. Patientensicherheit gehört in die Aus-, Fort- und Weiterbildung aller Gesundheitsberufe, inklusive der Administration und dem Management. Denn der souveräne, verantwortungsbewusste und berufsgruppenübergreifende Umgang mit Risiken und Fehlern gehört zum Wesen aller Gesundheitsberufe.

Es betrifft sowohl Patienten als auch sog. zweite Opfer („second victims") – d. h. die Ärzte oder Pflegefachpersonen, denen ein Fehler unterlaufen ist und die Organisation, in der sie tätig sind. Aufgrund der z. T. fatalen Folgen und der erhöhten Aufmerksamkeit der Medien ist die Patientensicherheit bestens dafür geeignet, Abläufe der Patientenversorgung, die Zusammenarbeit der Akteure und die Patientenorientierung des Versorgungssystems konstruktiv-kritisch unter die Lupe zu nehmen. Durch die Konzentration auf Schwachstellen kann i. d. R. mit wenig Aufwand agiert werden. Durch die Verbesserung der Patientensicherheit kommt es zu einer Win-win-win-Situation – mit Vorteilen für den Patienten, für die Gesundheitsberufe und für das Gesundheitssystem durch mehr Vertrauen, höhere Qualität und geringere Kosten. Die Motivation für die Befassung mit dem Thema sollte also grundsätzlich positiv ausgerichtet sein. Das Thema ist zwar schlimm, aber der richtige Umgang damit ist möglich und somit eine frohe Botschaft.

Tab. 2.1: Patientensicherheitsorganisationen im deutschsprachigen Raum

Stiftung Patientensicherheit Schweiz	Aktionsbündnis Patientensicherheit	Österreichische Plattform Patientensicherheit
patientensicherheit schweiz sécurité des patients suisse sicurezza dei pazienti svizzera patient safety switzerland	AKTIONSBÜNDNIS PATIENTENSICHERHEIT	Plattform Patientensicherheit
http://www.patientensicherheit.ch	http://www.aps-ev.de	https://www.plattformpatientensicherheit.at
Die Stiftung Patientensicherheit Schweiz ist eine national tätige, gemeinnützige Netzwerkorganisation zur Förderung der Patientensicherheit und Prävention von Fehlern in der Gesundheitsversorgung.	Das Aktionsbündnis Patientensicherheit e. V. ist das Netzwerk für eine sichere Gesundheitsversorgung in Deutschland. Vertreter der Gesundheitsberufe, ihrer Verbände und der Patientenorganisationen haben sich zusammengeschlossen, um eine gemeinsame Plattform zur Verbesserung der Patientensicherheit in Deutschland aufzubauen.	Die Österreichische Plattform Patientensicherheit ist ein unabhängiges nationales Netzwerk, dem die wesentlichen Einrichtungen und Experten des Österreichischen Gesundheitswesens angehören, die sich mit Patienten- und Mitarbeitersicherheit beschäftigen.
Ziele		
Die Stiftung für Patientensicherheit ist führendes Kompetenz- und Referenzzentrum für Patientensicherheit in der Schweiz und ein anerkannter, der Exzellenz verpflichteter Thinktank. Sie entwickelt gemeinsam mit Akteuren Lösungen zur Förderung der Patientensicherheit und die notwendigen Grundlagen und fördert deren Verbreitung.	Das Aktionsbündnis Patientensicherheit e. V. hat sich zum Ziel gesetzt, die Patientensicherheit in Deutschland kontinuierlich, nachhaltig und nachweisbar zu fördern. Dieses Ziel soll v. a. dadurch erreicht werden, dass Patientensicherheit als gesamtgesellschaftliche Aufgabe wahrgenommen und die Sicherheitskultur in der Patientenversorgung gestärkt wird.	Ziele der Österreichischen Plattform Patientensicherheit sind die Unterstützung, Entwicklung und Koordination von Projekten zur Verbesserung von Patienten- und Mitarbeitersicherheit sowie der Qualität im Gesundheitsbereich, die Förderung des Bewusstseins für eine Sicherheitskultur, die Weiterentwicklung von Methoden des Risikomanagements sowie die Erarbeitung von Empfehlungen für Entscheidungsträger.

Tab. 2.1: (Fortsetzung)

Stiftung Patientensicherheit Schweiz	Aktionsbündnis Patientensicherheit	Österreichische Plattform Patientensicherheit
	Themen und Projekte (Auszüge)	
– Aktionswoche Patientensicherheit – Facts & Figures – Bedeutende Risiken – Aus Fehlern lernen/Meldesysteme – Identifikation von Risiken – Umgang mit Zwischenfällen – Sicherheitskultur – Einbezug der Patienten – Patientensicherheit & Design – Risikomanagement – Medikationssicherheit – Progress Sichere Chirurgie – Progress Sichere Medikation (an Schnittstellen/ in Pflegeheimen) – Progress Sicherheit bei Blasenkathetern – CIRRNET	– Tag der Patientensicherheit – Aktion Saubere Hände – Krankenhaus-CIRS-Netz-Deutschland – Infektion-Prävention-Initiative – PASQ-Joint Action on Patient Safety and Quality of Health Care – Simparteam (Notfallsimulationstraining) – Arbeitsgruppenarbeit mit den Themenfeldern Arzneimitteltherapiesicherheit, Behandlungsfehler, Bildung und Training, Informieren-Beraten-Entscheiden, medizinproduktassoziierte Risiken, Mindestanforderungen an klinische Risikomanagementsysteme im Krankenhaus und deren Methoden, Notfall	– Critical-Incident-Reporting-Systeme (CIRS) – Gebärdensprachdolmetscher am Display – AMEDISS (Austrian Medication Safety Strategy) – Sicher ist sicher: Wie PatientenInnen aktiv werden können – Patientenhandbuch –ein Leitfaden für einen sicheren Krankenhausaufenthalt – PatientensicherheitsApp – Pilotprojekt Videodolmetschen – OP-Checklisten – Kommunizieren und Handeln nach einem Zwischenfall u. a.
	Preise	
Die Schweizerische Akademie für Qualität in der Medizin (SAQM) kürt gemeinsam mit der Stiftung Patientensicherheit Schweiz unter dem Qualitätspreis Innovation Qualité einen Patientensicherheitspreis für praxiserprobte Projekte im Schweizer Gesundheitswesen. Verliehen wird die Innovation Qualité alle zwei Jahre, erstmals am 17. April 2018 im Rahmen des SAQM-Symposiums in Bern.	Der Deutsche Preis für Patientensicherheit für innovative Initiativen und Forschungsergebnisse zur Patientensicherheit wird einmal jährlich verliehen.	Der Austrian Patient Safety Award wird alle zwei Jahre für innovative Leistungen zur Erhöhung von Patienten- und Mitarbeitersicherheit und der Qualität in Gesundheitseinrichtungen verliehen, mit dem Ziel, die Bevölkerung für das Thema zu sensibilisieren.

3 Patientensicherheit in der pflegerischen Versorgung: DACH-Länder Perspektive Österreich

Meinhild Hausreither, Maria Kletečka-Pulker und Nicole Norwood

Dr. Dr. Meinhild Hausreither ist Abteilungsleiterin im Bundesministerium für Arbeit, Soziales und Konsumentenschutz (BMASGK) und Menschenrechtskoordinatorin für den Bereich Gesundheit. Sie ist Redaktionsmitglied u. a. der Zeitschrift Recht der Medizin *und der* Österreichischen Zeitschrift für Pflegerecht. *Dr. jur. Maria Kletečka-Pulker ist stellvertretende Leiterin des Instituts für Ethik und Recht in der Medizin der Universität Wien und Geschäftsführerin der Österreichischen Plattform Patientensicherheit. Sie ist zudem Mitglied in der Bioethikkommission des Bundeskanzleramts und des Patientensicherheitsbeirats und Mitherausgeberin des* Handbuchs Medizinrecht für die Praxis *(Verlag Manz). Mag. Nicole Norwood leitet die Geschäftsstelle der Österreichischen Plattform Patientensicherheit. Sie arbeitete in mehreren Projekten im Bereich Patienten- und Mitarbeitersicherheit maßgeblich mit. Darüber hinaus ist sie Autorin zahlreicher Beiträge zu diesen Themenschwerpunkten.*

Eine gute und gelingende Kommunikation zwischen Patient und Angehörigen der Gesundheitsberufe ist ein unverzichtbares Element. Kommunikation kann wesentlich die Zusammenarbeit im Team verbessern, kann aber auch Konflikte im Team auslösen und letztlich die Patienten- als auch die Mitarbeitersicherheit gefährden (vgl. Davies 2005). Kommunikationsschwierigkeiten im Gesundheitsbereich sind ein großes Risiko für die Gesundheit der Patienten, aber auch ein potenzielles Haftungsrisiko für die Angehörigen der Gesundheitsberufe.

Die Gründe für eine nicht gute oder fehlerhafte Kommunikation sind vielfältig. Für eine gelingende Kommunikation sind unterschiedliche Faktoren entscheidend, wie Zuhören und richtiges Verstehen und die Form der Kommunikation miteinander (Sick et al. 2015). Gelingt die Kommunikation nicht und ist sie nicht barrierefrei, kann dies für alle beteiligten Personen sehr belastend sein. Hinzu kommt häufig in der Praxis, dass Sprachbarrieren zu Fehlern in der Versorgung führen können.

Kommunikationsstörungen und Sprachbarrieren haben die unterschiedlichsten Ursachen und Dimensionen. Störungen der Kommunikation können in verschiedenen Settings auftreten, wie zwischen Berufsgruppen, zwischen Patienten und/oder Angehörigen und Angehörigen eines Gesundheitsberufs oder auch zwischen verschiedenen Hierarchieebenen.

Zahlreiche Studien belegen bereits die Auswirkungen schlechter Kommunikation auf die Patientensicherheit (Sick et al. 2015). Daher wird zunehmend mehr Aufmerksamkeit auf eine gelingende Kommunikation gelegt. Da jedoch zahlreiche Faktoren eine Rolle spielen, ob Kommunikation ge- oder misslingt, braucht es in komplexen

https://doi.org/10.1515/9783110562699-003

Gesundheitseinrichtungen viel Zeit und Ausdauer, um Trainings und Tools für eine sichere Kommunikation umzusetzen.

In Österreich gibt es zahlreiche Projekte, die sich zum Ziel gesetzt haben, sichere und gelingende Kommunikation im Gesundheitsbereich zu fördern, zu trainieren und letztendlich flächendeckend zu implementieren. Dies geschieht in verschiedenen Bereichen und auf mehreren Ebenen. Im Folgenden soll ein Überblick über ausgewählte Initiativen und Projekte in Österreich gegeben werden sowie über die rechtlichen Rahmenbedingungen, die eine Grundlage für eine sichere und gute Kommunikation schaffen.

3.1 Rechtliche Rahmenbedingungen – Kommunikation in der Ausbildung der Gesundheitsberufe am Beispiel der Gesundheits- und Krankenpflege

Die Bedeutung der Gesprächsqualität und der Wert eines gelungenen Gesprächs im Berufsalltag der Gesundheitsberufe wurden in der Vergangenheit oft unterschätzt. Das richtige Wort zur richtigen Zeit kann viel bewirken, gerade im direkten Kontakt mit dem Patienten und den Angehörigen.

Das Wissen um die Notwendigkeit guter Kommunikation und der Stärkung der Kommunikationskompetenzen fand mittlerweile auch Eingang in die Rechtsgrundlagen für Gesundheitsberufe, insbesondere in gesundheitsberufliche Ausbildungsregelungen.

Die Gesundheits- und Krankenpflegeberufe (gehobener Dienst für Gesundheits- und Krankenpflege, Pflegefachassistenz und Pflegeassistenz) leisten einen wesentlichen Beitrag in der Gesundheitsversorgung der Bevölkerung. Wie sehr die Erkenntnis um die Wichtigkeit der Kommunikation direkt und indirekt Eingang in das Ausbildungs- und Berufsrecht dieser Berufe gefunden hat, soll anhand ausgewählter Regelungen für diese Berufe beispielhaft dargelegt werden.

3.1.1 Zum Beruf

Zunächst finden wir im Bundesgesetz über Gesundheits- und Krankenpflegeberufe (Gesundheits- und Krankenpflegegesetz – GuKG), BGBl I 1997/108, in der geltenden Fassung, allgemeine Bestimmungen, die die Kommunikation im Betreuungsverhältnis einerseits fordern, andererseits gewährleisten. So darf im Sinn der Autonomie keine Maßnahme ohne die Einwilligung des Patienten, des Klienten oder der pflegebedürftigen Person vorgenommen werden (§ 4 Abs 1 GuKG). Die Einwilligung setzt fachgerechte Kommunikation voraus. Diese allgemeine Berufspflicht basiert auf der Berufsethik aller Gesundheitsberufe, die Tätigkeiten am kranken- bzw. pflegebedürftigen Menschen ausüben und damit eine spezielle, über das durchschnittliche Maß hinausgehende Verantwortung für den Menschen übernehmen (vgl. RV 709 BlgNR 20. GP).

Angehörige der Gesundheits- und Krankenpflegeberufe haben bei Ausübung ihres Berufs die von ihnen gesetzten gesundheits- und krankenpflegerischen Maßnahmen zu dokumentieren. Auf Verlangen ist den betroffenen Patienten, Klienten oder pflegebedürftigen Menschen, deren gesetzlichen Vertretern oder Personen, die von den betroffenen Patienten, Klienten oder pflegebedürftigen Menschen bevollmächtigt wurden, Einsicht in die Dokumentation zu gewähren (§ 5 Abs 1 und 3 GuKG). Die Umsetzung dieser Berufspflicht bzw. die Wahrnehmung dieses Patientenrechts erfordert professionelle Kommunikation, einerseits hinsichtlich der Führung der Dokumentation, andererseits in der Ausübung dieses Patientenrechts.

Der Patient, der Klient bzw. der pflegebedürftige Mensch kann nur dann eine Entscheidung treffen, wenn ihm die Tragweite der Entscheidung bewusst ist und eine entsprechende Aufklärung erfolgt ist. Zentral ist hier freilich die Kommunikation in Form eines persönlichen Gesprächs. Je mehr Informationen bekannt sind bzw. Fragen und Ängste bestehen, desto individueller hat die Aufklärung zu erfolgen.

Im Rahmen der Auskunftspflicht haben Angehörige der Gesundheits- und Krankenpflegeberufe den betroffenen Patienten, Klienten oder pflegebedürftigen Menschen, deren gesetzlichen Vertretern oder Personen, die von den betroffenen Patienten, Klienten oder pflegebedürftigen Menschen als auskunftsberechtigt benannt wurden, alle Auskünfte über die von ihnen gesetzten gesundheits- und krankenpflegerischen Maßnahmen zu erteilen (§ 9 Abs 1 GuKG). Auch diese Berufspflicht stellt hohe Anforderungen an die Kommunikation und fordert ein Eingehen auf jeden einzelnen Patienten, Klienten oder pflegebedürftigen Menschen.

Das Berufsrecht enthält nicht nur Regelungen zwischen Berufsangehörigen und den Patienten, Klienten und pflegebedürftigen Personen, sondern auch eine Bestimmung für die Kommunikation innerhalb der Berufsgruppe bzw. mit anderen Berufsgruppen, damit eine kontinuierliche Betreuung und Pflege im Sinn der Patientensicherheit erfolgen kann. § 9 Abs 2 GuKG sieht vor, dass Angehörige der Gesundheitsberufe, die die betroffenen Patienten, Klienten oder pflegebedürftigen Menschen behandeln oder pflegen, die für die Behandlung und Pflege erforderlichen Auskünfte über die gesetzten Maßnahmen zu erteilen haben.

Weitere Bestimmungen, wie die Durchbrechung der Verschwiegenheitspflicht (§ 6 Abs 2 GuKG) sowie die Anzeigepflicht (§ 7 GuKG) und die Meldepflicht (§ 8 GuKG) erfordern Kommunikationskompetenz gegenüber persönlich betroffenen Personen, Behörden oder öffentlichen Dienststellen.

Das Berufsbild und der Kompetenzbereich des gehobenen Dienstes für Gesundheits- und Krankenpflege wurden anlässlich der GuKG-Novelle 2016, BGBl I 2016/75, in den §§ 12 ff neu geregelt. Demnach trägt der gehobene Dienst für Gesundheits- und Krankenpflege die Verantwortung für die unmittelbare und mittelbare Pflege von Menschen in allen Altersstufen, Familien und Bevölkerungsgruppen in mobilen, ambulanten, teilstationären und stationären Versorgungsformen sowie allen Versorgungsstufen (Primärversorgung, ambulante spezialisierte Versorgung sowie stationäre Versorgung). Handlungsleitend sind dabei ethische, rechtliche, interkulturelle, psychosoziale und systemische Perspektiven und Grundsätze (§ 12 Abs 1 GuKG). Er trägt auf Grundlage wissenschaftlicher Erkenntnisse durch gesundheitsfördernde, präventive, kurative, rehabilitative sowie palliative Kompetenzen zur Förderung und Aufrechterhaltung der Gesundheit, zur Unterstützung des Heilungsprozesses, zur Linderung und Bewältigung von gesundheitlicher Beeinträchtigung sowie zur Aufrechterhaltung der höchstmöglichen Lebensqualität aus pflegerischer Sicht bei (§ 12 Abs 2 GuKG).

Eine der pflegerischen Kernkompetenzen des diplomierten Pflegepersonals ist die theorie- und konzeptgeleitete Gesprächsführung und Kommunikation (§ 14 Abs 2 Z 5 GuKG).

Diese Kompetenz gewährleistet professionelle Kommunikation besonders mit dem Patienten, dem Klienten oder dem pflegebedürftigen Menschen. Im Rahmen der medizinischen Diagnostik und Therapie führen Angehörige des gehobenen Dienstes für Gesundheits- und Krankenpflege die ihnen von Ärzten übertragenen Maßnahmen und Tätigkeiten durch. Die Ausübung dieser Kompetenz erfordert gelingende Kommunikation zwischen Arzt und diplomiertem Pflegepersonal in schriftlicher (§ 15 Abs 3 GuKG), aber auch in mündlicher (§ 15 Abs 3 GuKG) Form.

Im Rahmen der interprofessionellen Zusammenarbeit tragen Angehörige des gehobenen Dienstes für Gesundheits- und Krankenpflege zur Aufrechterhaltung der Behandlungskontinuität bei. Auch diese Kompetenzen im multiprofessionellen Versorgungsteam (vgl § 12 Abs 4 und § 16 GuKG) erfordern Skills in der Kommunikation wie auch die im Berufsbild festgeschriebene Aufgabe, wonach der gehobene Dienst für Gesundheits- und Krankenpflege pflegerische Strategien, Konzepte und Programme zur Stärkung der Gesundheitskompetenz – insbesondere bei chronischen Erkrankungen, im Rahmen der Familiengesundheitspflege, der Schulgesundheitspflege sowie der gemeinde- und bevölkerungsorientierten Pflege – entwickelt, organisiert und implementiert (§ 12 Abs 5 GuKG).

Auch in Spezialbereichen, wie in der mit der erwähnten GuKG-Novelle 2016 neu geschaffenen Spezialisierung Hospiz- und Palliativversorgung wird beispielsweise die kontinuierliche und enge Zusammenarbeit und Kommunikation mit verschiedenen Professionen, Disziplinen sowie Einrichtungen (§ 22b Z 6 GuKG) als Bestandteil der Spezialisierung expressis verbis angeführt.

Die allgemeinen Regelungen gelten auch für die Pflegeassistenzberufe; vergleichbare Regelungen finden sich in den spezifischen Regelungen für diese Berufe.

3.1.2 Ausbildungsregelungen

Bereits in den Regelungen des Jahres 1997 für die Ausbildung des diplomierten Pflegepersonals an Schulen für Gesundheits- und Krankenpflege wird die Kommunikation, Konfliktbewältigung, Supervision und Kreativitätstraining als wesentlicher Bestandteil der Ausbildung normiert (§ 42 Z 16 GuKG; vgl auch § 66 Abs 2 Z 9 GuKG hinsichtlich der Kinder- und Jugendlichenpflege und § 67 Abs 2 Z 14 Gesprächsführung, psychosoziale Betreuung und Angehörigenarbeit hinsichtlich der psychiatrischen Gesundheits- und Krankenpflege). Kommunikation und Ethik findet sich auch in der Basisausbildung der Sonderausbildungen in der Intensivpflege, in der Anästhesiepflege und in der Pflege bei Nierenersatztherapie (§ 68 Abs 2 Z 8 GuKG), wie in der Sonderausbildung in der Pflege im Operationsbereich (Kommunikation – § 69 Abs 2 Z 5 GuKG); ferner finden sich Regelungen in der Sonderausbildung in der Krankenhaushygiene (Kommunikation, Angewandte Pädagogik, Gesprächsführung und Konfliktbewältigung § 70 Abs 2 Z 4 GuKG).

In den Durchführungsverordnungen werden detailliertere Bestimmungen getroffen. Hier sei als Bespiel die FH-Gesundheits- und Krankenpflege-Ausbildungsverordnung – FH-GuK-AV, BGBl II 2008/200 – aufgeführt. In der Anlage 2 dieser Verordnung wird detailliert die für die Berufsausübung erforderliche sozialkommunikative Kompetenz, die ein Absolvent im Rahmen der Ausbildung erworben haben muss, wie folgt dargelegt:

Der Absolvent
- kann soziale Beziehungen im beruflichen Kontext bewusst und reflektiert aufbauen, aufrechterhalten und lösen;
- verfügt über einen Zugang zum Menschen, der durch Empathie, Wertschätzung und Kongruenz gekennzeichnet ist;
- verfügt im Umgang mit Menschen unterschiedlicher Kulturen über eine interkulturelle Kompetenz;
- kann den Dialog mit den Zielgruppen der Pflege sowie im intra- und interprofessionellen Team auf Basis von Kenntnissen, Fähigkeiten und Fertigkeiten über Interaktion, Kommunikation und Gesprächsführung professionell gestalten;
- kann sich klar, verständlich und zielgerichtet am intra- und interprofessionellen Informations- und Wissenstransfer sowie am Wissensmanagement der jeweiligen Einrichtung beteiligen;
- ist geübt im Geben und Annehmen von differenzierten sowie konstruktiven Feedbacks;
- kann Kommunikationsbarrieren und Konflikte erkennen und Lösungsmöglichkeiten bzw. Bewältigungsstrategien initiieren;
- kann berufliche Informations- und Kommunikationsaufgaben situationsbezogen bewältigen.

Dieses Ausbildungsziel verdeutlicht den hohen Stellenwert der Kommunikation in dieser gesundheitsberuflichen Ausbildung.

3.1.3 Zusammenfassung

Die Bedeutung der Gesprächsqualität insbesondere im direkten Kontakt mit Patienten und Angehörigen fand somit ihren Niederschlag in den ausbildungs- und berufsrechtlichen Regelungen für den gehobenen Dienst für Gesundheits- und Krankenpflege. Vergleichbares gilt auch für die Pflegeassistenzberufe. Dass Kommunikation der Schlüssel für eine qualitativ hochwertige Berufsausübung ist, spiegelt sich somit in den berufs- und ausbildungsrechtlichen Regelungen wider.

Die Herausforderung der Zukunft ist, die Kommunikation in der gesundheitsberuflichen Ausbildung durch verstärkte gemeinsame Ausbildung der Gesundheitsberufe bzw. durch interdisziplinäre Ausbildungselemente zu intensivieren und die Kommunikation zwischen den Gesundheitsberufen weiter zu stärken und zu fördern. Verstärkte Kommunikation der Gesundheitsberufe untereinander bereits im Rahmen der Ausbildungen sind der Schlüssel für gelingende Kommunikation auch in der beruflichen Zusammenarbeit und somit für eine qualitativ hochwertige Versorgung der Menschen.

3.2 Bundesweite Maßnahmen zur Verbesserung der Gesprächsqualität in der Krankenversorgung

Die Weiterentwicklung der Kommunikationskompetenz der Gesundheitsberufe stellt eine Maßnahme des Rahmen-Gesundheitsziel 3 „Die Gesundheitskompetenz der Bevölkerung stärken" dar (https://gesundheitsziele-oesterreich.at, zugegriffen: 14. Juni 2018).

Das Bundesministerium für Gesundheit (BMG, nunmehr: Bundesministerium für Arbeit, Soziales, Gesundheit und Konsumentenschutz – BMASGK) beauftragte die Gesundheit Österreich GmbH (GÖG), Grundlagen, Analysen und erste Umsetzungsempfehlungen für eine umfassende Weiterentwicklung der Gesprächsqualität in der österreichischen Krankenversorgung zu erstellen.

Eine österreichische Studie (Sator et al. 2015) kam zu dem Ergebnis, dass die Qualität von Gesprächen zwischen Gesundheitsfachkräften und Patienten sehr relevant ist für Gesundheitsoutcomes und hier Österreich unter dem EU-Durchschnitt liegt. Daher wurde von den Zielsteuerungspartnern eine bundesweite Strategie zur Verbesserung der Gesprächsqualität erarbeitet und 2016 von der Bundeszielsteuerungskommission beschlossen.

Die Umsetzung dieser Strategie begann 2017 gemeinsam mit den relevanten Stakeholdern unter dem Dach der Österreichischen Plattform Gesundheitskompetenz (OEPGK) (https://oepgk.at/, zugegriffen: 14. Juni 2018) und bezieht folgende Handlungsfelder ein:

- *Empowerment* von Mitarbeitern von Gesundheitseinrichtungen in Hinblick auf gesundheitskompetente Gesprächsführung;
- *Empowerment* von Patienten und ihren Angehörigen für gesundheitskompetente Kommunikation;
- Organisations- und Prozessentwicklung für Gesundheitseinrichtungen auf dem Weg zu gesundheitskompetenten Einrichtungen;
- Gesundheitssystementwicklung zur Reorientierung des Gesundheitssystems.

Es wurden bundesweit einheitliche Instrumente entwickelt und evidenzbasierte Praxismanuals für Kommunikationstrainer (inklusive Mustertrainingsprogramms) erarbeitet sowie Evaluationsinstrumente für Kommunikationstrainings und Instrumente zum Patienten- und Angehörigen-Empowerment. Diese Instrumente sollen jetzt bundesweit erprobt und umgesetzt werden. Es soll ein bundesweites Netzwerk von Umsetzern von Maßnahmen zur Verbesserung der Gesprächsqualität geschaffen werden.

Der Bericht beschreibt die vier Ebenen einer guten Gesprächsqualität:

1. Medizinisch-inhaltliche Ebene (gute Medizin)
2. Psychosoziale Ebene (gute Beziehung)
3. Sprachlich-interaktive Ebene (gute Gesprächsführung)
4. Ebene des Gesprächssettings (gutes Umfeld)

Gute und sichere Kommunikation ist sehr relevant für die Gesundheit der Patienten und ihr Gesundheitsverhalten (beispielsweise erhöhte Kooperationsbereitschaft, geringere Inanspruchnahme von medizinischer Versorgung). Sie erhöht die Patientenzufriedenheit, die Patientensicherheit und reduziert die Anzahl von Klagen wegen Behandlungsfehlern. Des Weiteren verbessert sie die Gesundheit und Arbeitszufriedenheit der Mitarbeiter (z. B. emotionale Belastung und Burn-out bei Gesundheitsberufen) und reduziert gesundheitsökonomische Belastungen.

Die Ergebnisse der Studie zeigen, dass die Bedingungsfaktoren für gute Gesprächsqualität vielfältig und komplex sind. Im Rahmen des Projekts wurden 85 internationale und 75 österreichische Praxismodelle und Entwicklungsinitiativen zur Verbesserung der Gesprächsqualität in der Krankenversorgung gesammelt. Die meisten Projekte und Maßnahmen sind im Sektor Gesundheitsbereich, gefolgt von Wissenschaft sowie Aus-, Weiter- und Fortbildung, während Maßnahmen in den Sektoren Politik, Medien, Recht und Wirtschaft weniger häufig vertreten sind. Die Verfasser der Studie fühlen sich in ihrer Annahme daher bestätigt, dass in Hinblick auf eine Verbesserung der Gesprächsqualität in der Krankenversorgung bislang kaum bei den Rahmenbedingungen, die die Gesprächsqualität beeinflussen, angesetzt wurde.

3.3 Projekte und Initiativen der Plattform Patientensicherheit mit Schwerpunkt Kommunikation

3.3.1 Grundsätzliches

Die Österreichische *Plattform Patientensicherheit* (Austrian Network for Patient Safety, ANetPAS) wurde 2008 im Zuge des Projekts EUNetPAS (7. EU-Rahmenprogramm) und auf Initiative des BMG (nunmehr BMASGK) gegründet und finanziell gefördert. Als Vorbilder galten die bereits in der Schweiz (Stiftung Patientensicherheit) und Deutschland (Aktionsbündnis Patientensicherheit) existierenden Vereinigungen. Die Plattform Patientensicherheit ist ein unabhängiges nationales Netzwerk, dem die wesentlichen Einrichtungen und Experten des österreichischen Gesundheitswesens angehören, die sich mit Patienten- und Mitarbeitersicherheit beschäftigen. Im Mittelpunkt des Netzwerks steht die Förderung der Patienten- und Mitarbeitersicherheit im österreichischen Gesundheitswesen durch Forschung, Koordination von Projekten, Vernetzung und Information. Schwerpunkte und Handlungsfelder der Patienten- und Mitarbeitersicherheit sollen identifiziert und analysiert werden, um daraus interdisziplinär Lösungen zu entwickeln und zu verbreiten.

Im Bereich Kommunikation zur Erhöhung der Patienten- und Mitarbeitersicherheit wurden folgende Initiativen bzw. Projekte durchgeführt:
– Videodolmetschen im Gesundheitswesen
– Gebärdensprachdolmetscher am Display
– Einrichtung der *SafetyLine*
– Folder: Professionell kommunizieren mit Patienten und Angehörigen nach einem unerwünschten Ereignis
– Broschüre: Wenn etwas schiefgeht. Kommunizieren und Handeln nach einem Zwischenfall
– Folder: *Speak-Up!* Wenn Schweigen gefährlich ist
– Plakat: 10 Tipps für gelingendes *Speak-Up*
– OP-Checkliste
– Handlungsempfehlungen für die Einrichtung und den erfolgreichen Betrieb des Berichts- und Lernsystems Critical Incident Reporting System (CIRS), gemeinsam mit unseren Deutschen und Schweizer Partnerorganisationen

3.3.2 Barrierefreie Kommunikation

Bei den Projekten zum Schwerpunkt barrierefreie Kommunikation lag der Fokus auf der Kommunikation zwischen Patient und Angehörigen eines Gesundheitsberufs. Gelingt die Kommunikation von Beginn an, spart dies nicht nur personelle, sondern auch finanzielle Ressourcen. Fehler und Konflikte können vermieden werden (Kletečka-Pulker 2016).

a) Qualitätsgesicherte Überwindung von Sprachbarrieren durch Videodolmetschen

Aufgrund unterschiedlicher Barrieren haben nicht alle in Österreich lebenden Personen die gleichen Chancen, gesund zu werden oder es zu bleiben. Vor allem für nicht deutschsprachige Personen, beispielsweise Migranten, oder Menschen mit Hör- bzw. Sprachbeeinträchtigung, erweisen sich die Möglichkeiten hierfür angesichts einer fehlenden Verständigung als schwierig: Sie können ihr Anliegen ihren Gesprächspartnern mitunter nur eingeschränkt vermitteln. Zudem sind wichtige Details zu Diagnose, Pflege, Betreuung oder Therapie für die Betroffenen häufig schwer verständlich. Dies führt dazu, dass einerseits Leidenswege von kranken Personen unnötig verlängert werden und andererseits hohe Kosten für das Gesundheitssystem entstehen. Auch für Angehörige von Gesundheitsberufen birgt eine fehlende Verständigung Gefahren: Es ist ein Patientenrecht, im persönlichen Arzt-Patienten-Gespräch verständliche Informationen über die Diagnose und Behandlung zu erhalten. Bei der Verletzung der Aufklärungspflicht und somit des Behandlungsvertrags können Haftungsfolgen drohen.

Um die Sicherheit der Patienten und der Angehörigen der Gesundheitsberufe dahingehend zu verbessern, wurde basierend auf der im Mai 2011 von der Plattform Patientensicherheit in Kooperation mit dem BMG (nunmehr BMASGK) gegründeten Arbeitsgruppe Umgang mit nicht-deutschsprachigen PatientInnen sowie der wissenschaftlichen Tagung im November 2011 zum Thema Wie viel Deutsch braucht man, um gesund zu sein? Migration, Gesundheit und Übersetzung im Juli 2013 von der Österreichischen Plattform Patientensicherheit, dem Institut für Ethik und Recht in der Medizin, dem BMG (nunmehr BMASGK), dem Zentrum für Translationswissenschaft und dem ServiceCenter ÖGS.barrierefrei das erste österreichische Projekt zum Thema Videodolmetschen im Gesundheitswesen ins Leben gerufen. Im Rahmen dieses 1,5-jährigen Projekts wurde erstmals eine zentrale Stelle für Österreich geschaffen, in der in einer sechsmonatigen Testphase (Oktober 2013 bis März 2014) für jeweils drei Sprachen (Österreichische Gebärdensprache, Türkisch, BKS-Bosnisch, Serbisch, Kroatisch) speziell für den Gesundheitsbereich geschulte, professionelle Dolmetscher über Computer erreichbar waren, die im Bedarfsfall sofort für ein Videodolmetschen zur Verfügung standen. Insgesamt nahmen österreichweit zwölf intramurale Endpunkte teil, für die die Möglichkeit bestand, den Dolmetscherservice in Anspruch zu nehmen.

Ziel des Projekts war dem Gesundheitspersonal ein Tool zur Verfügung zu stellen, das die professionelle Behandlung von Patienten mit wenigen bis keinen Deutschkenntnissen oder eingeschränkter verbaler Kommunikationsfähigkeit im Notfall ermöglicht bzw. vereinfacht. Zudem wurde im Projekt neben der Verbesserung der Arbeitssituation der Mitarbeiter v. a. auf deren Schutz sowie den der Patienten mit eingeschränkter Kommunikationsfähigkeit ein Schwerpunkt gelegt. Dadurch sollte mehr Sicherheit – insbesondere auch rechtlicher Natur – im Umgang mit den meist schwierigen und heiklen Situationen, in denen keine ausreichende Kommunikation möglich ist, geschaffen werden. Als weitere positive Konsequenz sollten dadurch Personen, die bisher für Dolmetschertätigkeiten herangezogen wurden – medizinisches und organisatorisches Personal, Freunde und Familienangehörige der Patienten, andere Patienten – entlastet und geschützt werden.

Nunmehr wird diese Videodolmetscherleistung in über 400 Einrichtungen in Österreich, Deutschland und der Schweiz 24 Stunden, 7 Tage angeboten und qualifizierte Dolmetscher verschiedenster Sprachen können innerhalb von 120 Sekunden datensicher und unkompliziert zugeschalten werden. Laufend werden in Kooperation mit der Österreichischen Plattform Patientensicherheit Projekte zu Verbesserung und Evaluierung durchgeführt. So können auch zusätzliche telemedizinische Anwendungen zugeschalten werden.

b) Gebärdensprachedolmetscher am Display

Die Österreichische Gebärdensprache ist seit dem 1. September 2005 in Art 8 Abs 3 des Bundes-Verfassungsgesetzes ausdrücklich als Sprache anerkannt. Zusätzlich wurde im Jahr 2008 das Recht auf kommunikative Barrierefreiheit in allen Abschnitten des täglichen Lebens in der UN-Behindertenrechtskonvention formuliert. Die Österreichische Plattform Patientensicherheit startete daher im September 2015 das Pilotprojekt Barrierefreie Gesundheitsförderung für gehörlose Menschen in Österreich durch Videodolmetschen, bei dem Gebärdensprachedolmetscher erstmals mithilfe einer mobilen Anwendung auf Smartphones und Tablets zugeschaltet werden konnten. Das Projekt wurde vom Fonds Gesundes Österreich (FGÖ) und dem Bundesministerium für Arbeit, Soziales und Konsumentenschutz (BMASK, nunmehr BMASGK) gefördert. Die Motivation hinter der Entwicklung des neuen Service war v. a. die Tatsache, dass in Österreich immer wieder Dolmetscheranfragen von den zuständigen Vermittlungszentralen abgelehnt werden müssen. Dies liegt einerseits an dem starken Mangel an ausgebildeten Dolmetschern und andererseits an der durch Anreise und Bürokratie verlorengegangenen Zeit vor bzw. nach einem Dolmetschertermin. Somit beschränkte sich die Verwendung von Gebärdensprachedolmetschern bisher hauptsächlich auf die notwendigsten Kommunikationssituationen im Leben der gehörlosen Bevölkerung.

Die Österreichische Plattform Patientensicherheit entwickelte daher in Kooperation mit der SAVD Videodolmetschen GmbH eine App und ein Anwenderportal. Gehörlose Personen erhielten die Möglichkeit, die App zu nutzen und einen qualifizierten Gebärdensprachdolmetscher per Video zuzuschalten. Durch die Entwicklung dieses neuen Tools konnte ein wichtiger Grundstein für die Überwindung von Sprachbarrieren gelegt werden, um so einen gleichen Zugang zu allen Gesundheitsleistungen insbesondere gesundheitsfördernden Maßnahmen zu schaffen.

c) Empfehlung professioneller Lösungen zur Überwindung von Sprachbarrieren

Die medizinische Behandlung und Betreuung von Menschen mit Migrationshintergrund stellt Gesundheitsberufe vor neue Herausforderungen, insbesondere bei der

Überwindung von Kommunikations- und Sprachbarrieren. Eine gelingende und v. a. qualitätsgesicherte Kommunikation ist ein zentrales Element in der Gesundheitsversorgung. Gelingt Kommunikation nicht, erhöht dies massiv den Grad der Unzufriedenheit sowohl aufseiten der Angehörigen der Gesundheitsberufe als auch aufseiten der Patienten. Kommunikations- und Sprachbarrieren tragen erwiesenermaßen zur Erhöhung des Fehlerrisikos bei der Versorgung nicht deutschsprachiger Patienten bei und es kommt vermehrt zu Zwischenfällen und Fehlern.

Eingriffe am Patienten dürfen – außer in einem medizinischen Notfall – ohne dessen Einwilligung nicht durchgeführt werden. Nur der einsichts- und urteilsfähige Patient kann die Zustimmung erteilen. Dies setzt eine entsprechende Aufklärung voraus. Versteht der Patient aufgrund einer Sprachbarriere die Aufklärung nicht und willigt trotzdem in die Behandlung ein, trägt der Arzt die Verantwortung und mögliche rechtliche Risiken. Nicht zuletzt hat daher der Träger einer Krankenanstalt im Sinn der Mitarbeiter- als auch Patientensicherheit Vorsorge für eine barrierefreie Kommunikation zu treffen und ein rechtlich sicheres Arbeitsumfeld zu schaffen.

Professionelle Lösungen

Die Österreichische Plattform Patientensicherheit hat u. a. mit dem Österreichischen Gesundheits- und Krankenpflegeverband folgende professionelle Lösungen zur Überwindung von Sprachbarrieren erarbeitet:

Professionelle Dolmetscher. Jedenfalls sind professionelle Dolmetscher einzusetzen. Es bedarf einer entsprechenden universitären oder vergleichbaren Ausbildung. Professionelle Dolmetscher (setzt Universitätsstudium oder gleichwertige Ausbildung voraus) können auf unterschiedliche Weise im Gesundheitsbereich dolmetschen:

Vor Ort. Eine in jedem Fall zu bevorzugende Strategie ist jene des Vor-Ort-Dolmetschers. Hier liegen die Vorteile ganz klar in der direkten Übersetzung und durch keinerlei Barrieren gebotenen Unterbrechungen.

Videodolmetschen. Mithilfe des Videodolmetschens ist Kommunikation sowohl auf der verbalen als auch der non-verbalen Ebene möglich. Dies trägt zum Vertrauensaufbau bei und erleichtert den Beteiligten trotz Remote-Modus die ungestörte und flüssige Durchführung des Gesprächs. Dank der weit fortgeschrittenen Kommunikationstechnologie ist Videodolmetschen mittlerweile auf allen Endgeräten, vom Stand PC bis zum Smartphone, problemlos nutzbar. Entscheidend ist hier die strikte Einhaltung der Datensicherheit, da sensible Daten übertragen werden.

Telefondolmetschen. Telefondolmetschen hat den Vorteil, dass es einen geringen technischen Aufwand hat und unabhängig von einer Internetverbindung ist und damit einen erleichterten Zugang zu Dolmetscherdiensten ermöglicht. Eine ganzheitliche Kommunikation ist hier allerdings nicht möglich, da die körpersprachlichen Signale fehlen. Visuelle Hinweise gehen verloren und es wirkt unpersönlich.

Weitere Lösungen

Semi-professionelle Lösungsstrategien (Einsatz von Mitarbeitern als Laiendolmetscher). Viele Institutionen setzen bei der Überwindung von Sprachbarrieren auf interne Ressourcen. Eine bewährte Praxis ist dabei die Führung von Listen mit hausinternen, fremdsprachigen Mitarbeitern, die im Idealfall für Sprachmittlungen entsprechend geschult und qualifiziert sind. Bei der Umsetzung dieser Lösungsstrategie muss unbedingt eine klare Regelung für den Einsatz vorliegen, um die erforderlichen Rahmenbedingungen (Abklärung Einsatz/Vergütung/Schulungen und Fortbildungen/Supervision/rechtliche Aspekte etc.) zu schaffen. Von besonderer Bedeutung ist hierbei, dass ein Bewusstsein dafür geschaffen wird, dass bloße Sprachkompetenz zum qualitativ hochwertigen Dolmetschen und Ausführung dieser Tätigkeit längst nicht ausreicht und das Übernehmen dieser Aufgabe letztlich mit hoher Verantwortung und häufig mit zusätzlicher zeitlicher und emotionaler Belastung verbunden ist. Die Tätigkeit als Laiendolmetscher ist i. d. R. nicht Teil des Tätigkeitsprofils, sodass nur Mitarbeiter herangezogen werden können, die dies tatsächlich freiwillig machen.

Ausweichen auf eine gemeinsame dritte Sprache (z. B. Englisch). Häufig wird versucht, mit Patienten auf eine mögliche dritte gemeinsame Sprache, oftmals auf Englisch, zu wechseln. Eines der damit verbundenen Hauptprobleme ist dabei die Tatsache, dass die eigenen Fremdsprachenkenntnisse häufig stark überschätzt werden. Für die Patienten stellt der Wechsel in eine andere dritte Sprache dabei oftmals ebenso ein Problem dar, da diese ja ebenfalls nicht ihre Muttersprache ist.

Übersetztes Aufklärungsmaterial. Die mündliche Übermittlung von Information kann und soll mithilfe übersetzten fremdsprachigen Materials unterstützt und ergänzt werden. Dabei ist aber v. a. auf gute Qualität der übersetzten Materialien zu achten, die leider nicht immer gegeben ist. Besonders gutes Aufklärungsmaterial bietet z. B. das BMG (nunmehr BMASGK) auf der Website zum kostenlosen Download an.

Übersetzungsprogramme. Ein relativ neuer Trend zur Überwindung von Sprachbarrieren zeichnet sich derzeit auf dem Sektor der kostenlosen Übersetzungsprogramme ab. Insbesondere bei schwer verfügbaren Sprachen und zur raschen Abklärung organisatorischer Belange im medizinischen Alltag können Übersetzungstools Abhilfe schaffen. Jedoch ist hier Vorsicht geboten, da diese Tools nur in sehr begrenztem Ausmaß wirklich verlässliche Dienste bieten. Vom Führen eines Aufklärungsgesprächs allein mithilfe eines Übersetzungsprogrammes ist jedenfalls absolut abzuraten, da das erhöhte Fehlerrisiko aufgrund der Beschaffenheit und offensichtlichen Limitierungen solcher Programme hier augenscheinlich ist.

Keine Kinder als Dolmetscher. Keinesfalls sollen Kinder als Dolmetscher herangezogen werden. Hier kann auf die Richtigkeit und Vollständigkeit der Übersetzung nicht vertraut werden und diese Rolle kann für Kinder eine extreme psychosoziale Belastung sein. Auch das Heranziehen von Angehörigen stellt ein Problem dar, weil nicht bekannt ist, ob diese Personen tatsächlich beide Sprachen so gut beherrschen und ob sie nicht einen etwaigen Interessenskonflikt haben. Zahlreiche Studien belegen die hohe Fehlerhäufigkeit der Übersetzungen.

d) Barrierefreie Kommunikation – eine Führungsaufgabe

Sprachbarrieren im Gesundheitswesen sind eine besondere Fehlerquelle und ein Haftungsrisiko. Es bedarf daher einer besonderen Sensibilisierung der Angehörigen der Gesundheitsberufe. Ziel ist es, langfristig den Umgang und das Bewusstsein mit Sprachbarrieren im Gesundheitssystem zu ändern. Risikoquellen, wie fehlende Sprachmittlung oder unreflektierter Einsatz von Laien und Kindern als Dolmetscher, sollen künftig vermieden werden. Letztlich führt die Einführung von qualitätsgesicherten Maßnahmen zur Überwindung von Sprachbarrieren zur Erhöhung der Patienten- und Mitarbeitersicherheit und zu einer Reduktion der Kosten.

3.3.3 Rechtzeitige Kommunikation zur Verhinderung von Fehlern

Wie bereits eingangs erwähnt, spielt die Kommunikation im Gesundheitsbereich nicht nur in den unterschiedlichen Personenkonstellationen (Patient – Angehörige-Gesundheitsberufe – Träger einer Gesundheitseinrichtung), sondern auch zeitlich in den entsprechenden Settings eine zentrale Rolle. Im Folgenden werden Projekte bzw. Initiativen dargestellt, wo es vielleicht bereits schon zu einem Zwischenfall oder unerwünschten Ereignis gekommen ist oder es kurz davorsteht. Oftmals werden bestimmte Sachverhalte mit Sorge von beteiligten Personen beobachtet, aber keiner kommuniziert offen seine Sorgen, aus Angst unkollegial oder ein unangenehmer Patient/Klient zu sein. Es wurden daher einige Projekte gestartet, die dazu dienen, die Angehörigen der Gesundheitsberufe als auch die Patienten/Klienten zu ermutigen, zu kommunizieren, wenn ihnen bestimmte Dinge auffallen, oder sie einfach auch nur Fragen haben, weil sie etwas nicht ganz verstanden haben.

a) Speak Up – wenn Schweigen gefährlich ist

Das Jahr 2017 stand ganz im Zeichen der Kommunikation im Gesundheitswesen. Unter dem Motto *Speak Up! Wenn Schweigen gefährlich ist* setzte die Plattform Patientensicherheit gemeinsam mit Deutschland und Schweiz diesen Themenschwerpunkt. Alle Gesundheitseinrichtungen – von Krankenhäusern über Pflegeheime, Apotheken, Ambulatorien, Rehabilitationszentren bis hin zu Arztpraxen – waren eingeladen mitzumachen.

Im Rahmen der Speak-Up!-Kampagne wurden Empfehlungen erarbeitet, die zeigen, wie Mitarbeiter in Gesundheitsberufen in bestimmten Situationen die Sicherheit von Patienten gewährleisten können und wie sie z. B. Kollegen auf riskante Verhaltensweisen und Sicherheitsprobleme ansprechen und Bedenken äußern können. Sorgen oder Zweifel sollen ausdrückt werden, wenn die Sicherheit eines Patienten gefährdet sein könnte. Entscheidend ist immer, Fragen zu stellen und Unklarheiten zu klären sowie Ideen und Vorschläge vorzubringen, um ein mögliches Sicherheitsrisiko zu reduzieren. Auch Gesten können genutzt werden, um auf eine riskante Handlung oder eine sicherheitsrelevante Situation hinzuweisen.

Patienten und Klienten sollten ebenso für das Thema sensibilisiert und animiert werden, aktiv Sicherheitsbedenken zu äußern.

b) *SafetyLine* – Sicherheitszentrum für Mitarbeiter im Gesundheits- und Pflegebereich

Oftmals haben Mitarbeiter Gefahrenquellen im Gesundheits- und Pflegebereich bereits wahrgenommen, bevor diese den Verantwortlichen oder öffentlich bekannt wurden. Aus Angst vor Konsequenzen durch den Dienstgeber oder Kollegen hatte sich aber niemand getraut, etwas zu melden. Viele Risikobereiche (Luftfahrt, Militär, Polizei, Feuerwehr, Rettung etc.) haben Strukturen und Prozesse implementiert, um die beteiligten Personen in schwierigen Situationen zu unterstützen. Die meisten österreichischen Institutionen im Pflege- und Gesundheitsbereich haben keinen diesbezüglichen Notfallplan.

Die Österreichische Plattform Patientensicherheit hat daher eine unabhängige Ombudsstelle, die sog. *SafetyLine*, initiiert, wo Mitarbeiter – ergänzend zu den bereits bestehenden internen Meldesystemen – in einem geschützten Rahmen Meldungen machen können. Mitarbeiter, aber auch Patienten bzw. Klienten können die SafetyLine immer kontaktieren, wenn ihnen im Zuge ihrer Arbeit etwas auffällt oder sie selbst betroffen sind, aber zunächst nicht wollen, dass dies der Dienstgeber erfährt. Dies können Fehler, Herausforderungen, Schwierigkeiten oder Konflikte sein, die sich sowohl auf sie selbst als auch auf ihre Kollegen und/oder Bewohner, Patienten bzw. Klienten auswirken können. Das Team der SafetyLine ist eine vom Dienstgeber unabhängige weisungsfreie Stelle, in der Psychologen und Mediatoren Meldungen entgegennehmen. Die meldende Person kann hier sorgenfrei alle Informationen weitergeben und die Mitarbeiter der SafetyLine können gezielt nachfragen. Entscheidend ist, dass die Mitarbeiter der SafetyLine ein Zeugenentschlagungsrecht vor Gericht haben, sodass sie in einem etwaigen Verfahren nicht gezwungen sind, die meldende Person zu identifizieren. Dies ist auch der entscheidende Unterschied zu anderen Meldesystemen. Bei der SafetyLine ist der Melder den Mitarbeitern u. U. bekannt und kann für Rückfragen kontaktiert werden, aber gegenüber Außenstehenden oder sonstigen Personen muss er nicht genannt werden. An erster Stelle steht die meldende Person. Gemeinsam mit einem Mitabeiter der SafetyLine wird die weitere Vorgehensweise geklärt.

Ziel dieser unabhängigen Stelle ist es, die Meldebereitschaft der Angehörigen der Gesundheitsberufe zu erhöhen sowie die Mitarbeiter zu entlasten und rechtzeitig einen möglichen Handlungsbedarf aufzudecken und so mögliche Gefährdungen von Patienten bzw. Klienten oder auch Angehörigen von Gesundheitsberufen entgegenzuwirken.

3.3.4 Kommunikation nach einem Zwischenfall

Nach unerwünschten Ereignissen ist es entscheidend, professionell mit Patienten bzw. Klienten und Angehörigen zu kommunizieren, aber auch mit den betroffenen Angehörigen der Gesundheitsberufe („second victim"). Basierend auf dem Konsensdokument der Harvard-Spitäler mit dem Originaltitel *When Things Go Wrong – Responding To Adverse Events* von Prof. Lucian Leape (Harvard School of Public Health) wurde die Broschüre *Wenn etwas schief geht – Kommunizieren und Handeln nach einem Zwischenfall* von der Stiftung für Patientensicherheit Schweiz mit Erlaubnis von Prof. Leape ins Deutsche übersetzt, herausgegeben und von der Österreichischen Plattform Patientensicherheit übernommen. Die Broschüre wurde geringfügig mit Daten zur österreichischen Situation und Informationen zur rechtlichen Lage in unserem Land erweitert. Die Kultur der Offenlegung nach Vorfällen hat in den USA zu einer deutlichen Reduktion von Klagen geführt. Wichtig ist, die vorgeschlagenen Maßnahmen zu vermitteln, sie in geeignetem Setting mit den Teams zu trainieren und die Kommunikation dem rechtlichen Rahmen des jeweiligen Landes anzupassen. Damit ist ein wesentlicher Schritt zur Etablierung einer Sicherheitskultur im Gesundheitswesen getan.

Entsprechend hat der österreichische Gesetzgeber auch z. B. in § 58a Ärztegesetz 1998 normiert, dass für den Fall des Bestehens einer Haftpflichtversicherung die Mitwirkung der ersatzpflichtigen Versicherungsnehmer an der objektiven Sachverhaltsfeststellung keine Obliegenheitsverletzung begründet, die zur Leistungsfreiheit des Versicherers führt.

3.4 Zusammenfassung

Patientensicherheit und Kommunikation – zwei Begriffe, die heute, auch in Österreich, untrennbar miteinander verbunden sind. Die Erkenntnis der Bedeutung gelungener Kommunikation auch im Gesundheitsbereich war und ist Ergebnis intensiver Auseinandersetzungen, insbesondere im vergangenen Jahrzehnt, und fand Niederschlag im Recht, in der Verwaltung, in diversen Initiativen, in Leitlinien und in zahlreichen sonstigen Schriften. Die Stärkung der Kommunikationskompetenz trägt zur Steigerung und Sicherung der Qualität der Gesundheitsversorgung bei und fördert somit auch die Lebensqualität der Menschen. Besonders im Hinblick auf die Digitalisierung gilt es, die zentrale Bedeutung der Kommunikation in ihren unterschiedlichen Formen nicht aus den Augen zu verlieren. Das Bewusstsein über die Bedeutung der Kommunikation vielmehr noch zu vertiefen und auszubauen, wäre wichtiges Ziel. Diese Zielerreichung kann nur gelingen, wenn in allen gesellschaftlichen Sektoren (Gesundheitswesen, Bildung, Aus-, Weiter- und Fortbildung, Wissenschaft, Politik, Recht, Medien und Wirtschaft) eine entsprechende Bewusstseinsbildung erfolgt.

4 Patientensicherheit in der pflegerischen Versorgung: DACH-Länder Perspektive Schweiz

Cornel Schiess und Birgit Vosseler

Cornel Schiess, MScN, RN, ist Wissenschaftlicher Mitarbeiter am Nationalen Kompetenzzentrum für Evidenzbasierte Pflege swissEBN des Instituts für Angewandte Pflegewissenschaft der FHS St.Gallen, Hochschule für Angewandte Wissenschaften, in der Schweiz. Prof. Dr. Birgit Vosseler ist Leiterin und Prorektorin des Fachbereichs Gesundheit an der FHS St.Gallen.

Der Erhalt und die Verbesserung der Patientensicherheit hat in der Schweiz hohe gesundheitspolitische Priorität. Mit einer Inzidenz von 14,1 % (Halfon et al. 2017) kommen unerwünschte Ereignisse in der Schweiz nicht seltener als in anderen Hocheinkommensländern vor. Die Folgen unerwünschter Ereignisse betreffen primär die geschädigten Patienten („first victims") und sekundär die involvierten Fachpersonen („second victims").

Durch vermeidbare unerwünschte Ereignisse ist in der Schweiz mit geschätzten jährlichen Kosten im dreistelligen Millionenbereich zu rechnen.

Bei der Förderung der Patientensicherheit kann die professionelle Pflege eine Schlüsselrolle einnehmen. Durch ihre patientennahe Tätigkeit und kontinuierliche Präsenz im Behandlungsprozess sind Pflegefachpersonen in der Lage, unerwünschte Ereignisse zu vermeiden, zu erkennen oder die Behandlung aufgetretener Komplikation einzuleiten. Oft bildet die Pflege auch den Dreh- und Angelpunkt bei der Kommunikation mit Patienten sowie dem interprofessionellen Behandlungsteam.

Das Ziel des vorliegenden Beitrags besteht darin, den gesundheitspolitischen und professionellen Kontext der Patientensicherheit in der Schweiz aus Sicht der Pflege darzulegen und anhand ausgewählter Beispiele einen Einblick in aktuelle Entwicklungen auf klinischer, organisationaler und systemischer Ebene zu geben.

4.1 Patientensicherheit hat gesundheitspolitische Priorität

In der Schweiz lebende Menschen profitieren von einem leistungsfähigen und zweckmäßigen Gesundheitssystem, das unter den OECD-Ländern (2011) nicht nur zu einem der besten, sondern auch zu einem der teuersten zählt. Stärken wie der Versorgungszugang, die Leistungsabdeckung durch die obligatorische Krankenversicherung und die Versorgungsqualität ermöglichen der Schweizer Bevölkerung eine hohe Lebensqualität und eine der weltweit höchsten Lebenserwartungen (Bundesamt für Gesundheit 2013; OECD 2011).

https://doi.org/10.1515/9783110562699-004

Die Versorgungsqualität ist ein zentrales gesundheitspolitisches Handlungsfeld, da sie nicht nur für Patienten bedeutsam ist, sondern auch einen Kostenfaktor darstellt (Bundesamt für Gesundheit 2013). Zugleich gilt die Versorgungsqualität als ein Maß dafür, inwieweit Leistungen des Gesundheitswesens die Wahrscheinlichkeit erwünschter Gesundheitsergebnisse erhöhen und dem aktuellen Fachwissen entsprechen (Bundesamt für Gesundheit 2009). Die Qualitätsstrategie des Bundesamts für Gesundheit richtet sich deshalb auf die Verbesserung der Patientensicherheit in ambulanten und stationären Settings (Bundesamt für Gesundheit 2009). Leistungen sollen sicher, wirksam, patientenzentriert, rechtzeitig, effizient und chancengleich erbracht werden (Bundesamt für Gesundheit 2009).

Um eine praxisnahe Sicht der professionellen Pflege auf die Patientensicherheit in der Schweiz darlegen zu können, stehen im Folgenden zwei strategische Aktionsfelder der nationalen Qualitätsstrategie im Fokus: direkte Interventionen und Bildung (Bundesamt für Gesundheit 2009). Sämtliche Bestrebungen zum Erhalt und zur Verbesserung der Patientensicherheit basieren in rechtlicher Hinsicht primär auf dem Bundesgesetz über die Krankenversicherung (KVG 2018; Art 58) und auf der Verordnung über die Krankenversicherung (2018; Art 77). Sekundär stehen die Bestrebungen in Zusammenhang mit Über-, Unter- und Fehlversorgung und basieren auf der Verpflichtung des KVG hinsichtlich einer wirksamen, zweckmäßigen und wirtschaftlichen Versorgung (Bundesgesetz über die Krankenversicherung 2018).

Unerwünschte Ereignisse sind häufig und teuer

In der Schweiz bewirkte der IOM-Bericht *To Err is Human* mit seinen alarmierenden Zahlen zu Mortalität und Kosten eine Fokussierung auf Patientensicherheit (Kohn et al. 2000). Extrapolationen der Stiftung Patientensicherheit Schweiz zufolge versterben in stationären akutsomatischen Settings der Schweiz jährlich mindestens 700–1700 Menschen an den Folgen von Fehlern (Patientensicherheit Schweiz o. J.a). Dies entspricht zahlenmäßig dem Verlust von Menschenleben beim Absturz von zwei bis fünf Passagierflugzeugen des Typs Boeing 777-300ER.

Unerwünschte Ereignisse ereignen sich in Hocheinkommensländern in 14,2 von 100 Hospitalisationen (Jha et al. 2013). Eine Untersuchung von mehr als 1000 Krankenakten eines mittelgroßen Spitals in der Westschweiz weist mit einer Inzidenzrate von 14,1 % darauf hin, dass unerwünschte Ereignisse in der Schweiz nicht seltener als in anderen Hocheinkommensländern vorkommen (Halfon et al. 2017). In einer Befragung von fast 4000 Patienten aus acht Schweizer Spitälern gaben 21 % an, während ihres Spitalaufenthalts mit mindestens einem sicherheitsrelevanten Ereignis konfrontiert gewesen zu sein (Schwappach et al. 2011). In einer repräsentativen Bevölkerungsstudie waren 12 % der Befragten aus der Schweiz während der vergangenen zwei Jahre einmal von einem Fehler im Gesundheitswesen betroffen (Schwappach 2014).

Unerwünschte Ereignisse belasten nicht nur die Betroffenen, sondern auch die Gesundheitskosten. Sie machen 15 % der Spitalausgaben aus (Slawomirski et al. 2017). Durch vermeidbare unerwünschte Ereignissen ist in der Schweiz mit geschätzten Kosten im dreistelligen Millionenbereich zu rechnen (Botschaft zur Änderung des Bundesgesetzes über die Krankenversicherung 2015). Allein die Folgen von Medikationsfehlern bezifferten Lepori et al. bereits 1999 mit 100 Mio. CHF. Es fällt auf, dass sich die dargelegten epidemiologischen Kennzahlen auf das stationäre akutsomatische Setting beziehen, während andere wachsende stationäre und ambulante Settings bisher kaum im Fokus der Forschung standen (Botschaft zur Änderung des Bundesgesetzes über die Krankenversicherung 2015).

4.2 Patienten einbeziehen

Angesichts der eindrücklichen epidemiologischen Daten erstaunt das relativ gering ausgeprägte Bewusstsein für Patientensicherheit in der Bevölkerung und bei den Gesundheitsfachpersonen (Allegranzi et al. 2017). Es steht im Kontrast zu Aussagen verschiedener Studien, wonach 11–23 % aller Patienten im Spital um ihre Sicherheit besorgt sind (Schwappach et al. 2011; Schwappach und Wernli 2010a; Schwappach 2008). Von allen beteiligten Akteuren sind Patienten die einzigen, die während des gesamten Behandlungsprozesses anwesend sind (Unruh und Pratt 2007). Deshalb empfehlen Organisationen wie IOM und Patientensicherheit Schweiz, Patienten in die Patientensicherheit einzubeziehen (Kohn et al. 2000; Patientensicherheit Schweiz o. J.b).

Die folgenden quantitativen und qualitativen Forschungsergebnisse aus der Schweiz verdeutlichen das Potenzial, das Patienten zur Erhöhung der Sicherheit einbringen können:

- Patienten beobachten oft unerwünschte Ereignisse wie unzureichende Händehygiene, sprechen diese jedoch nicht an, sondern entwickeln eigene Strategien, um sich zu schützen (Schwappach 2008).
- Patienten vertreten mehrheitlich die Ansicht, dass sie zur Sicherheit beitragen können (Schwappach und Wernli 2010a). Jedoch werden sie von Gesundheitsfachpersonen nur selten entsprechend ermutigt und instruiert (Schwappach und Wernli 2010a, b).
- Patienten sowie Fachpersonen sind mehrheitlich der Ansicht, dass Spitäler Patientenschulungen in Bezug auf Sicherheit durchführen sollten (Schwappach et al. 2011).

Um Patienten zur Mitwirkung zu motivieren, erarbeitete Patientensicherheit Schweiz (o. J.b) evidenzbasierte Handlungsempfehlungen. Es zeigte sich, dass Patienten dadurch wachsamer sind und häufiger Fragen stellen (Schwappach und Wernli 2010a). Jedoch wurden auch Diskrepanzen zwischen der Akzeptanz empfohlener Verhaltensweisen und der Verhaltensanpassung deutlich (Schwappach und Wernli 2010a). Der Einbezug von Patienten scheint ihr Vertrauen nicht zu schmälern (Schwappach und Wernli 2010b).

Die dargelegten Forschungsergebnisse weisen darauf hin, dass dem Einbezug von Patienten in die Patientensicherheit hohes Potenzial zukommt. Um dieses Potenzial wirksam zu entfalten, kommt der Kommunikation zwischen Patienten und Gesundheitsfachpersonen eine Schlüsselfunktion zu. Dies verdeutlicht eine qualitative Studie, die Pflegefachpersonen in der Rolle als Angehörige in Zusammenhang mit unerwünschten Ereignissen untersuchte (Jähnke et al. 2017). Obwohl es sich bei den Angehörigen um Fachpersonen handelte, setzten sie sich erst nach einem vielschichtigen Abwägungsprozess für die Patientensicherheit ein – jeweils abhängig vom Gefährdungspotenzial und den befürchteten Sanktionen (Jähnke et al. 2017).

4.3 Die Schlüsselrolle der professionellen Pflege

Patientensicherheit betrifft Akteure auf systemischer, organisationaler und klinischer Ebene. Auf systemischer Ebene sind dies beispielsweise der Bund und die Kantone, die Schweizerische Akademie der Medizinischen Wissenschaften (SAMW), Patientensicherheit Schweiz, akademische Einrichtungen, Bildungsinstitutionen sowie Berufs-, Fach- und Branchenverbände. Auf organisationaler Ebene stehen die Leistungserbringer im Zentrum, auf klinischer Ebene die interprofessionellen Behandlungsteams sowie Patienten als Leistungsempfänger.

Obwohl Patientensicherheit ein interprofessionelles Thema ist, liegt der Schwerpunkt des vorliegenden Beitrags auf der professionellen Pflege. Der Auftrag der Pflegeprofession besteht darin, gesundheitlichen Schäden vorzubeugen, was explizit mit Patientensicherheit verbunden ist (Spichiger et al. 2006).

Der Beitrag der Pflege bezieht sich auf die internationalen Ziele der Patientensicherheit. Hierzu zählen korrekte Patientenidentifikation, effektive Kommunikation, Medikationssicherheit, sichere Chirurgie, Prävention nosokomialer Infektionen und Sturzprophylaxe (Joint Commission International 2017).

Die Pflegeprofession zeichnet sich durch direkten Patientenkontakt und hohe Kontinuität im Behandlungsprozess aus. Folglich können Pflegefachpersonen dazu beitragen, unerwünschte Ereignisse zu vermeiden und zu erkennen sowie bei Komplikationen eine Behandlung einzuleiten. Bei der Kommunikation im interprofessionellen Behandlungsteam kommt der Pflege ebenfalls eine zentrale Rolle zu. Patientennahe Tätigkeiten können jedoch auch zu starker Belastung und Traumatisierung der Pflegefachpersonen führen, falls sie in unerwünschte Ereignisse involviert sind (vgl. „second victim", Abschnitt 4.5.2).

Der in der Schweiz stark differenzierte Skill-Grade-Mix hat zur Folge, dass alle im Gesundheitswesen beschäftigten Personen ab dem ersten Arbeitstag adressatengerecht in die Patientensicherheit eingeführt werden sollten. Im Rahmen des

Skill-Grade-Mixes bietet die Akademisierung der Pflege spezifische Chancen in Bezug auf eine verbesserte Patientensicherheit. Die Zahl der Pflegefachpersonen mit Master-of-Science-Abschluss steigt (Spirig 2010). Oft übernehmen Masterabsolvierende die Rolle einer Advanced Practice Nurse (APN). APN sind spezialisierte Pflegefachpersonen, die mindestens einen Masterabschluss besitzen und sich Expertenwissen, Fähigkeiten zur Entscheidungsfindung und klinische Kompetenzen für eine erweiterte pflegerische Praxis angeeignet haben (Mahrer-Imhof et al. 2012). Wie systematische Übersichtsarbeiten zeigen, können APN in verschiedenen Settings patientensicherheitsrelevante Zielkriterien verbessern (Morilla-Herrera et al. 2016; Donald et al. 2013; Newhouse et al. 2011). Dennoch ist Patientensicherheit nicht Bestandteil aller Masterstudiengänge.

APN sind mehrheitlich populationsspezifisch spezialisiert. Erfahrungen in der amerikanischen Geburtshilfe zeigen jedoch, dass auf Patientensicherheit spezialisierte APN ebenfalls wirksam im klinischen Alltag zum Einsatz kommen können (Raab und Palmer-Byfield 2011; Brown Will et al. 2006). Die Tätigkeiten einer Patient Safety Nurse führten im Rahmen einer umfassenden Patientensicherheitsstrategie zu einer Reduktion unerwünschter Ereignisse und einer verbesserten Sicherheitskultur (Pettker et al. 2009).

Insbesondere die Studien des Instituts für Pflegewissenschaft der Universität Basel haben wichtige Erkenntnisse zu den Rahmenbedingungen professioneller Pflege erbracht. Untersuchungen wie RICH, RN4CAST und SHURP führten zu aussagekräftigen Resultaten in Bezug auf Patientensicherheit:

- RICH-Studie (8 Spitäler und 71 Vergleichsspitäler): Die Ergebnisse weisen darauf hin, dass implizierte Rationierung unerwünschte Ereignisse, Medikationsfehler, nosokomiale Infektionen, Dekubiti und Stürze zur Folge hat und eine bessere Arbeitsumgebungsqualität mit einem niedrigeren Mortalitätsrisiko einhergeht (Schubert et al. 2008, 2012).
- RN4CAST-Studie (35 Spitäler): In der Schweiz liegt der Anteil der Pflegefachpersonen mit einem Bachelor of Science bei 10 % (Aiken et al. 2013), 15 % sind von Burn-out betroffen, 21 % sind mit dem Beruf unzufrieden, 6 % haben die Absicht aus dem Beruf auszusteigen und 37 % beurteilen die Arbeitsumgebungsqualität als schlecht oder ausreichend (Aiken et al. 2013; Heinen et al. 2013).
- SHURP-Studie (162 Pflegeheime): Etwa ein Drittel der befragten Pflegefachpersonen beurteilten ihre Arbeitszufriedenheit als gut – in Abhängigkeit von der Leadership-Unterstützung und der Sicherheitskultur (Schwendimann et al. 2016). Die Sicherheitskultur wurde hoch eingeschätzt (Schwendimann et al. 2016). Die Burn-out-Rate betrug 4,6 % (Tong et al. 2017).

In Bezug auf die Rahmenbedingungen der Patientensicherheit besteht ein zentraler Befund der RN4CAST-Studie darin, dass eine Abnahme an diplomierten Pflegefachpersonen um 10 % mit einer um 12 % erhöhten 30-Tages-Mortalität einhergeht und sich auch auf weitere Zielkriterien wie Spitalbewertung, Burn-out und Arbeitszufriedenheit negativ auswirkt (Aiken et al. 2017). Auch die Substitution von Pflegefach- durch Pflegehilfspersonen erhöht die Wahrscheinlichkeit vermeidbarer Todesfälle (Aiken et al. 2017). Zudem wiesen die RN4CAST-Ergebnisse eindrücklich darauf hin, dass jeder zusätzlich zu betreuende chirurgische Patient die Mortalität um 7 % erhöht (Aiken et al. 2014).

4.4 Projekte auf klinischer Ebene

Innerhalb der aktuellen Projekte mit Fokus auf Patientensicherheit in der Schweiz verdienen die nationalen Pilotprogramme *Progress!* besondere Aufmerksamkeit. Patientensicherheit Schweiz lancierte diese Programme 2011 als Teil der Qualitätsstrategie des Bunds. Die Auswahl und Priorisierung der Schwerpunkte basieren auf dem strategischen Aktionsfeld direkte Interventionen der Qualitätsstrategie. Die Pilotprogramme sollen Modellcharakter haben, breit wirken, Akzeptanz erhalten und einem Bedürfnis entsprechen (Patientensicherheit Schweiz o. J.c). Auf klinischer und organisationaler Ebene sind besonders die konkreten Umsetzungselemente hilfreich, auf systemischer Ebene die begleitenden wissenschaftlichen Untersuchungen (Patientensicherheit Schweiz o. J.c).

Ein für die Pflege in verschiedenen Settings zentrales Thema der Patientensicherheit ist die Sturzgefahr – sei es als Pflegediagnose oder als Qualitätsindikator. Von der über 65-jährigen Bevölkerung stürzt jede Person mindestens einmal jährlich und 1000 der gestürzten Personen sterben an den Sturzfolgen (Frank und Schwendimann 2008). Vor diesem Hintergrund formuliert Patientensicherheit Schweiz in einer Schriftenreihe wertvolle Entscheidungshilfen (Frank und Schwendimann 2008). Das Ziel besteht darin, sturzgefährdete Menschen zu erkennen, das Sturzrisiko und die Sturzfolgen durch gezielte Interventionen zu reduzieren, bereits gestürzte Menschen vor weiteren Sturzereignissen und -folgen zu schützen und die systematische Sturzdokumentation zu fördern (Frank und Schwendimann 2008).

4.4.1 Entwicklungen im stationären akutsomatischen Setting

Weltweit sterben jährlich mehr als eine Million Patienten an chirurgischen Komplikationen (World Health Organisation 2018). Ebenso erleiden Millionen von hospitalisierten Menschen Schaden durch unsichere Medikation, was Kosten in Milliardenhöhe verursacht (World Health Organisation 2018). Weltweit sind 14 von 100 Patienten von einer nosokomialen Infektion betroffen (World Health Organisation 2018). Um dieser Problematik entgegenzuwirken, entstanden in der Schweiz drei nationale *Progress!*-Pilotprogramme.

– Im Rahmen des Pilotprogramms *Progress!* Sichere Chirurgie (Bezzola et al. 2012) erfolgte die Einführung einer chirurgischen Checkliste als standardisiertes Verfahren, basierend auf einer WHO-Checkliste und Empfehlungen von Patientensicherheit Schweiz. Das Programm beinhaltet einerseits Empfehlungen für Sicherheitsprüfungen bei der präoperativen Vorbereitung und andererseits die Checkliste Sichere Chirurgie für den eigentlichen Operationsprozess. Empfehlungen für die präoperative Vorbereitung beziehen sich auf die Prävention von Eingriffsverwechslungen, die dokumentierte Patientenaufklärung und -einwilligung sowie die Eingriffsplanung und -organisation (z. B. Risikoeinschätzung bezüglich Allergien). Die Checkliste Sichere Chirurgie beinhaltet verschiedene Kontrollen, die vor der Anästhesieeinleitung („sign in"; z. B. Prüfung der Markierung), vor dem Hautschnitt („team time out"; z. B. Prüfung der Antibiotikaprophylaxe) und nach der Operation („sign out"; z. B. Bestätigung der korrekten Zählung von Instrumenten) erfolgen müssen.

Eine zentrale Aufgabe der professionellen Pflege besteht in der Patienteninformation über Sicherheitsmaßnahmen, beispielsweise das wiederholte Fragen nach Namen, Eingriffsart und Eingriffsort.

Die Untersuchung des Programms mit Pre-Post-Design in zwei Pilotspitälern weist darauf hin, dass sich das Wissen und Verhalten des interprofessionellen Behandlungsteams wirksam verbessert hat (Mascherek et al. 2016).

– Durch unzureichende Kommunikation können Versorgungsübergänge mit potenziell gefährlichen Medikamentenrisiken verbunden sein, beispielsweise durch unbeabsichtigte Hinzufügungen oder Auslassungen. Deshalb setzte sich das nationale Pilotprogramm *Progress! Sichere Medikation an Schnittstellen* (Fishman et al. 2015) das Ziel, den systematischen Medikationsabgleich zu implementieren, um Medikationsfehler und unerwünschte Arzneimittelereignisse als Folge unzureichender Kommunikation zu reduzieren. Der systematische Medikationsabgleich basiert auf einer systematisch erstellten und umfassenden Medikamentenliste. Der konsequente Gebrauch erwies sich in verschiedenen internationalen Studien als wirksam. Im Spital bezieht sich der Medikationsabgleich auf den Eintritt (z. B. bestmögliche Medikationsanamnese) sowie auf interne Verlegungen (z. B. Verordnung für die aufnehmende Abteilung erstellen) und den Austritt (z. B. Liste der Austrittsmedikation erstellen und mit Patienten besprechen).

Die erfolgreiche Umsetzung des systematischen Medikationsabgleichs ist von der interprofessionellen Zusammenarbeit abhängig. Eine zentrale Aufgabe der professionellen Pflege kann darin bestehen, beim Erstellen der bestmöglichen Medikationsanamnese mitzuwirken oder das Patientengespräch zur Austrittsmedikation zu führen.

– Bei jeder zwölften Hospitalisation kommt es zu einer nosokomialen Infektion. Jede fünfte Infektion ist auf einen Blasenkatheter zurückzuführen. Vor diesem Hintergrund besteht das Anliegen des nationalen Pilotprogramms *Progress! Sicherheit bei Blasenkathetern* (Züllig und Mascherek 2016) darin, die Verwendung von Blasenkathetern und somit Infektions- und Verletzungsrisiken zu reduzieren. Die drei gleichzeitig umzusetzenden evidenzbasierten Interventionen basieren auf einer Sensibilisierung im Vorfeld und fokussieren einen selteneren, kürzeren und sichereren Umgang mit Blasenkathetern. Eine Kathetereinlage sollte nur nach klarer Indikation erfolgen (verbindliche Indikations- und Negativliste). Liegende Blasenkatheter sollten täglich – beispielsweise unterstützt durch Reminder – reevaluiert werden und nur durch geschultes bzw. qualifiziertes Personal (z. B. Refresher und Training am Phantom) gehandhabt werden. Zusätzlich zur Umsetzung aller drei Interventionen kommt der Pflege, insbesondere dem Pflegekader, eine zentrale Rolle bei der Implementation im interprofessionellen Behandlungsteam zu. In einer Deutschschweizer Studie zeigten sich Vorteile, nachdem die Verantwortung für die Entfernung von Blasenkathetern an die Pflege überging (Bartlomé et al. 2015).

Grundsätzlich erweisen sich systemische und damit wenig verhaltensabhängige Interventionen als wirksamer als personenbasierte Maßnahmen (Trbovich und Shojania 2017). Dennoch gehen aus Fehler-Ursachen-Analysen viel häufiger personenbasierte Lösungsvorschläge (z. B. Trainings) hervor als systemische Optimierungsangebote (z. B. Anpassungen der Arbeitsumgebung) (Kellogg et al. 2017). Da eine unzureichend gestaltete Arbeitsumgebung unerwünschte Ereignisse wie Infektionen, Stürze und Verwechslungen begünstigt, machte Patientensicherheit Schweiz auf die Verbindung von Design und Patientensicherheit aufmerksam (Kobler und Schwappach 2017). In einer literaturbasierten Broschüre liegen die Schwerpunkte auf direkter Risikoreduktion (z. B. Bodenbeläge hinsichtlich Sturzrisiko), Optimierung latenter Bedingungen (z. B. Licht und Lärm hinsichtlich Konzentration), intuitivem sicherheitsförderlichem Verhalten (z. B. standardisierte Einrichtungen) und einer gesundheitsförderlichen Umgebung für Patienten (z. B. Zimmer mit Blick ins Grüne). Die Broschüre informiert über Themen wie Licht, Ruhe, Unterbrechungen, Standardisierung und Einhaltung von Regeln. Sie unterstützt die Reflexion der eigenen Praxis und bietet anhand praktischer Beispiele Ideen, um die physische Arbeitsumgebungsqualität zu verbessern.

4.4.2 Entwicklungen im stationären geriatrischen Setting

Das stationäre geriatrische Setting weist hinsichtlich der Patientensicherheit einige Besonderheiten auf (Niederhauser und Füglister 2016):
– Einige Menschen ziehen in eine Langzeitpflegeinstitution, da sie dort mehr Sicherheit als zu Hause erwarten.
– Menschen in einer Langzeitpflegeinstitution erhalten eine Versorgung am Wohnort.
– Pflegesituationen sind oft sehr komplex und Pflegefachpersonen in Langzeitpflegeinstitutionen müssen immer häufiger medizinaltechnische Aufgaben übernehmen.

Patientensicherheit Schweiz explorierte im Rahmen von Roundtable-Gesprächen mit Experten die oben genannten Besonderheiten sowie Handlungsfelder und Aktivitäten (Niederhauser und Füglister 2016). Folgende Kernthemen der Patientensicherheit ließen sich für das stationäre geriatrische Setting identifizieren: Prozesse (z. B. standardisierte Abläufe), Personal (z. B. Führungsfachpersonen mit expliziter Auseinandersetzung mit Patientensicherheit), bauliche Gegebenheiten (z. B. Schwellenfreiheit), Sicherheitskultur (z. B. Meldesystem für kritische Zwischenfälle) und Abwägen zwischen Autonomie und Sicherheit (z. B. lässt sich ein Teppich entweder als Erinnerungsstück oder als Sicherheitsrisiko bewerten).

Aktuelle, vorwiegend betriebsspezifische Projekte betreffen Standards zu Themen wie Hygiene, Sturz und Gewalt (Niederhauser und Füglister 2016). Breit angelegte Projekte beziehen sich auf die SHURP-Studie, die NOSO-Strategie zur Reduktion von Infektionen oder die koordinierte Versorgung. Handlungsbedarf zeigt sich in den Bereichen Sensibilisierung und Wissensvermittlung, Standards sowie interprofessionelle und organisationsübergreifende Lösungen (Niederhauser und Füglister 2016).

Eine Entwicklung im stationären geriatrischen Setting, die interprofessionellen und organisationsübergreifenden Charakter hat, ist das nationale Pilotprogramm *Progress! Sichere Medikation in Pflegeheimen* (Niederhauser et al. 2018). Pflegeheimbewohnende in der Schweiz nehmen täglich durchschnittlich neun Medikamente ein. Das Risiko für eine ungeeignete Medikation steigt mit der Anzahl der einzunehmenden Tabletten. Deshalb zielt das Projekt darauf ab, für diese Thematik zu sensibilisieren, Ansätze zur Reduktion von Polymedikation bzw. zum sicheren Umgang mit potenziell inadäquaten Medikamenten zu ermitteln und Empfehlungen in Bezug auf ihre Wirksamkeit zu untersuchen. Eine schweizweite Befragung von Pflegedienstleitenden weist darauf hin, dass i. d. R. Pflegefachpersonen die Medikamentenliste ins Dossier der Bewohnenden übertragen. Nur in jedem dritten Fall validiert ein Arzt diese Angaben. Obwohl eine Liste zu potenziell ungünstigen Medikamenten nur vereinzelt zum Einsatz kommt, sind viele Pflegeheime bestrebt, die Anzahl verschriebener Neuroleptika und Benzodiazepine zu reduzieren.

4.4.3 Entwicklungen im psychiatrischen Setting

Wie aus Studienergebnissen hervorgeht, besteht auch im psychiatrischen Setting Bedarf, Patientensicherheit zu definieren, zu priorisieren und Aktionen zu planen (Brickell und McLean 2011). Vor diesem Hintergrund entwickelte Patientensicherheit Schweiz Handlungsstrategien und einen Aktionsplan (Richard et al. 2017). Zu den identifizierten Themenbereichen zählen Diagnostik- und Behandlungsfehler (inklusive Fehlbehandlungen im Umgang mit Suizidalität u. a.), Kommunikationsfehler und Fehler an Schnittstellen. Folgende Aktionsfelder ließen sich feststellen (Mascherek und Schwappach 2016):

- Sensibilisierung, z. B. hinsichtlich der Möglichkeit diagnostischer Fehler
- Forschung, z. B. zu nichtmedikamentösen Therapien
- Umsetzung, z. B. zur Etablierung von Qualitätszirkeln
- Aus- und Weiterbildung

4.4.4 Entwicklungen im ambulanten Setting

Im stark wachsenden ambulanten Setting stehen Entwicklungen zur Patientensicherheit noch in den Anfängen. In ersten lokalen Projekten zur Medikationssicherheit und zur Einführung eines Meldesystems für kritische Zwischenfälle gibt es Hinweise, dass der Medikationsprozess in der ambulanten Pflege mit 20 Schritten komplex und fehleranfällig ist (Meyer-Massetti et al. 2012). Ein Formular zur Meldung kritischer Zwischenfälle ist gut akzeptiert und beansprucht nur wenig Zeit (Meyer-Massetti et al. 2016).

4.5 Sicherheitskultur als Aufgabe und Ziel auf organisationaler Ebene

Sicherheitsförderliches Verhalten ist weniger durch einzelne Individuen beeinflusst, sondern Ausdruck von geteilten Werten, Haltungen, Wahrnehmungen und Verhaltensmustern (Guldenmund 2010; Sammer et al. 2010; Pfaff et al. 2009). Diese beeinflussen den Umgang der Organisationen mit menschlicher Fehlbarkeit. Im Rahmen der RN4CAST-Studie beurteilte nur jede vierte von 120 Abteilungen in 35 Schweizer Spitälern die Sicherheitskultur als positiv (Ausserhofer et al. 2012). Zur Sicherheitskultur gehören Evidenzbasierung, Kommunikation, Leadership, Lernen, Patientenzentrierung, Systemsicht und Teamarbeit (Sammer et al. 2010). Um diese Aspekte wirksam zu verbessern, sind Messungen erforderlich (Manser et al. 2016). Ebenso gilt es, das Engagement des Managements sicherzustellen (Auer et al. 2014). Ein wirksamer Weg besteht in Leadership WalkRounds mit anschließendem Feedback (Sexton et al. 2018). In diesem Kontext sind drei Themen in Bezug auf die Sicherheitskultur von besonderer Relevanz: Critical-Indepent-Reporting-Systeme (CIRS), „second victim" und „speak up".

4.5.1 Critical Incident Reporting and Reacting Network

Patientensicherheit Schweiz betreibt seit 2006 das Critical-Incident-Reporting-and-Reacting-Netzwerk (CIRRNET) für überregionales Lernen (Frank et al. 2012). Es verbindet aktuell 75 Spitäler. Fachexperten klassifizieren und kategorisieren die CIRS-

Fälle nach der WHO-Klassifikation und analysieren sie. Quick-Alerts stellen Resultate und Hilfsmittel dar, die Problematiken wie „sound-alike" und „look-alike" betreffen. Eine Befragung erbrachte Hinweise, dass Mitarbeitende des Qualitätsmanagements Quick-Alerts zwar intern weiterleiten und besprechen, sich aber nur selten verantwortlich fühlen, die Empfehlungen umzusetzen (Pfeiffer und Schwappach 2016). Die Befragten halten Quick-Alerts für verständlich und hilfreich, nutzen sie jedoch eher zur Begründung eigener Ziele im Kontext der Patientensicherheit (Pfeiffer und Schwappach 2016).

4.5.2 „Second victim" – eine von der Sicherheitskultur abhängige Erfahrung

„Second victims" sind Gesundheitsfachpersonen, die in ein unerwünschtes Ereignis involviert sind und dadurch Belastung und Traumatisierung erfahren (Scott et al. 2009). Oft fühlen sie sich für den erlittenen Schaden der Patienten verantwortlich (Scott et al. 2009). Sie zweifeln an ihrer Berufseignung, was bis zum Berufsausstieg führen kann (Scott et al. 2009). Die Bezeichnung „second victim" prägte Albert Wu (2000) kurz nach der Publikation des Berichts *To Err is Human*. Als „first victims" gelten die betroffenen Patienten (Wu 2000).

Im Jahr 2010 veröffentlichte Patientensicherheit Schweiz eine Schriftenreihe zum Thema „second victim" sowie konkrete Empfehlungen für Betroffene, Kader sowie Kollegen (Schwappach et al. 2010). Da weitere Entwicklungen auf organisationaler Ebene valide und reliable Daten voraussetzen, entwickelt das Nationale Kompetenzzentrum für Evidenzbasierte Pflege swissEBN der FHS St.Gallen in Zusammenarbeit mit Patientensicherheit Schweiz und dem Universitätsspital Basel mit weiteren Partnern ein interprofessionell nutzbares Instrument zur Erfassung der Second-victim-Erfahrung (Schiess et al. 2016). In einem ersten Schritt erfolgte als Teil des konzeptuellen Bezugsrahmens eine qualitative Metasynthese auf der Basis von 19 qualitativen Studien zur Second-victim-Erfahrung (Schiess et al. 2018). Das hieraus entwickelte Modell bildet die Erfahrung der Betroffenen in einem dreiphasigen Entwicklungsprozess ab:
1. Bei der Situationsbewertung realisieren Gesundheitsfachpersonen, dass sie in ein unerwünschtes Ereignis involviert sind und erfahren Stress und Traumatisierung.
2. Um ihre persönliche und beruflichen Integrität wiederherzustellen, versuchen sie, das unerwünschte Ereignis zu verstehen sowie emotions- und sachorientiert zu agieren und
3. ihren Beruf weiterführen zu können. Das kann das Ausscheiden aus dem Beruf, das Überleben oder Gedeihen bedeuten.

Die Sicherheitskultur und die Persönlichkeitsmerkmale der Gesundheitsfachpersonen beeinflussen diesen Entwicklungsprozess. Da einige Gesundheitsfachpersonen infolge der Second-victim-Erfahrung aus dem Beruf ausscheiden, stehen im Hinblick auf den Fachpersonenmangel und aus ethischen Gesichtspunkten die Organisationen in der Verantwortung, Rahmenbedingungen zu schaffen, die die Wiederherstellung der oft erschütterten Integrität der „second victims" unterstützen (Monteverde und Schiess 2017).

4.5.3 „Speak up" – wenn Schweigen gefährlich ist

Das Wort zu ergreifen, wenn die Patientensicherheit gefährdet ist, kann einen wesentlichen Beitrag leisten, um Patienten vor Gefahren zu schützen und Kollegen vor Fehlern zu bewahren (Gehring und Schwappach 2016). In der Schweiz wiesen mehrere Studien darauf hin, dass Gesundheitsfachpersonen zwar oft Sicherheitsbedenken haben, diese aber häufig nicht ansprechen, beispielsweise aufgrund der Hierarchie (Schwappach und Gehring 2014a–c, 2015; Schwappach 2016, 2018; Schwappach und Richard 2018). Förderlich für „speak up" ist eine Sicherheitskultur, in der „speak up" erwünscht ist, Codewörter für „speak up" definiert sind und Speak-up-Trainings stattfinden (Gehring 2016).

4.6 Der Beitrag einer interprofessionellen Ausbildung zur Sicherheitskultur

Interprofessionelle Ausbildung kann zu einer positiven Sicherheitskultur beitragen. Die Vermittlung relevanten Grundwissens und das Einüben spezifischer Fähigkeiten, die effektive Kommunikation und Teamzusammenarbeit betreffen, bilden die Basis, um klinische Projekte im Bereich der Patientensicherheit erfolgreich zu implementieren. In der Schweiz decken die bestehenden Curricula der Gesundheitsfachberufe die Bereiche Qualität und Patientensicherheit nur unzureichend ab (Allegranzi et al. 2017; SAMW 2007).

Um zukünftige Gesundheitsfachpersonen auf eine sichere Praxis vorzubereiten, sollten sie beispielsweise wissen, wie das System die Qualität und Sicherheit beeinflusst und warum unzureichende Kommunikation zu unerwünschten Ereignissen führen kann (WHO 2011). Wertvolle Hinweise für die Entwicklung von Modulen zur Patientensicherheit bieten die elf Themen des WHO-Curriculums zur Patientensicherheit (2011).

Eine Arbeitsgruppe der SAMW (2007) entwickelte für die Schweiz drei Lernzielbereiche, die auf Grundkenntnisse, Instrumente zur Verbesserung der Patientensicherheit sowie rechtliche bzw. ethische Aspekte ausgerichtet sind. Während es im internationalen Kontext erste spezifische Second-victim-Curricula gibt, adressiert die Schweiz dieses Phänomen bisher noch nicht in spezifischer Weise. Jedoch können bereits Studierende zu „second victims" werden (Wu und Steckelberg 2012). Deshalb wäre es wünschenswert, dass sich Studierende in der Ausbildung auf das Bewältigen unerwünschter Ereignisse vorbereiten könnten (Treiber und Jones 2018).

Da Patientensicherheit per se von interprofessioneller Natur ist und in der Schweiz die SAMW (2014) eine Charta für gelingende interprofessionelle Zusammenarbeit entwickelt hat, spricht viel für die Planung, Durchführung und Evaluation von Modulen in der Ausbildung. Schärli et al. (2017) untersuchten in fünf Schweizer Spitälern die Sichtweise der Pflege auf den Pflegekontextfaktor interprofessionelle Zusammenarbeit. Die von ihnen entwickelte Metamatrix zeigt eine offene Fehlerkultur als Einflussfaktor, die Teamfähigkeit als erforderliche Kompetenz, den Informationsfluss als Beispiel für Strukturen und Prozesse sowie patientensicherheitsrelevante Auswirkungen von interprofessioneller Zusammenarbeit auf den Ebenen Team, Patient und System (Schärli et al. 2017). Wie Lochner et al. (2018) in einer Pilotstudie mit Pre-Post-Design zeigen, können teambasierte Lernkurse zur Patientensicherheit die Kommunikation und Zusammenarbeit verbessern.

In der Schweiz gibt es verschiedene Bestrebungen, die interprofessionelle Kommunikation und Zusammenarbeit bereits während der Ausbildung zu fördern. Ein Beispiel dafür ist der Joint Medical Master St.Gallen. Mit der Vertiefung Interprofessionalität bietet er eine wertvolle Basis für berufsübergreifendes Lernen in Bezug auf Patientensicherheit (Universität St.Gallen o. J.).

Teil II: **SACCIA Sichere Kommunikation:**
Grundlagen, Herausforderungen und Trends

5 Prinzipien der zwischenmenschlichen Kommunikation

Annegret F. Hannawa

5.1 Was ist zwischenmenschliche Kommunikation?

Unter zwischenmenschlicher Kommunikation versteht man alle (d. h. verbale und nonverbale) Verhaltensweisen, die Menschen encodieren, decodieren und miteinander aushandeln, um verschiedene Ziele zu verfolgen. Die zwischenmenschliche Kommunikation hat unterschiedliche Funktionen. Sie dient nicht nur der gegenseitigen Verständigung, sondern auch vielen anderen Zwecken – beispielsweise wird sie eingesetzt, um andere zu informieren oder zu beeinflussen, Interaktionen zu regulieren, das eigene Gesicht zu wahren und Beziehungen mit anderen zu etablieren, aufrechtzuerhalten oder zu beenden. Die wichtigste Funktion der Kommunikation im Gesundheitswesen, im Sinne der Patientensicherheit, ist eine *erfolgreiche zwischenmenschliche Verständnisfindung*. Der Fokus dieses Buchs ist daher der Zweck der Kommunikation, mittels kommunikativer Fertigkeiten mit anderen ein einheitliches Verständnis der eigenen Gedanken, Gefühle, Absichten und Bedürfnisse zu erzielen.

Das Encodieren verbaler und nonverbaler Nachrichten kann *absichtlich* oder *unabsichtlich* geschehen. Diese Verhaltensweisen können wiederum von anderen entweder (1) *nicht* decodiert, (2) *falsch* decodiert oder (3) *richtig* decodiert werden (Guerrero und Floyd 2006).

Hieraus ergeben sich sechs theoretische Kommunikationssituationen. *Absichtlich* encodierte Verhaltensweisen können zu drei Situationen führen:
1. *Versuchte Kommunikation* – wenn absichtlich encodierte Verhaltensweisen *nicht* decodiert werden und Kommunikation somit nicht zustande kommt.
2. *Misskommunikation* – wenn absichtlich encodierte Verhaltensweisen *falsch* bzw. *nicht wie beabsichtigt* decodiert werden.
3. *Erfolgreiche Kommunikation* – wenn absichtlich encodierte Verhaltensweisen *richtig* bzw. *wie beabsichtigt* decodiert werden.

Gleichermaßen können *unabsichtlich* encodierte Verhaltensweisen (d. h. Verhalten, das *nicht* für eine Decodierung vorgesehen ist, z. B. ein besorgter Gesichtsausdruck, der andere dazu führt anzunehmen, dass es ein Problem gibt) in folgende Situationen münden:
4. *Unbeachtetes Verhalten* – wenn unabsichtlich encodierte Verhaltensweisen nicht decodiert werden.

https://doi.org/10.1515/9783110562699-005

5. *Missinterpretation* – wenn unabsichtlich encodierte Verhaltensweisen *falsch*, d. h. *nicht wie beabsichtigt* decodiert werden.
6. *Zufällige Kommunikation* – wenn unabsichtlich encodierte Verhaltensweisen *richtig*, d. h. *wie beabsichtigt* decodiert werden.

5.2 Verbreitete Fehlannahmen über Kommunikation

Sowohl unter Patienten und deren Angehörigen als auch aufseiten der Pflegenden und der Ärzte herrschen verbreitete Fehlannahmen bzw. Mythen über die zwischenmenschliche Kommunikation. Diese grundlegenden Fehlannahmen verursachen eine mangelhafte Verständnisfindung und beeinträchtigen somit täglich die Qualität und Sicherheit der medizinischen Versorgung. Dieses Kapitel erläutert einige dieser Mythen mit Querverweisen auf die Fallbeispiele im dritten Teil dieses Buchs, wo diese Mythen dann nochmals exemplarisch veranschaulicht werden.

Wenn die Verständnisfindung unter Fachpersonal oder mit Patienten scheitert, dann resultiert dies häufig aus mindestens einer der folgenden Fehlannahmen über die zwischenmenschliche Kommunikation:

1. Mythos: Kommunikation ist eine simple, zielführende Angelegenheit

In allen Zwischenfällen, die im dritten Teil dieses Buchs behandelt werden, neigen die Beteiligten zur Annahme, dass Kommunikation eine simple, fast schon automatisch ablaufende Angelegenheit ist, die man weitgehend sich selbst überlassen kann. Es gibt einige Fallbeispiele in diesem Buch, in denen sowohl die Versorgenden als auch die Patienten fälschlicherweise davon ausgehen, dass etwas bereits kommuniziert wurde oder gerade kommuniziert wird, wie beabsichtigt verstanden wird und korrekt an andere Personen weitervermittelt wird (z. B. Fälle 22, 28, 32, 33). In diesen Fallbeispielen verstehen die Beteiligten Kommunikation als eine lineare Informationsvermittlung. In Wirklichkeit ist Kommunikation jedoch ein anspruchsvoller, hoch fehleranfälliger zwischenmenschlicher Prozess, der seinen Zweck – nämlich eine gemeinsame Verständnisfindung – häufig verfehlt. Als Resultat führt gescheiterte Kommunikation nicht selten zu vermeidbarem Schaden oder Beinaheschaden an Patienten.

Aufgrund ihres mangelnden Verständnisses dieses Prozesses entziehen sich Pflegende, Ärzte und Patienten oft recht schnell der Verantwortung, ihre Kommunikation mit anderen bis zum Ende durchzuführen (d. h. bis zu einer gemeinsamen Verständnisfindung). Stattdessen sehen sie ihre Verantwortung für eine erfolgreiche Kommunikation oftmals als beendet, sobald sie meinen, ihre Botschaft gesendet zu haben. Statt ihre Kommunikation bis ans Ziel zu verfolgen – also bis zu dem Punkt, an dem alle Beteiligten ein einheitliches Verständnis teilen –, beenden sie den Kommunikationsprozess häufig zu voreilig.

2. Mythos: Kommunikation entspricht den gesagten Worten

In den Fallbeispielen sehen die beteiligten Personen Kommunikation häufig lediglich als eine Übermittlung von *Worten*. Sie gehen beispielsweise davon aus, dass Informationen mühelos durch eine Reihe von Personen an den gewünschten Empfänger übermittelt werden können. Dies widerspricht jedoch der Tatsache, dass eine solche **latente Kommunikation** (d. h. Kommunikation, die mehrere Beteiligte durchläuft, bevor sie an den beabsichtigten Empfänger gerät) typischerweise von einem *Stille-Post-Effekt* beeinträchtigt wird. Denn wenn Kommunikation sequenziell eine Reihe verschiedener Empfänger durchläuft, dann wird die Quantität und Qualität der vermittelten Information reduziert – und zwar umso mehr, je öfter die Nachricht weitervermittelt wird. In den Fallbeispielen werden mehrere Patientenübergaben geschildert, bei denen diese Fehlannahme in ein unerwünschtes Ereignis mündet, das Patienten vermeidbaren Schaden zufügt (s. Fälle 23 und 34).

Die Beteiligten unterschätzen außerdem oftmals die Bedeutung der *nonverbalen* Kommunikation. In den Fallbeispielen schreiben sie *abwesenden* verbalen Aussagen oder fehlendem Verhalten häufig beabsichtigte Botschaften zu und interpretieren sie als Kommunikation. Somit ist der Begriff Nicht-Kommunikation ein Paradox – denn es ist unmöglich, sich „nicht zu verhalten" (s. Watzlawick et al. 2014). Jede Verhaltensweise – selbst eine fehlende Erwiderung oder ein Schweigen – trägt Kommunikationspotenzial. Zwar gibt es zahlreiche Möglichkeiten für *Fehlverhalten* und viele Wege, sich auf eine bestimmte Art und Weise zu verhalten, die nicht erfolgversprechend ist, aber es ist unmöglich, sich *nicht* zu verhalten. Beispielsweise kann man über einen Medizinstudenten, der während der Vorlesung oder in Gesprächsrunden keine Fragen stellt, nicht sagen, dass er sich „nicht verhält." Er verhält sich jedoch in gewisser Weise nicht so, wie er sich verhalten *sollte*. Sogar Nicht-Kommunikation (z. B. Stille oder unterbliebener Kontakt) kann für sich genommen eine Aussage vermitteln. In den Fallbeispielen im dritten Buchteil werden solche nonverbalen Botschaften von Patienten oftmals nur unzureichend von Pflegenden und Ärzten aufgefasst und für Diagnostik und Behandlung nutzbar gemacht (s. Fälle 15 und 26). Andererseits messen sowohl das pflegerische und medizinische Personal als auch die Patienten einer fehlenden Kommunikation mitunter eine falsche Bedeutung bei (s. Fall 21).

3. Mythos: Kommunikation = Information

Die Fallbeispiele im dritten Teil des Buchs zeigen, dass viele Akteure im Gesundheitswesen gemeinhin davon ausgehen, dass Kommunikation allein der Übertragung von *Informationen* dient. In mehreren dargestellten Fällen realisieren sie jedoch nicht, wie ihre Kommunikation – selbst wenn sie hauptsächlich Fakten beinhaltet – zudem das zwischenmenschliche Verhältnis zu ihrem Gesprächspartner definiert. Dies wirkt sich in einigen Fällen direkt auf die Patientensicherheit aus, beeinträchtigt den Behandlungserfolg und reduziert die wahrgenommene Versorgungsqualität. Beispielsweise glaubt die Ehefrau eines Patienten, bei der Pflegefachperson kein Gehör zu finden (s. Fall 8). Ein anderer Patient erleidet durch niedrigen Blutzucker und Dehydrierung eine Synkope, weil die Pflegefachpersonen ihre Kommunikation unzureichend auf seine geäußerten Bedürfnisse ausrichten (s. Fall 20). Eine weitere Patientin fühlt sich eingeschüchtert von der abweisenden, rein faktisch orientierten Kommunikation ihrer Ärzte. Nachdem die Ärzte sie als „den Patienten" bezeichnen, traut sie sich nicht das Wort zu ergreifen, um eine falschseitige Operation zu verhindern (s. Fall 25). Die mangelnde Wahrnehmung, dass selbst rein informative Kommunikation etwas darüber aussagt, wie sehr der Patient als Mensch ernst und wahrgenommen wird, führt häufig zu Fehldiagnosen (s. Fall 26) und auch zu mangelhaften Entlassungsgesprächen, die vermeidbaren Schaden verursachen (s. Fall 36).

4. Mythos: Kommunikation ist delegierbar – man kann sie für andere hinterlegen und jederzeit auf sie zugreifen

In den Fallbeispielen im dritten Buchteil betrachten die Beteiligten Kommunikation tendenziell als eine Ansammlung von zuverlässigen, akkuraten, validierten Informationen. Sie gehen oftmals davon aus, dass diese Informationen von allen wahrgenommen und wie beabsichtigt verstanden werden. Um ihren Informationsaustausch zu regeln, delegieren sie ihre Kommunikation beispielsweise häufig an elektronische Gesundheitsakten (eGA), digitale Pflegedokumentationen und papiergestützte Dokumentationssysteme. Ohne es jemals zu verifizieren, verlässt man sich generell darauf, dass aufgeschriebene Worte in diesen eingelagerten Dokumenten von anderen Beteiligten korrekt erfasst und verstanden werden. Mit anderen Worten, Pflegende, Ärzte und Patienten begreifen Information und Verständnis oft als ein Synonym.

In Wirklichkeit ist Kommunikation jedoch ein komplexer interaktiver Prozess, der – wenn er kompetent durchgeführt wird – die Beteiligten zu einem gemeinsamen Verständnis führt. Dieser Erfolg wird jedoch nur selten erreicht. Sogar in den Fallbeispielen, in denen Informationen ordnungsgemäß aufbewahrt und dokumentiert werden und die Empfänger auch auf sie zugreifen wollen, wird nur selten ein einheitliches Verständnis erreicht. Die schriftliche Dokumentation existiert zwar, und somit auch die Grundlage und Absicht, die Kommunikation zu initiieren. Die Kommunikation an sich kommt jedoch nie zustande. Die kritischen Informationen verharren im geschriebenen Wort und erzeugen keinen Austausch unter den Beteiligten, der zu einem einheitlichen Verständnis führen könnte.

5. Mythos: Kommunikation spielt sich in den Köpfen der Beteiligten ab

Oft erkennen die beteiligten Akteure ihre Kommunikation nicht als einen *zwischenmenschlichen* Prozess der einheitlichen Verständnisfindung, der für eine sichere und hochwertige Gesundheitsversorgung grundlegend ist. Vielmehr nehmen sie fälschlicherweise an, dass die Verständnisfindung *im Inneren* der jeweiligen Akteure stattfindet. Was sich tatsächlich *innerhalb* von Personen abspielt, sind jedoch vorgefertigte Meinungen und perspektivisch gefilterte Wahrnehmungen, die kein stabiles Fundament für eine erfolgreiche Kommunikation bilden und die Entwicklung eines einheitlichen Verständnisses häufig *hemmen* (s. Fälle 1, 7). Kompetente Kommunikation ist daher ein notwendiger Prozess, um das *zwischen*menschliche Fundament zu stärken. Dieses Fundament wird in der Literatur oft als „common ground" bezeichnet. Der „common ground" stellt die Summe des geteilten Wissens, der Vorannahmen und Überzeugungen aller Beteiligten dar (s. Clark 1996). Solange dieses Fundament brüchig ist, fallen Informationen durch die Verständnislücken zwischen den Beteiligten und gefährden somit die Patientensicherheit. In mehreren Fallbeispielen werden die Beteiligten zu Opfern dieses sogenannten **Common-Ground-Trugschlusses:** Sie nehmen fälschlicherweise an, dass andere ihre Absichten, Gefühle und Gedanken wie beabsichtigt wahrnehmen und verstehen. Das heißt, sie gehen davon aus, dass die Kommunikation *im Innern* der Beteiligten abläuft. Ein einheitliches Verständnis wird somit niemals realisiert, da kein kompetenter *zwischen*menschlicher Austausch stattfindet. Ein einheitliches *zwischen*menschliches Verständnis ist also immer das Ziel – aber ein im Stillen fälschlicherweise vorausgesetzter (statt etablierter) „common ground" steht diesem Ziel oftmals im Wege.

6. Mythos: Je mehr Kommunikation, desto besser

Die Fallbeispiele im dritten Teil des Buchs zeigen, dass die Beteiligten in der Gesundheitsversorgung die Begriffe Kommunikation und Kompetenz oft linear korrelieren. Insbesondere die Versorgerseite neigt zu der Annahme, dass *mehr* Kommunikation auch *bessere* Kommunikation bedeutet. Stellt man aber die Korrelation zwischen kommunikativer Aktivität und der empfundenen Kompetenz in einer Funktion dar, dann ergibt sich ein umgedrehtes U – d. h., sowohl *zu wenig* als auch *zu viel* Kommunikation wird in den meisten klinischen Situationen als unangemessen und ineffektiv empfunden (z. B. Fall 13, s. auch Spitzberg 2000). Ein bekanntes Beispiel zur Veranschaulichung dieses Phänomens ist der Augenkontakt: Zu wenig erscheint unseriös. Übermäßig viel Augenkontakt, hingegen, kann schnell als aufdringlich oder inkompetent empfunden werden.

7. Mythos: Kommunikation kann zusammenbrechen

In der Fachliteratur wird *kommunikativer Misserfolg* in der Gesundheitsversorgung oft als ein Zusammenbruch der Kommunikation („communication breakdown") dargestellt. Diese mechanistische Analogie beruht auf der Fehlannahme, dass Kommunikation im Normalfall funktioniert und gegebenenfalls *zusammenbricht*, wenn eine Person einmal nicht kommuniziert. Diese Annahme ist problematisch, weil sie Fehlkommunikation mit *fehlender* Kommunikation gleichstellt, nicht aber mit *inkompetenter* Kommunikation in Zusammenhang bringt. Darüber hinaus folgt sie dem Irrglauben, dass unerwünschte Ereignisse vom Fehlverhalten einer einzelnen Person verursacht werden. Dies wiederum bekräftigt den Mythos, dass sich Kommunikation *im* (anstatt *zwischen*) Menschen abspielt, und ermutigt somit eine problematische Kultur der Schuldzuweisung. In Wahrheit wird vermeidbarer Patientenschaden jedoch nicht nur von *fehlender* Kommunikation verursacht, sondern hauptsächlich aufgrund eines ungenügend etablierten *einheitlichen Verständnisses* zwischen den Beteiligten. Was nie etabliert wurde, kann auch nicht zusammenbrechen.

5.3 Prinzipien der zwischenmenschlichen Kommunikation

Die kommunikationswissenschaftliche Forschung hat in den letzten 100 Jahren einige Axiome des zwischenmenschlichen Handelns zusammengetragen, über die man sich in der Fachliteratur weitgehend einig ist. In diesem Abschnitt werden *acht Prinzipien der zwischenmenschlichen Kommunikation* erläutert, die die Fallbeispiele im dritten Teil dieses Buchs inhaltlich vertiefen sollen. Außerdem sollen sie den Blick dafür schärfen, wie sich die Patientensicherheit und die Versorgungsqualität durch eine kompetentere zwischenmenschliche Kommunikation verbessern lassen. Unter **kompetenter Kommunikation** verstehen wir hier zwischenmenschliche Prozesse, die von allen Beteiligten sowohl als *angemessen* als auch *effektiv* empfunden werden (s. Spitzberg 2000). In Form von Querverweisen wendet Tabelle 5.1 am Ende dieses Kapitels diese Prinzipien auf die Fälle im dritten Teil des Buchs an.

Acht Prinzipien der zwischenmenschlichen Kommunikation

1. Prinzip: Kommunikation verankert Gedanke, Symbol und Referent.
2. Prinzip: Kommunikation lässt sich nicht auf Teilprozesse reduzieren.
3. Prinzip: Kommunikation verfolgt verschiedene Ziele.
4. Prinzip: Kommunikation beinhaltet mehr als nur Worte.
5. Prinzip: Kommunikation vermittelt Fakten und definiert zwischenmenschliche Verhältnisse.
6. Prinzip: Kommunikation ist kontextgebunden.
7. Prinzip: Kommunikation beruht auf subjektiven Vorannahmen und Wahrnehmungen.
8. Prinzip: Inhaltliche Redundanz durch direkte Kanäle fördert die Richtigkeit der kommunizierten Inhalte und deren Verständnis.

---

1. Prinzip: Kommunikation verankert Gedanke, Symbol und Referent

Das erste Prinzip veranschaulicht Kommunikation als einen triangulären zwischenmenschlichen Verständnisfindungsprozess. Menschen konstruieren ein gemeinsames Verständnis, indem sie symbolische Zeichen erschaffen und sie interpretieren. Solche Zeichen beinhalten Worte, Gestik, Erscheinungsbilder, Laute und Artefakte.

Am Anfang der Kommunikation steht jeweils ein Gedanke, der sich auf einen *Referenten* (d. h. ein Ding oder Gegenstand) bezieht, den eine Person im Sinn hat (z. B. ein Medikament). Wenn die Person diesen Gedanken anderen übermitteln will, weist sie diesem Referenten ein repräsentatives Zeichen oder Symbol zu (z. B. „Prednisolon"). Das heißt, der Ursprungsgedanke wird mittels Symbole und Verhaltensweisen in Kommunikation encodiert.

Solche Symbole besitzen an sich keinen intrinsischen kommunikativen Inhalt. Sie werden erst zu Kommunikationssymbolen, wenn Menschen ihnen einen Referenten zuordnen. Anders ausgedrückt, Symbole werden beliebig mit etwas in der Außenwelt in Verbindung gebracht und verknüpfen somit den Gedanken mit dem Referenten (de Saussure 1959). Bei dieser arbiträren (beliebigen) triangulären Zuordnung (Referent – Gedanke – Symbol) greifen Menschen auf ihnen vertraute Assoziierungen zurück. Das heißt, Menschen denken und handeln assoziativ.

Semiotisch betrachtet gibt es keine zwei Sprachkulturen, deren Realitäten sich komplett gleichen und die somit Gedanken auf genau dieselbe Art und Weise kategorisieren und assoziieren. Somit ist der Symbolisierungsvorgang nicht das Resultat einer vorhandenen, übergreifenden Struktur, die den Sprachkulturen inhärent wäre. Vielmehr ist die Kommunikation ein *Mittel*, das im Rahmen bestimmter Konventionen von Menschen eingesetzt wird, um eine gemeinsame Realitätsempfindung zu erschaffen.

Eine derartige Symbolzuschreibung erfolgt übrigens auch in diesem Buch. Am Anfang jedes Fallkapitels im dritten Buchteil verwenden wir symbolische Icons, die für bestimmte Referenten stehen. Beispielsweise zeigen wir ein Icon, das zwei Figuren darstellt – eine stehende und eine auf dem Bett sitzende Person. Dies soll eine Versorgungssituation darstellen, bei der eine Pflegende oder ein Arzt mit einer Patientin bzw. einem Patienten kommuniziert. Wir setzen voraus, dass wir mit unseren Lesern ein hinreichendes gemeinsames Fundament („common ground") teilen, um diesen Gedanken erfolgreich zu vermitteln (d. h. ein einheitliches Verständnis miteinander zu schaffen). Dennoch nutzen wir zusätzliche Kommunikationswege, die die Wahrscheinlichkeit dieses gemeinsamen Verständnisses optimieren sollen.

Zusammengefasst verdeutlicht dieses erste Prinzip die Komplexität der zwischenmenschlichen Kommunikation. Die Kernherausforderung besteht darin, einem Referenten, der an einen ursprünglichen Gedanken gebunden ist, eine Symbolik zuzuordnen, die von anderen mit demselben Referenten assoziiert wird, um somit ein einheitliches Verständnis (d. h. eine Assoziierung mit demselben ursprünglichen Gedanken) zu erzielen. Dieser Assoziierungsprozess ist an sich äußerst fehleranfällig. Es handelt sich dabei um einen komplizierten zwischenmenschlichen Prozess, der uns exakte und gekonnte Encodierung und Decodierung abverlangt. Das einheitliche Interpretieren von Symbolen wird außerdem durch gravierende zwischenmenschliche Unterschiede erschwert. Da persönliche und kulturelle Hintergründe der Beteiligten, sowie ihre individuellen Eigentümlichkeiten, sich häufig voneinander unterscheiden, ist ein komplettes einheitliches Verständnis theoretisch eigentlich unmöglich. Umso wichtiger sind zwischenmenschliche Kommunikationsfertigkeiten als Vehikel für eine erfolgreiche gemeinsame Verständnisfindung, die diese zwischenmenschlichen Barrieren überbrückt.

2. Prinzip: Kommunikation lässt sich nicht auf Teilprozesse reduzieren

Kommunikation ist ein Prozess, der sich *zwischen* Personen abspielt. Die Zuschreibung von Symbolen zu Referenten (Dingen) und Gedanken geschieht zwar *in* einer Person. Das *Vermitteln* dieser triangulären Assoziierung an andere (d. h. ihre zwischenmenschliche Rekonstruktion) erfolgt hingegen *zwischen* Personen. Dies bedeutet, dass Kommunikation ein *interaktiver* Prozess ist, durch den die Beteiligten ihre eigene trianguläre Verknüpfung zwischen Referenten, Symbolen und Gedanken der Triangulierung eines anderen annähern, bis die anfangs diskrepanten Assoziierungen äquivalent werden. Um solch ein einheitliches Verständnis zu erreichen, muss *quantitativ ausreichende* und *qualitativ hochwertige* zwischenmenschliche Kommunikation stattfinden.

Vor diesem Hintergrund erscheinen mechanistische Metaphern, die die zwischenmenschliche Kommunikation in der Gesundheitsversorgung oft mit Telefonausfällen und Motorschäden gleichstellen, irreführend. **Wenn ein Auto kaputtgeht, dann ist das Auto für den Zweck, für den es gebaut wurde, nicht mehr zu gebrauchen. Wenn jemand während eines Telefonats das Mobiltelefon fallen lässt und es dabei zerbricht, dann ist das Gespräch mittels des Gerätes zu diesem Zeitpunkt beendet. Wenn der Glühfaden in einer Glühlampe verschmort, ist es keine Glühlampe mehr. Sie funktioniert nicht mehr. Aber Kommunikation kann nicht auf diese Art und Weise zusammenbrechen oder versagen. Kommunikation kann *mangelhaft* funktionieren, aber sie kann niemals *aufhören* zu funktionieren. Etwas nicht zu sagen oder etwas zu sagen, was nicht vollkommen verstanden wird, gehört auch zum kommunikativen Prozess – wenn auch zu einer Kommunikation, die *schlecht* verläuft.**

Im selben Atemzug muss erwähnt werden, dass die meisten Zwischenfälle in der Gesundheitsversorgung nicht daher rühren, dass Kommunikation *aufgehört* hat. Vielmehr treten sie auf, weil Kommunikation *nicht erfolgreich* verläuft. Das Scheitern klinischer Interaktionen entsteht aus sowohl *quantitativ* als auch *qualitativ* unzureichender Kommunikation zwischen den Beteiligten. Ein *einheitliches Verständnis* hingegen entsteht aus einer komplexen, bedeutungsschaffenden zwischenmenschlichen Interaktion, die ein Ergebnis erzeugt, das größer ist als die Summe der einzelnen kommunikativen Anteile (d. h. der einzelnen Botschaften oder Verhaltensweisen) – denn das gemeinsame Verständnis erfolgt *zwischen*, nicht *in* den Akteuren.

3. Prinzip: Kommunikation verfolgt verschiedene Ziele

Mit seinem Gegenüber ein einheitliches Verständnis eines ursprünglichen Gedankens zu entwickeln, ist eine kommunikative Herausforderung – insbesondere, wenn der Gedanke mehr als bloße Fakten umfasst. Dieser Prozess wird noch schwieriger, wenn die Beteiligten mit ihrer Kommunikation gewisse Absichten verfolgen, die kein gemeinsames Verständnis priorisieren. Sich *akkurat* über etwas zu verständigen, wird durch den interaktiven Austausch klarer und genauer Aussagen erreicht. Dennoch interagieren Menschen häufig auf eine Art und Weise, die eine solche Klarheit und Genauigkeit absichtlich *vermeidet*. Beispielsweise kommunizieren Menschen oft mit Sarkasmus oder mit Humor, möchten ihr Gegenüber von den eigenen Ansichten überzeugen oder wenden verschiedene Formen der Täuschung an (z. B. Über- oder Untertreibungen). Dadurch wollen sie oftmals Konflikte vermeiden, einen guten Eindruck hinterlassen, Beziehungen erhalten, das Gesicht wahren oder kompetent erscheinen. Derartige Kommunikationsziele werden über absichtliche Vagheit oder Doppeldeutigkeit bei der Symbolisierung erreicht, nicht über eine einheitliche Verständnisfindung.

Im Gesundheitswesen geschieht dies genauso häufig wie im privaten Alltag. Oftmals wagen Pflegefachpersonen, Ärzte und Patienten beispielsweise nicht, klar und deutlich das Wort gegenüber hierarchisch überlegenen Ober- oder Chefärzten zu ergreifen, weil sie Konflikte vermeiden wollen und das eigene Ansehen wahren möchten. Analog dazu kommunizieren Pflegende, Ärzte, Angehörige und Patienten oftmals auf eine zu sanfte (statt direkte) Art und Weise, um gute zwischenmenschliche Verhältnisse zu bewahren und potenziellen Sanktionen zu entgehen. Diese sanfte Art zu kommunizieren kann zu folgenschweren Ergebnissen führen (s. Fälle 9 und 10).

4. Prinzip: Kommunikation beinhaltet mehr als nur Worte

Unter Kommunikation wird oft ein verbaler Informationsaustausch verstanden. Dabei trägt jedes Verhalten – auch Passivität und Stille – das sprichwörtliche Potenzial, Bände zu sprechen. Wenn beispielsweise eine Pflegefachperson mit einem Arzt Visiten durchführt, ohne dabei mit Patienten zu sprechen, dann kommuniziert sie dennoch mit den Patienten. Genauso kann ein ausbleibender Besuch bei einem Patienten mangelndes Interesse kommunizieren. Es ist unmöglich, *nicht* auf eine Botschaft zu reagieren. Selbst Stille, Rückzug und Reglosigkeit tragen eine Bedeutung. Wenn ein Patient während einer pflegerisch-medizinischen Befragung kein Wort sagt, dann kann auch die Abwesenheit seiner Worte eine Botschaft vermitteln.

Verbal formulierte (d. h. gesprochene oder geschriebene) Botschaften werden *immer* von nonverbalen Botschaften begleitet. Solche nonverbalen Begleitbotschaften werden beispielsweise durch den Stimmausdruck (z. B. Tonhöhe, Sprechgeschwindigkeit, Intensität und Modulation), aber auch durch Mimik und Gestik vermittelt. Sie alle beeinflussen die wahrgenommene Bedeutung des Gesprochenen. Nonverbale Kommunikation kann Worte begleitend wiederholen, unterstreichen, steigern, akzentuieren oder ihnen widersprechen. Sie kann den Decodierungsprozess auch stören, wenn sie die Aufmerksamkeit von dem Gesagten ablenkt oder den verbalen Inhalten widerspricht. Darüber hinaus kann nonverbales Verhalten Worte vorwegnehmen, sie modulieren, ersetzen oder überschreiben und damit für sich genommen etwas Eigenständiges aussagen.

Daher hängt eine erfolgreiche Kommunikation immer ausschlaggebend davon ab, was wir simultan sagen, hören, sehen und zeigen. Im Allgemeinen gilt die folgende Regel: Wenn verbale und nonverbale Botschaften sich inhaltlich widersprechen, tendieren wir dazu, eher den nonverbalen als den verbalen Botschaften zu glauben (Seiler und Beall 2000). Nonverbales Verhalten wird also als *valider* empfunden als verbale Kommunikation und ist daher ein Kernprozess für die zwischenmenschliche Verständnisfindung.

5. Prinzip: Kommunikation vermittelt Fakten und definiert zwischenmenschliche Verhältnisse

Wie verbale Botschaften *immer* von nonverbalen Botschaften begleitet werden, so wird jeder faktische Informationsinhalt auch *immer* von zwischenmenschlichen Botschaften begleitet, d. h. von Informationen über das zwischenmenschliche Gefüge der Kommunizierenden, über ihre hierarchische Stellung zueinander und über den sozialen Kontext, in dem der Austausch stattfindet (vgl. Watzlawick et al. 2014). Dies soll anhand von zwei Beispielen verdeutlicht werden:

1. Eine Pflegefachperson informiert ihre Bewohnerin über einen vermeidbaren Fehler bei der Medikamentenapplikation (s. Fall 19). Sie schildert dabei vorrangig die Fakten und erklärt die Ereignisse, die zu dem Fehler geführt haben. Sie diskutiert auch die gesundheitlichen Folgen für den Patienten. Die Aufmerksamkeit, die die Pflegefachperson der Bewohnerin zuteilwerden lässt, und ihre beruhigende Stimme dabei vermitteln dem Patienten eine authentische Empathie und Fürsorge. Hätte die Pflegende diese nonverbale Art der Kommunikation vernachlässigt, dann hätte sie dem Patienten gegenüber zwischenmenschliche Distanz und Gleichgültigkeit zum Ausdruck gebracht.

2. Analog dazu erscheint es auf den ersten Blick rein informativ, wenn eine Pflegefachperson den Chirurgen fragt, ob sie den nächsten Patienten für die Operation
   vorbereiten kann. Aber abhängig von der Art und Weise, *wie* sie diese Frage stellt,
   kann dies entweder als zuvorkommend aufgefasst werden oder als Kritik – wenn
   beispielsweise suggeriert wird, dass der Chirurg nicht schnell genug arbeitet.

Für alle Akteure im Gesundheitswesen (d. h. auch für Patienten und Familienangehörige oder Begleitpersonen) ist es wichtig zu verstehen, dass jegliche Kommunikation
mit anderen sowohl Fakten vermittelt als auch zwischenmenschliche Verhältnisse
definiert. Dies bedeutet, dass die Beteiligten das einschränkende und förderliche
Potenzial ihrer zwischenmenschlichen Kommunikation miteinander in dieser Hinsicht erkennen und ausbauen müssen. In der Interaktion mit Kollegen kann diese
Einsicht eine gemeinsame Verständnisfindung fördern und zwischenmenschliche
Konflikte vermeiden. Im Umgang mit Patienten gibt es zahlreiche Evidenzen, dass
eine beziehungsorientierte Kommunikation bei der Behandlung von Patienten zu
gesundheitsförderlichen Effekten führen kann. Beispielsweise genesen Patienten im
Rahmen kompetenter zwischenmenschlicher Kommunikation besser, erleben weniger Angst, haben einen geringeren Bedarf an postoperativen Schmerzmitteln und
werden schneller aus dem Krankenhaus entlassen (vgl. DiMatteo und Taranta 1979;
Egbert et al. 1964; Ben-Sira 1976). Dieses Kommunikationsprinzip wirkt sich also direkt auf die Sicherheit und Gesundheit der Patienten aus und bestimmt somit den
medizinischen Behandlungserfolg.

6. Prinzip: Kommunikation ist kontextgebunden

Die Bedeutung einer zwischenmenschlichen Aussage oder Handlung hängt *immer*
von dem Kontext ab, in dem sie encodiert und interpretiert wird. Der Kontext einer
Interaktion lässt sich auf fünf Ebenen beschreiben (vgl. Spitzberg 2000):
1. *Funktionaler Kontext* (Diskrepanz oder Übereinstimmung der verfolgten Kommunikationsziele)
2. *Relationaler Kontext* (Gefüge und Prägung der zwischenmenschlichen Verhältnisse)
3. *Umgebungsspezifischer Kontext* (unmittelbare physische Umgebung, in der die
   Kommunikation stattfindet)
4. *Chronologischer Kontext* (alle Variablen der Zeit; z. B. die Reihenfolge, der Zeitpunkt, die Rechtzeitigkeit, verfügbare Zeit und Dauer der Kommunikation)
5. *Kultureller Kontext* (Unterschiede oder Ähnlichkeit kultureller Regeln, Normen
   und Erwartungen)

Besonders im pflegerisch-medizinischen Bereich ist die zwischenmenschliche Kommunikation *immer* kontextgebunden. Wenn die Beteiligten (d. h. Patienten, Angehö-

rige, Fachkräfte und Pflegepersonal) nicht erkennen, welche kontextuellen Gegebenheiten die gegenseitige Verständnisfindung beeinträchtigen oder begünstigen, dann gefährdet dies direkt die Sicherheit und Qualität der Versorgung.

In den Fallbeispielen im dritten Teil dieses Buchs wird der Erfolg der zwischenmenschlichen Kommunikation (d. h. die einheitliche Verständnisfindung) häufig durch die gegebenen kontextuellen Rahmenbedingungen beeinträchtigt. So werden beispielsweise oft diskrepante Ziele verfolgt (mangelnder *funktionaler* Kontextgebrauch), oder zwischenmenschliche Schieflagen und berufliche Hierarchien gefährden die Sicherheit der klinischen Prozesse (einschränkender *relationaler* Kontextgebrauch). Mitunter wird nicht die nötige Zeit für gemeinsame Kommunikation aufgewendet (unzureichender *chronologischer* Kontextgebrauch). In wieder anderen Fällen werden erlernte Kommunikationsmuster unzureichend an die Standards und Normen einer neuen Institution angepasst (ungenügender *kultureller* Kontextgebrauch). Wenn also nicht erkannt wird, wie sehr die zwischenmenschliche Kommunikation kontextgebunden ist und die Kommunikation nicht genügend auf den jeweiligen Kontext ausgerichtet wird, dann beeinträchtigt dies direkt die Patientensicherheit. Tabelle 5.1 bietet eine Übersicht über die einzelnen Fälle, in denen solche vermeidbaren kontextbezogenen Kommunikationsfehler auftreten.

7. Prinzip: Kommunikation beruht auf subjektiven Vorannahmen und Wahrnehmungen

Alle Akteure in der Gesundheitsversorgung bringen eine individuelle Lebenserfahrung mit sich, die ihre Wahrnehmungsprozesse prägt. Diese Wahrnehmung beeinflusst wiederum unvermeidbar die Encodierung und Decodierung von zwischenmenschlichen Aussagen und Handlungen. Diese individuellen Wahrnehmungsunterschiede basieren auf den folgenden interpersonellen Diskrepanzen:

1. Demografische Voraussetzungen (z. B. Unterschiede in Alter, Geschlecht, Bildung, sozialem Status, Kultur)
2. Kognitive Voraussetzungen (z. B. Unterschiede in Intelligenz, kognitiver Verarbeitungsgeschwindigkeit, Gedächtnisleistung)
3. Mentale Stimmungen (z. B. hormonelle oder emotionale Zustände, Alltagssorgen)
4. Persönliche Begriffsdefinitionen (z. B. emotionale Abstraktionen, Mehrdeutigkeit; vgl. Mahaffey 2010)
5. Kulturelle, familiäre und persönliche Normen und Werte (z. B. Meinungen, Machtdistanzen, Bedarf nach Privatsphäre)

Erfolgreiche Kommunikation ist somit ein interaktiver Prozess, der diese vielschichtigen zwischenmenschlichen Diskrepanzen *überbrückt* und einen gemeinsamen Nenner („common ground") schafft, als Fundament für eine gemeinsame Verständnisfindung. Wie oben bereits erwähnt wurde, umfasst dieser „common ground" die Summe des Wissens, der Voraussetzungen und der Überzeugungen, die Personen miteinander teilen (Clark 1996).

Oft führt eine Nichtbeachtung dieses Prinzips zu mangelhaften Kommunikationserfolgen. Es wird oft davon ausgegangen, dass andere schon verstehen werden, was gemeint ist. In einer riskanten Branche wie dem Gesundheitswesen kann dieser Common-Ground-Trugschluss gravierende Folgen für die Sicherheit und Versorgungsqualität des Patienten haben. Mehrere Fälle im dritten Teil dieses Buchs zeigen, wie die Fehlannahme, dass die anderen Beteiligten eine Aussage mit demselben Erkenntnisapparat decodieren werden (z. B. mit äquivalentem Fachterminus und Symbolverstehen), dem Patienten häufig vermeidbaren Schaden zufügt (vgl. Tabelle 5.1).

Zusammengefasst zeigen die 36 Fallbeispiele, dass abweichende Vorannahmen und Wahrnehmungen zwischen den Kommunizierenden oft zu Missverständnissen führen und somit direkt die Behandlungsergebnisse für die Patienten beeinträchtigen. Eine Erkenntnis und Berücksichtigung dieses Prinzips kann hingegen die Patientensicherheit fördern und Behandlungserfolge verbessern. Denn nur kompetente zwischenmenschliche Kommunikation versetzt uns in die Lage, unsere unterschiedlichen Vorannahmen und Wahrnehmungen zusammenzuführen und damit einen „common ground" zu schaffen, der uns eine gemeinsame Verständnisfindung ermöglicht.

8. Prinzip: Inhaltliche Redundanz durch direkte Kanäle fördert die Richtigkeit der kommunizierten Inhalte und deren Verständnis

Eine angemessene inhaltliche Wiederholung kommunizierter Informationen durch möglichst reichhaltige Kommunikationskanäle (d. h. direkter verbaler Kontakt, möglichst von Angesicht zu Angesicht) erleichtert die gemeinsame Verständnisfindung, weil sie die Richtigkeit der vermittelten Inhalte und deren Verständnis fördert. Wenn man von der Reichhaltigkeit des Kanals spricht, ist gemeint, dass beispielsweise ein Zwiegespräch der asynchronen, mittelbaren Kommunikation vorzuziehen ist. Denn der direkte Kanal vermittelt reichhaltigere (d. h. nonverbale und verbale) Ressourcen für eine möglichst korrekte Encodierung (Vermittlung) und Decodierung (Interpretation) der Botschaft. Zudem befähigt der direkte Kanal einen transaktionalen *Validierungsprozess*, durch den die Beteiligten ihre Kommunikation als „Richtigkeitscheck" (d. h. als Mittel für die Validierung der vermittelten Inhalte und deren Verständnis) benutzen können. So wird dafür gesorgt, dass sich die individuellen Perspektiven einander annähern und sich überschneiden können. Gemeinsam ermöglichen Redundanz und Direktheit also, falsche Informationen und Missverständnisse aus dem Weg zu räumen, und sie stellen somit einen grundlegenden Prozess für die Patientensicherheit dar.

Sowohl im Gesundheitswesen als auch in der Luftfahrt gibt es bereits spezifische Sicherheitsprotokolle, die die Kommunikation rein quantitativ steigern und den Informationsaustausch strukturieren sollen (z. B. Repeat-back-Protokolle). Dieser Nutzen kann jedoch verstärkt werden, wenn die Akteure auf die *Angemessenheit* ihrer Redundanz achten, z. B. indem sie ihre Aussage im Tonfall variieren und die Informationsinhalte geduldig, einfühlsam und auch nonverbal sorgfältig wiederholen. Denn diese Angemessenheit beeinflusst die empfundene *Qualität* der wiederholten Kommunikation und kann das richtige Verständnis sowohl bestärken (wenn sie gut durchgeführt wird) als auch behindern (wenn sie mangelhaft durchgeführt wird).

5.4 Sequenz- und Kombinationsgrundlagen

Die Fallbeispiele im dritten Teil dieses Buchs demonstrieren, dass die grundlegenden Prinzipien der zwischenmenschlichen Kommunikation, die in diesem Kapitel eingeführt wurden, miteinander verknüpft sind. So kann das richtigkeitsfördernde Redundanzprinzip beispielsweise erst greifen, wenn die kommunizierten Informationen *vollständig* sind. Denn Redundanz kann nichts verdeutlichen, wenn die wiederholten Informationen inhaltlich unzureichend sind (Fall 12). Gleichermaßen erleichtert der direkte Kommunikationskanal eine kontextbezogene Kommunikation (Fall 23), und erfahrungsbasierte Wahrnehmungsdifferenzen zwischen den Beteiligten können die kommunikative Redundanz stimulieren und dadurch eine gemeinsame Verständnisfindung fördern. Diese Verknüpfungen machen deutlich, dass die zwischenmenschliche Kommunikation ein komplexer, sequenzieller Prozess ist, der ein tiefgründiges Verständnis und geübte Fertigkeiten vorraussetzt, um eine sichere und hochwertige Gesundheitsversorgung zu gewährleisten.

Tab. 5.1: Prinzipien der zwischenmenschlichen Kommunikation mit Fallbeispielen aus Teil III des Buchs

Prinzipien der zwischenmenschlichen Kommunikation	Fälle	Beispiele
Prinzip 1: Kommunikation verankert Gedanke, Symbol und Referent	2, 3, 11, 18	Familienmitglieder benennen das Medikament eines Patienten falsch. Pflegefachpersonen verwenden unpräzise Kommunikation bei der Befragung eines Patienten nach Allergien, beziehen eine Patientenakte auf den falschen Patienten und bemerken nicht, dass der Name auf dem Armband eines Patienten nicht mit dem Namen auf der Patientenakte übereinstimmt.
Prinzip 2: Kommunikation lässt sich nicht auf Teilprozesse reduzieren	4, 5, 7, 9, 10, 11, 14, 15, 18, 22, 23, 24, 25, 27, 28, 31, 32	Die Beteiligten erreichen kein einheitliches Verständnis der Krankengeschichte (z. B. Allergien, Medikamente, Schwangerschaft) und Behandlungspläne eines Patienten (z. B. unvollständige Kommunikation bzgl. Überweisungen, Testergebnisse, notwendige Interventionen, Anästhesie und Unklarheiten bezüglich Patientenverfügung, Medikation und Entlassungspläne).
Prinzip 3: Kommunikation verfolgt verschiedene Ziele	1	Ein Arzt priorisiert in seiner Kommunikation mit einer Pflegefachperson *zwischenmenschliche Abgrenzung* über eine *einheitliche Verständnisfindung.*
Prinzip 4: Kommunikation beinhaltet mehr als nur Worte	15, 21, 31, 33	Das Klinikpersonal …vertraut der nonverbalen Kommunikation mehr als schriftlichen Notizen. …verlässt sich ausschließlich auf verbale Kommunikation und beachtet dabei nicht das nonverbale Verhalten des Patienten. Ein Patient interpretiert die *fehlende* Kommunikation eines Arztes als bedeutsam für seine Therapieplanung.
Prinzip 5: Kommunikation vermittelt Fakten und definiert zwischenmenschliche Verhältnisse	3, 20, 25, 26, 31	Das Klinikpersonal …schenkt dem Unwohlsein eines Patienten nicht genügend Beachtung. …respektiert einen Patienten nicht ausreichend. …richtet Entlassungsempfehlungen nicht genügend auf die Alltagsbelastungen bzw. die persönlichen Bedürfnisse des Patienten aus.

Tab. 5.1: (Fortsetzung)

Prinzipien der zwischenmenschlichen Kommunikation	Fälle	Beispiele
Prinzip 6: Kommunikation ist kontextgebunden	Alle Fälle, ausgenommen 1, 6, 12, 15, 18, 19, 30 und 35	*Funktionaler Kontext:* Das Klinikpersonal …verordnet Medikamente, die angesichts des Gesundheitszustands des Patienten riskant sind (z. B. wegen Schwangerschaft, ausstehendem Laborbefund oder Allergie). …verordnet Behandlungen, die nicht der Patientenverfügung entsprechen. …versäumt es, auffällige Verhaltensweisen mitzuteilen. …beachtet nur den akuten Krankheitszustand und vernachlässigt dabei die medizinische Vorgeschichte des Patienten. …initiiert keine Kommunikation, um den verschlechterten Gesundheitszustand des Patienten mitzuteilen. …kommuniziert nicht im Rahmen einer bevorstehenden oder kürzlich erfolgten Operation. …leitet Nachrichten an den falschen Empfänger weiter. …wertet die falschen Röntgenbilder aus. …verfolgt inkompatible Ziele. …decodiert das Verhalten des Patienten nicht richtig. *Relationaler Kontext:* Das Klinikpersonal …meint den Patienten bereits zu kennen und handelt voreingenommen statt evidenzbasiert. …versorgt Patienten mit mangelndem Verständnis dessen, was für Verhaltensweisen für den Patienten gewöhnlich versus ungewöhnlich sind. …involviert Familienangehörige oder Begleitpersonen nicht genügend als Partner für eine sichere Versorgung. …kommuniziert ohne Berücksichtigung der Tatsache, dass Kollegen *neu* sind und vorerst kulturell integriert werden müssen.

Tab. 5.1: (Fortsetzung)

Prinzipien der zwischen-menschlichen Kommunikation	Fälle	Beispiele
		Chronologischer Kontext: – Zeitverzögerung Das Klinikpersonal wartet zu lange, um ein Problem anzusprechen, ein Verständnis zu klären, den Patienten zu sehen, Medikamente zu überreichen, auf Laborbefunde zuzugreifen, die Gesundheitsakte zu lesen und Dokumente zu verschicken. – Zeitmangel Das Klinikpersonal nimmt sich nicht die notwendige Zeit, um die angegebenen Infusionsraten akkurat zu entziffern, ein wechselseitiges Verständnis mit anderen zu etablieren und Alarmsignale der Familienangehörigen wahrzunehmen. – Zeitpunkt Das Klinikpersonal berücksichtigt nicht die Tageszeit, zu der sich ein Patient in der Notaufnahme vorstellt, verabreicht Medikamente zu früh und erteilt postoperative Anweisungen zum falschen Zeitpunkt (*vor* statt *nach* der Operation). – Dauer Das Klinikpersonal berücksichtigt nicht, dass eine Behandlungsverzögerung zur Ohnmacht des Patienten führen könnte und erläutert in der Kommunikation mit Familienangehörigen nicht ausreichend den zeitlichen Rahmen bis zum nächsten Kontakt. *Umgebungsspezifischer Kontext:* Die Fachkräfte beachten nicht, dass ihre Kommunikation im Rahmen einer ungewöhnlich hektischen Nachtschicht auf der Notfallstation stattfindet und passen ihre Kommunikation dieser Situation nicht an. *Kultureller Kontext:* Das Klinikpersonal beachtet nicht, dass Patienten den medizinischen Fachjargon nicht verstehen und dass neue Kollegen im Team noch nicht mit den Prozeduren ihrer Institution vertraut sind.

Tab. 5.1: (Fortsetzung)

Prinzipien der zwischenmenschlichen Kommunikation	Fälle	Beispiele
Prinzip 7: Kommunikation beruht auf subjektiven Vorannahmen und Wahrnehmungen.	6, 8, 16, 18, 21, 26, 28, 30, 36	Die Beteiligten …gehen davon aus, dass sie einander verstehen, verifizieren dieses gemeinsame Verständnis aber nicht. …begehen diagnostische Fehler, weil sie dem Patienten und den Familienmitgliedern gegenüber voreingenommen sind und aus dieser Vorannahme heraus handeln. …missverstehen die Botschaften anderer. …klären empfundene Unsicherheiten nicht und verhindern damit die Etablierung eines gemeinsamen Verständnisses. …gehen davon aus, dass ihre Kommunikation von anderen verstanden wird (z. B. Abkürzungen, undeutliche Handschrift, verkürzte Kommunikation). …stufen ihre Kommunikation oftmals fälschlicherweise als „bereits stattgefunden" ein. …erkennen nicht die geäußerten Bedürfnisse und Erwartungen ihres Gegenübers.
Prinzip 8: Inhaltliche Redundanz durch direkte Kanäle fördert die Richtigkeit der kommunizierten Inhalte und deren Verständnis.	3, 5, 6, 7, 8, 9, 10, 11, 12, 14, 17, 20, 22, 25, 29, 30, 33	Die Beteiligten …vermitteln zu wenige oder falsche Informationen. …verstehen diagnostische Informationen, Medikationen, Behandlungs- und Entlassungsprozeduren falsch. …vervollständigen oder validieren die Richtigkeit der vermittelten Informationen nicht durch direkte transaktionale Kommunikation (z. B. Rücksprache).

6 Herausforderungen im Gesundheitswesen

Annegret F. Hannawa

Die Fallbeispiele im dritten Teil dieses Buchs behandeln sieben aktuelle Themenbereiche, die in der täglichen klinischen Praxis eine Herausforderung für eine sichere und hochwertige Gesundheitsversorgung darstellen.

6.1 Zeit

Der „Chasm" Report des US-amerikanischen *Institute of Medicine* (IOM 2001) definiert sechs Säulen einer hochwertigen Gesundheitsversorgung, die einen gewissen Versorgungsstandard normen sollen. Eine *rechtzeitige Versorgung* ist eine dieser sechs Säulen. Aus den Fallbeispielen im dritten Teil des Buchs geht jedoch hervor, dass diese Säule konzeptuell mehr als nur *Rechtzeitigkeit* beinhalten sollte. Die Fallbeispiele weisen noch weitere wichtige Zeit-verwandte Aspekte auf, die die Patientensicherheit und Versorgungsqualität in der Praxis regelmäßig beeinträchtigen. Neben der Rechtzeitigkeit spielen hier beispielsweise oftmals auch die *Zeiteinteilung*, die *Dauer* und der *Zeitpunkt* für die Patientensicherheit eine wichtige Rolle. Die Verwendung dieser zeitrelevanten Aspekte ist eine Form der nonverbalen Kommunikation und vermittelt somit auch immer eine Botschaft. Jeder Mensch, der beispielsweise einmal beim Telefonieren übermäßig lange in einer Warteschleife warten musste, um endlich mit dem gewünschten Gesprächspartner zu reden, weiß das Kommunikationspotenzial dieser zeitverwandten Faktoren zu schätzen.

Rechtzeitigkeit

Mangelnde *Rechtzeitigkeit* tritt in den 36 Fallbeispielen als häufigstes Patientensicherheitsthema auf. Sie ist im Verhalten aller Beteiligten zu finden – bei Ärzten genauso wie bei Pflegefachpersonen, zu Pflegenden und Familienangehörigen. Pflegende und Ärzte brauchen oftmals zu lange, um über einen Befund oder Allergien zu kommunizieren (Fälle 11, 14, 29), lassen sich mit der Vergabe eines Beratungstermins *zu viel Zeit* (Fall 4), leiten Laborbefunde *zu spät* weiter (Fall 28), *versäumen* eine zeitige Begutachtung von Bildern und Patientenkarteien (Fall 4) und *verzögern* die Begutachtung von kritischen Labordaten (Fall 30). Fachkräfte, Patienten und Familienangehörige informieren sich gegenseitig *nicht rechtzeitig* über Medikamenteneinnahmen (Fall 5), sprechen wichtige Themen *nicht rechtzeitig* an (Fall 17) und kommunizieren generell *zu spät* miteinander (Fall 29) – sei es nur zur Klärung (Fälle 11, 36) oder im Kontext eines dringlichen medizinischen Befunds oder Eingriffs (Fall 10).

https://doi.org/10.1515/9783110562699-006

Zeiteinteilung

Die Beteiligten wenden auch häufig nicht die notwendige Zeit dafür auf, um erfolgreich miteinander zu kommunizieren. Dieses Thema der *Zeiteinteilung* tritt in den Fallbeispielen im dritten Teil des Buchs als zweithäufigstes zeitrelevantes Patientensicherheitsthema auf. Die Herausforderung in diesem Zeitaspekt der Patientensicherheit liegt beispielsweise darin, dass Pflegefachpersonen und Ärzte sich nicht die notwendige Zeit dafür nehmen, Unterlagen zu sichten (Fälle 8, 10, 30), mit anderen Beteiligten zu sprechen (Fälle 16, 20, 25), auf alarmierende Forderungen der Patienten und deren Familienangehörigen einzugehen (Fall 20) und therapeutische Anweisungen verständlich zu erklären (Fall 16).

Dieses *Zeiteinteilungs*problem resultiert nicht ausschließlich aus mangelhaften Kommunikationsfertigkeiten. Es zeugt auch von festgefahrenen Strukturen eines Gesundheitssystems, das immer weniger Zeit für eine ausführliche zwischenmenschliche Verständnisfindung erlaubt. Hierzu ist jedoch anzumerken, dass eine *sicherere Kommunikation*, wie sie in diesem Buch anhand der Hannawa-SACCIA-Kompetenzen beschrieben wird (s. Kapitel 8), nicht *mehr* Zeit beansprucht als eine Kommunikationspraxis, die weniger fortgeschrittene Fertigkeiten aufweist. Anfangs mag aufgrund der erforderlichen Lernkurve zwar etwas mehr Zeitbedarf für den zwischenmenschlichen Verständnisfindungsprozess anfallen. Langfristig gesehen werden fortgeschrittene Kommunikationsfertigkeiten jedoch Zeit *einsparen*, denn die Beteiligten werden *schneller* zu einem einheitlichen Verständnis gelangen. Somit dient die sichere Kommunikationspraxis nicht nur einer besseren Gesundheitsversorgung, sondern sie spricht auch das Problem der systemischen Zeitknappheit an – ein Symptom der heutigen Gesundheitsversorgung, das die Erfolgsquote pflegerischer Prozesse und medizinischer Behandlungen zunehmend hemmt.

Zeitpunkt

Der *Zeitpunkt* beschreibt das Vermögen bzw. Unvermögen der Beteiligten, auf eine Art und Weise miteinander zu kommunizieren, die auf den speziellen *Moment* innerhalb des gesamten Versorgungskontexts eines Patienten abgestimmt ist. Die Herausforderung des *Zeitpunkts* als chronologischer Kommunikationsfaktor liegt beispielsweise oftmals darin, dass die Beteiligten entweder zu einem *ungeeigneten* oder *falschen* Zeitpunkt miteinander in Kontakt treten oder den Zeitpunkt ihrer Kommunikation nicht als einen patientensicherheitsrelevanten Aspekt berücksichtigen.

Illustrieren lässt sich das am Beispiel von Pflegenden und Ärzten, die der *Tageszeit* nicht genügend Aufmerksamkeit schenken, zu der eine Mutter einen jungen Patienten in die Notaufnahme bringt (Fall 20) oder in ihrer Kommunikation den Zeitpunkt einer bevorstehenden oder vergangenen Operation nicht berücksichtigen (Fälle 22, 33). Auch wenn Fachkräfte wie gewöhnlich mit einer Patientin sprechen, die noch unter den Nachwirkungen ihrer Narkose steht und Informationen somit nicht kognitiv verarbeiten kann (Fall 32), vernachlässigen sie es, ihre Kommunikation auf den klinischen *Zeitpunkt* der Interaktion auszurichten.

Ebenso können Fälle auftreten, in denen *zu früh* kommuniziert wird, im Gegensatz zu der oben diskutierten *Rechtzeitigkeit*. Als Beispiel seien Kliniker angeführt, die postoperative Weisungen *vor* (anstatt *nach*) einer Operation erteilen und dadurch einen vermeidbaren Schadensfall verursachen (Fall 32), oder verfrüht die medikamentöse Behandlung eines Patienten ändern, ohne die notwendigen Laborergebnisse dafür abzuwarten (Fall 34).

Dauer

Auch die *Dauer* stellt ein wichtiges zeitrelevantes Thema für die Patientensicherheit dar. *Dauer* bezieht sich darauf, *wie lange* Patienten auf ein Gespräch (z. B. mit einer Ärztin) warten müssen und *wie viel Zeit* Beteiligte sich für Kommunikation mit anderen nehmen. Die *Dauer* ist nur in einem der 36 Fallbeispiele von Belang: Bei Fall 20 vermittelt das Klinikpersonal der Mutter nicht die *Dauer*, die es brauchen würde, bis der Arzt den jungen Patienten sieht. Hätte die Mutter diesen Zeitrahmen mitgeteilt bekommen, dann hätte sie einschreiten können, um zu vermeiden, dass ihr Sohn sein Bewusstsein verliert.

6.2 Patientenzentrierte Versorgung

Eine weitere Säule, die im Chasm Report des IOM (2001) als ein Qualitätsstandard benannt wird, ist die *patientenzentrierte Versorgung*. Eine Versorgung gilt dann als patientenzentriert, wenn Ärzte und Pflegefachpersonen bei der Entscheidungsfindung bezüglich pflegerischer Maßnahmen und medizinischer Behandlungswege respektvoll auf die Wünsche, Bedürfnisse und Werte eines jeden Patienten eingehen (IOM 2001). In der Praxis bedeutet das, dass sowohl das klinische Fachpersonal als auch die Patienten auf eine Art und Weise miteinander kommunizieren, die ein einheitliches Verständnis der Bedürfnisse und Werte der Patientin bzw. des Patienten priorisiert. Geschieht das nicht, dann nehmen Pflegende und Ärzte lediglich an, dass eine Behandlung den Bedürfnissen und Werten des Patienten entspricht. Solange diese Tatsache jedoch nicht mittels einer erfolgreichen zwischenmenschlichen Verständnisfindung etabliert und validiert wurde, handelt es sich hierbei nur um eine Annahme.

Was Patienten *möchten* und was sie wirklich *brauchen*, ist oft weder einvernehmlich noch eindeutig. Häufig ist es unklar, ob, wann und unter welchen Umständen das Bedürfnis des Patienten oder die Notwendigkeit einer Behandlung priorisiert werden sollte. Sollten Fachkräfte die medizinische Notwendigkeit über die Werte und Wünsche des Patienten stellen, wenn der Patient nicht gesundheitskompetent genug ist, um selber über seine Behandlung zu entscheiden? Ist es wichtiger, im akuten Moment optimale Behandlungsergebnisse zu erzielen oder für jeden Eingriff das Patienteneinverständnis einzuholen, auch wenn eine Verzögerung dem Patienten Schaden zufügen könnte? Diese Fragen werden in mehreren Fällen im dritten Teil dieses Buchs aufgeworfen und rücken zwischenmenschliche Kommunikationskompetenzen somit in den Vordergrund der Patientensicherheit. Zusammengefasst folgt daraus, dass das, was Patienten wirklich *brauchen*, versus das, was sie *wollen*, sich häufig widerspricht (Fälle 14, 29). Und oftmals können weder Ärzte noch Patienten diese Trennlinie klar definieren. Dieses Spannungsfeld zwischen Autonomie und Fürsorge ist aus ethischer Perspektive zu betrachten und im kommunikativen Prozess zu berücksichtigen (vgl. Meyer et al. 2015).

Vor dem Hintergrund dieser konzeptuellen Problemstellung lassen sich *fünf Kernpunkte* benennen, die den Prozess und die Funktion der Patientenzentriertheit für eine sichere, hochwertige Gesundheitsversorgung verdeutlichen:

1. Bei der *Patientenzentriertheit* geht es in erster Linie *nicht* darum, die Patienten zu *be*handeln, sondern besser *mit* den Patienten zu handeln.
2. Kompetente zwischenmenschliche Kommunikation ist das *Vehikel* für eine patientenzentrierte Versorgung.
3. *Patientenzentriertheit* folgt aus einer zwischenmenschlichen Kommunikation, in der die Beteiligten spontan auf die geäußerten Bedürfnisse und Erwartungen ihres Gegenübers eingehen. Diese Bedürfnisse und Erwartungen werden sowohl explizit (verbal) als auch implizit (nonverbal) vom Gesprächspartner zum Ausdruck gebracht und müssen somit erkannt, richtig decodiert und transaktional validiert werden.
4. Der wichtigste Grundstock an kommunikativen Fertigkeiten für die Patientenzentriertheit findet sich daher in der *zwischenmenschlichen Anpassungsfähigkeit*. Diese besteht darin, dass *alle* Beteiligten spontan und flexibel mit ihren Gesprächspartnern konvergieren, d. h. aktiv auf die explizit und implizit ausgedrückten Bedürfnisse und Erwartungen des anderen eingehen. Diese kommunikative Fähigkeit bildet mehr als nur das Fundament für eine *patientenzentrierte Versorgung* – sie ermöglicht *allen* Beteiligten (auch Klinikern untereinander) eine effizientere gemeinsame Verständnisfindung.
5. Kompetente zwischenmenschliche Kommunikation für eine *patientenzentrierte Versorgung* erhöht nicht nur die Versorgungsqualität, sondern auch die Patientensicherheit – denn sie führt zu einem schnelleren gemeinsamen Verständnis dessen, was in der Tat der Sicherheit des Patienten zugutekommt. Sie rückt eine effiziente gemeinsame Verständnisfindung unter allen Akteuren in den Mittelpunkt und stellt somit einen Schlüsselprozess für die Patientensicherheit dar.

Zusammenfassend mag folgendes Beispiel die Wichtigkeit dieser kommunikativen Fähigkeit illustrieren: Für die Pflegefachperson kann es auf der Hand liegen, dass ihre Patientin in absehbarer Zeit sterben wird. Sie kann dies jedoch im weiteren Pflegeprozess auf angemessene oder unangemessene Art und Weise mit der Patientin weiter, auch über die Sterbebegleitung, kommunizieren. Geht sie nicht auf die individuellen Bedürfnisse der Patientin ein, die sie spontan zum Ausdruck bringt, wird die anschließende pflegerische Versorgung verkompliziert und mit hoher Wahrscheinlichkeit fehleranfälliger sein. Dasselbe Muster gilt für Kommunikation unter Fachkräften. Die zwischenmenschliche Anpassungsfähigkeit unter *allen* Akteuren (auch zwischen Pflegenden und Ärzten) gestaltet einen kompetenteren Informationsaustausch (d. h. sie führt eher zu einem gemeinsamen Verständnis). Ein reiner Fokus auf die angenommenen Wünsche und Bedürfnisse des anderen reicht dabei nicht aus, denn allzu häufig sind diese lediglich Fehleinschätzungen, die nicht den tatsächlichen Empfindungen des anderen entsprechen.

6.3 Medikationsfehler

In den Fallbeispielen im dritten Teil des Buchs entwickeln sich unerwünschte Ereignisse oft aus niederschwelligen Fehlinterpretationen. Pflegende, Ärzte, Patienten und Angehörige kommunizieren beispielsweise fast nie miteinander, um wahrgenommene Unstimmigkeiten oder Unsicherheiten bezüglich der Bezeichnung und Einnahme von Arzneimitteln zu klären und zu berichtigen. Stattdessen verharren sie – entgegen ihrem Instinkt, dass etwas nicht stimmen könnte – in ihrer Unsicherheit. In anderen Worten: Sie nutzen ihre zwischenmenschliche Kommunikation *nicht* für eine gemeinsame Verständnisfindung, sondern sie verlassen sich auf ihre Wahrnehmungen – selbst wenn sie vermuten, dass diese fehlerhaft sein könnten.

Sehr häufig führt dieses Verhaltensmuster zu einer vermeidbaren Fehlmedikation von Patienten (z. B. Fall 2). In der medizinischen Fachliteratur führt man solche Fälle oft auf Systemfehler zurück, wie beispielsweise auf ähnliche klingende („soundalikes") oder ähnlich aussehende („look-alikes") Verpackungen zweier ungleicher Arzneimittel (vgl. Aspden et al. 2007, Institute for Safe Medication Practices 2015). Die ähnliche Benennung und Verpackung unterschiedlicher Medikamente ist zweifellos ein Risikofaktor in der Medizin. In den Fallbeispielen resultieren Fehlmedikationen jedoch nicht primär aus einer ähnlichen Benennung oder Verpackung zweier Arzneimittel. Im Gegenteil, oftmals ist dies das erste, das die Beteiligten bemerken. Vielmehr resultieren die Fehlmedikationen letztendlich aus einer unzureichenden zwischenmenschlichen Kommunikation unter den Beteiligten *bezüglich* der Arzneimittel. In den Fallbeispielen hätte eine sichere zwischenmenschliche Kommunikation eingesetzt werden können, um empfundene Unstimmigkeiten oder Unsicherheiten zu klären oder zu berichtigen. Die Beteiligten verharren jedoch stattdessen in ihrer Unsicherheit. Demnach beruht Fehlmedikation grundlegend auf *unzureichender zwischenmenschlicher Kommunikation*, die keine gemeinsame Verständnisfindung bezüglich der Benennung und Einnahme eines Arzneimittels liefert, und nicht auf der irreführenden Verpackung zweier ungleicher Medikamente.

Hieran wird eine wichtige Grunderkenntnis erneut deutlich: Kommunikation findet *zwischen* Menschen statt, nicht *in* ihnen. Wenn die Beteiligten *inadäquat* über eine Anordnung kommunizieren, dann verursacht dies Missverständnisse und führt zur Fehlanwendung von Arzneimitteln. Natürlich erhöht eine allzu ähnliche äußere Erscheinung oder Benennung zweier ungleicher Medikamente die Gefahr, dass eine solche Verwechslung auftritt. Der Weg von der *Verwechslung* zur *Fehlanwendung* ist jedoch lang. Eine kompetente zwischenmenschliche Verständnisfindung *zwischen* den Akteuren ist auf dieser Wegstrecke ein Schlüsselprozess, um tatsächliche Fehlanwendungen zu vermeiden. Wenn alle Beteiligten (d. h. Kliniker, Patienten und Familienangehörige) wahrgenommene Unsicherheiten oder Unstimmigkeiten gekonnt miteinander ansprechen und klären, wird die sichere zwischenmenschliche Kommunikation ein Kernprozess für die Vermeidung von Medikationsfehlern. Die Kommunikation ist also ein wichtiger Prozess, um die Richtigkeit medikamentöser Anwendungen zu fördern. Sie stellt somit eine *Kernkompetenz für die Reduktion von Medikationsfehlern* dar – und somit eines der aktuellsten und wichtigsten Themen in der Patientensicherheit.

6.4 Sicherheitskultur

Der Begriff *Sicherheitskultur* wendet die Ideale einer sicheren Unternehmenskultur auf das Gesundheitswesen an. Es sollen hiermit Strukturen und Prozesse geschaffen werden, die der Sicherheits- und Qualitätsoptimierung in der Gesundheitsversorgung dienen. In ihrem Kern fordert die Sicherheitskultur anzuerkennen, dass das Gesundheitswesen ein erhöhtes Sicherheitsrisiko birgt und deshalb konsequent und konsistent die Sicherheit des Patienten priorisiert werden muss. Dazu gehört eine Arbeitsumgebung, in der Sicherheit bedeutet, dass ohne Schuldzuweisungen über Fehler gesprochen werden kann und die Suche nach Lösungsansätzen eine Selbstverständlichkeit ist. Eine Sicherheitskultur legt großen Wert auf Transparenz und auf die Offenbarung unerwünschter Ereignisse, sowohl im Gespräch zwischen medizinischen Fachkräften als auch mit Patienten. Eine sichere Unternehmenskultur versucht also, ein schuldfreies („no-blame") Organisationsklima mit einem gesunden Sinn für Selbstverantwortung in Einklang zu bringen.

Kommunikation ist ein notwendiger Bestandteil einer solchen Sicherheitskultur. Dies wird an den Fallbeispielen im dritten Teil dieses Buchs sehr deutlich. Die Art und Weise, wie während des Versorgungsprozesses miteinander kommuniziert wird, wirkt sich ganz grundlegend auf die Behandlungsergebnisse im Sinne der Patientensicherheit aus. In vielen der dargestellten Fälle ist ein schwerwiegender Kommunikationsmangel offensichtlich, der folglich die Patientensicherheit gefährdet. Wenn im Vorfeld hinreichend kommuniziert würde, könnten zahlreiche unerwünschte Ereignisse vermieden werden. Der zeitliche und finanzielle Aufwand, den unerwünschte Ereignisse mit sich bringen, ist größer als der Aufwand, der für eine erfolgreiche Kommunikation zur *Verhinderung* des Ereignisses erforderlich gewesen wäre. Insofern weist sichere Kommunikation von unternehmerischer Perspektive aus betrachtet einen messbaren ökonomischen Wert auf.

6.5 Digitalisierung

Zahlreiche Beispiele in diesem Buch unterstreichen mit der Digitalisierung verbundene Herausforderungen für das Gesundheitswesen. Sie beziehen sich vornehmlich auf elektronische Gesundheitsakten (eGA) und digitale Pflegedokumentationen. An mehreren Stellen rühren vermeidbare Patientenschäden daher, dass klinische Teams wichtige Informationen in eine eGA oder eine Datenbank auslagern und somit die direkte Kommunikation durch ein computergestütztes System ersetzen. Die Informationen werden somit bloß abgelegt, jedoch nicht kommuniziert (Fälle 4, 15). Oftmals realisieren die Akteure nicht, dass ein solches System das einheitliche Verständnis nicht gewährleisten kann. Sie merken nicht, dass ein geteiltes Verständnis vielmehr durch geschickte und aufwendige Kommunikation unter allen Akteuren gemeinsam konstruiert werden muss. Ein Computerprogramm kann höchstens zum Einsatz kommen, um zu bestätigen, dass eine Nachricht erhalten wurde, was es jedoch in keinem der Fallbeispiele leistet. Ein *gemeinsames Verständnis* der Informationen zu konstruieren, bleibt jedoch die Aufgabe der Akteure (s. Fall 22).

Aus den folgenden drei Gründen können eGA ein gemeinsames Verständnis unter den Beteiligten nicht gewährleisten (und die zwischenmenschliche Kommunikation daher auch nicht ersetzen):

1. Selbst wenn eine Nachricht lediglich Fakten (d. h. objektive Informationen) beinhaltet, leiten Menschen mehr als die Hälfte ihrer Interpretation dieser Nachricht (d. h. ihre zugeordnete *Bedeutung*) aus dem *nonverbalen* Verhalten des Senders her (Philpott 1983). Das heißt, das tatsächlich Gesagte transportiert für sich genommen weniger als die Hälfte dessen, was eine Aussage in der Wahrnehmung des Empfängers bedeutet, verglichen mit der *Art und Weise, wie* die Nachricht herübergebracht wird. Diese wichtige nonverbale Ebene lässt sich in eGA weder speichern noch vermitteln. Daher lassen sich Informationen durch eGA auch nicht auf dieselbe Art kommunizieren, wie es im direkten Gespräch möglich wäre. Zudem sind kritische Informationen in eGA oft schwer auffindbar und unübersichtlich dargestellt, was viel Zeit kosten und die Richtigkeit der vermittelten Nachricht schwerwiegend beeinträchtigen kann.

2. In der Gesundheitsversorgung verlässt man sich gemeinhin auf Informationen aus den eGA, ohne ihre Vollständigkeit und Richtigkeit zu hinterfragen. Diese Tatsache stellt ein gravierendes Sicherheitsrisiko für die medizinische Versorgung dar, weil generell davon ausgegangen wird, dass Kommunikation in digitaler Form einen vollständigen Informationsaustausch gewährleistet. In den Fallbeispielen jedoch *verschlimmert* dieser unkritische Gebrauch von eGA das

Sicherheitsproblem, das eigentlich gelöst werden sollte. Denn eGA *beeinträchtigen* oftmals die gemeinsame Verständnisfindung und bergen somit *neue* Risiken. Sie adressieren lediglich den vermeintlichen *quantitativen* Informationsmangel in der zwischenmenschlichen Kommunikation, nicht aber das Kernproblem des Mangels an einem *wechselseitigen Verständnis*, der in der Gesundheitsversorgung so oft vermeidbare Patientensicherheitsereignisse auslöst. Die eGA beinhalten also lediglich Informationen – sie *vermitteln* sie aber nicht und fördern erst recht kein einheitliches Verständnis.

3. Digitale Strukturen im Gesundheitswesen können nicht nur kein einheitliches Verständnis vermitteln – sie können der zwischenmenschlichen Verständnisfindung sogar *hinderlich* sein. Zum Beispiel trägt der komplexe oder kontraintuitive Aufbau der eGA oft zu Decodierungsfehlern bei. Die Inhalte entsprechen auch nicht immer dem aktuellen Wissensstand der Pflegenden und der Ärzte, was eine informative Insuffizienz zugrunde legt. Im intra- und interprofessionellen Kontext neigt man zudem oftmals dazu zu glauben, dass Kollegen schon begreifen werden, was in der eGA niedergelegt wurde (Fälle 22, 23, siehe Common-Ground-Trugschluss). Nicht zuletzt zwingt die Digitalisierung Pflegefachpersonen dazu, sich mehr auf Computerbildschirme und auf die verbalen Äußerungen ihrer Patienten zu konzentrieren, während sie digitale Anwendungen navigieren. Hierdurch wird ihre Aufmerksamkeit von den nonverbalen Verhaltensweisen des Patienten und damit von einer entscheidenden sicherheitsrelevanten Informationsquelle abgewendet (Fall 31). Üblicherweise schaffen eGA somit *neue* Möglichkeiten dafür, dass kritische Informationen durch die Lücken eines limitierten digitalen Informationsnetzwerks hindurchfallen, das zwar proklamiert, Menschen auf einen gemeinsamen Nenner zu bringen, aber oftmals daran scheitert, weil es Informationen zwar einlagert, eine gemeinsame Verständnisfindung dieser Informationen jedoch mehr behindert als fördert.

Die Kernlektion dieser Fallbeispiele lautet: *Information ist nicht Kommunikation.* EGA sind lediglich eine *Struktur*, die Informationen speichert und – wenn sie kompetent implementiert und verwendet wird – sie leichter zugänglich machen kann. Die *Bedeutung* dieser Informationen bleibt jedoch so lange *in* den einzelnen Akteuren, bis die Akteure gemeinsam ein einheitliches Verständnis dieser Informationen etablieren. Das heißt, obwohl die Informationen in den Akten vorhanden und einsehbar sind, etabliert sich das gemeinsame Verständnis dieser Informationen *zwischen* dem Fachpersonal und mit Patienten nicht von selbst. Zwar strebt die schriftliche Dokumentation eine solche Kommunikation an, aber diese findet erst statt, wenn alle involvierten Personen sich aktiv an einer gemeinsamen Verständnisfindung der gespeicherten Informationen beteiligen.

Zusammenfassend vereinfacht die Digitalisierung nicht immer den Informationsaustausch. Häufig *beeinträchtigt* sie die gemeinsame Verständnisfindung und ist einer sicheren, hochwertigen Gesundheitsversorgung nicht förderlich (Institute of Medicine

2011; Meeks et al. 2014). EGA und einfache Kommunikationsprotokolle (z. B. Team-STEPPS mit iPASS und SBAR, CANDOR, SPIKES u. a.) versuchen zwar, die Symptome vermeintlicher Kommunikationsfehler zu behandeln, indem sie Informationsinhalte strukturieren. Jedoch verbessern sie nicht die zwischenmenschlichen Kommunikationskompetenzen, die für eine einheitliche Verständnisfindung dieser Informationsinhalte erforderlich sind. Zudem fügen eGA *neue* Fehlerquellen hinzu (Institute of Medicine 2011; Meeks et al. 2014), die weiteren vermeidbaren Schaden verursachen. In Zukunft könnten eGA somit am ehesten eine Erinnerungsfunktion gewährleisten, die die Beteiligten darauf hinweist, dass Kommunikation gerade stattfinden sollte. Doch die Qualität und der Erfolg dieses Informationsaustauschs bleiben weiterhin in den Händen der Akteure – es hängt von ihrer Fähigkeit ab, ob sie durch effektive und angemessene zwischenmenschliche Kommunikation ein gemeinsames Verständnis der vermittelten Informationen erreichen.

6.6 Pflegeempfänger und Familienangehörige als aktive Partner für die Patientensicherheit

Ein weiteres aktuelles Thema, das sich aus den Fallbeispielen im dritten Buchteil ergibt, ist der Bedarf und der Nutzen, Pflegeempfänger und Familienangehörige (oder andere Begleitpersonen) als aktive Partner für eine sichere, hochwertige Gesundheitsversorgung einzubinden. In den Fallbeispielen wird deutlich, wie Pflegeempfänger und auch Familienangehörige aktiv durch eine sichere Kommunikation vermeidbaren Schaden verhindern können. Sie können beispielsweise überprüfen, ob Informationen wie beabsichtigt verstanden wurden (Fälle 2, 14). Sie können umfassend beschreiben, wie sich ihr Körper anfühlt und inwiefern dies anders ist als sonst (Fall 3). Sie können überprüfen, ob ihre medizinische Behandlung mit der ärztlichen Verschreibung übereinstimmt (Fälle 14, 25). Pflegeempfänger und Familienangehörige können also durch sichere zwischenmenschliche Kommunikation untereinander und mit Pflegenden und Ärzten die Patientensicherheit entscheidend verbessern.

6.7 Patientenübergaben („handoffs")

Der Informationstransfer während Patientenübergaben stellt ein hartnäckiges Sicherheitsrisiko dar. Auch in den 36 Fallbeispielen im dritten Teil dieses Buchs erscheint dies als ein wiederkehrendes Thema. Ein entscheidender Punkt bei diesen Fallbeispielen besteht darin, dass Pflegende und Ärzte sich häufig ausschließlich auf die latente Kommunikation zwischen den Beteiligten im professionellen Kontext innerhalb des medizinischen Fachpersonals verlassen. *Latente Kommunikation* heißt, dass Informationen durch verschiedene Personen hindurch vermittelt werden. Die Quantität und Qualität der Informationen werden dabei häufig durch einen **Stille-Post-Effekt** beeinträchtigt: Informationen gehen oftmals verloren, weil sie durch mehrere Empfänger gefiltert werden (vgl. Fall 4). Eine angemessene inhaltliche Redundanz, ein gegenseitiges Rückversichern sowie Kommunikation *mit* anderen anstatt *durch* andere können die Richtigkeit und das einheitliche Verständnis der vermittelten Informationen verbessern. Somit liegt die Lösung dieses Problems in der zwischenmenschlichen Kompetenz, denn eine *sichere zwischenmenschliche Kommunikation* kann die Genauigkeit der vermittelten Informationen *verbessern* (vgl. Fall 4). Parallel zu den Themen, die weiter oben diskutiert wurden, ist also auch hier die erfolgreiche Informationsweitergabe ein direktes Ergebnis einer sicheren zwischenmenschlichen Verständnisfindung. Mit anderen Worten, wenn zwischenmenschliche Kommunikation kompetent gehandhabt wird, dann wird eine gut koordinierte und konsistente Gesundheitsversorgung wahrscheinlicher. Wenn sie nicht gekonnt gehandhabt wird, gefährdet sie die Patientensicherheit und kann zu verheerenden Ergebnissen führen – insbesondere im Rahmen von Patientenübergaben.

6.8 Zusammenfassung

Die sieben Themen, die in diesem Kapitel diskutiert wurden, veranschaulichen, dass eine sichere zwischenmenschliche Kommunikation ein probates Mittel ist, um eine sichere und hochwertige pflegerische Versorgung zu gewährleisten und positive Behandlungsergebnisse zu fördern. Wenn die Kommunikation hingegen vernachlässigt oder nicht kompetent gehandhabt wird, beeinträchtigt sie die Sicherheit und die Qualität der Versorgung. In einem alltäglichen zwischenmenschlichen Kontext können simple Missverständnisse zu Konflikten führen, die letztendlich korrigiert und gelöst werden können. Im Gesundheitswesen kann dieselbe Art von Missverständnis jedoch gravierende gesundheitliche und sicherheitsrelevante Folgen für alle Beteiligten tragen. Daraus folgt, dass die Fähigkeit, erfolgreich miteinander zu kommunizieren, ein obligates Element einer sicheren und hochwertigen Gesundheitsversorgung darstellt.

7 Zwischenmenschliche Kommunikation im Gesundheitswesen

Annegret F. Hannawa

Im Durchschnitt verbringen Menschen 80–90 % ihrer Tageszeit damit, mit anderen zu kommunizieren (Klemmer und Snyder 1972; Barker et al. 1981). Nahezu *alles*, was für uns von Belang ist, erreichen wir durch unsere Kommunikation mit unseren Mitmenschen. Zum Beispiel erlernen wir die Regeln und Normen unserer Sprache und unserer Kultur, wir entwickeln und verhandeln zwischenmenschliche Beziehungen, planen gemeinsame Aktivitäten und messen unserem Handeln Bedeutung bei – alles durch unsere Kommunikation miteinander.

Nur, weil wir *häufig* kommunizieren, heißt das jedoch noch lange nicht, dass wir *gut* miteinander kommunizieren. Einem beträchtlichen Prozentsatz unserer Bevölkerung mangelt es an grundlegenden Kommunikationsfertigkeiten. Wir haben häufig Schwierigkeiten, unseren Alltag effektiv miteinander zu regeln (Basset et al. 1978; Ilott 2001; National Center for Education Statistics 2003). In Interaktionen mit Mitmenschen kommt dabei oftmals die dunkle Seite der Kommunikation zum Vorschein. Diese beinhaltet beispielsweise Wut, Bedrohungen, Schikane und verletzte Gefühle sowie soziale Ausgrenzung, sexuelle Belästigung, sozialen Stress und problematische Beziehungen (vgl. Review von Spitzberg und Cupach 2007). Eine *kompetente* Kommunikation kann andererseits *positive* Effekte auf unsere Gesundheit bewirken, und zwar auf ebenso substanzielle Weise wie die modernste Medizin momentan zur Verlängerung des menschlichen Lebens beiträgt (vgl. Holt-Lunstad et al. 2015; Nyqvist et al. 2014; Pinquart and Duberstein 2010; Shor et al. 2013).

In den Hochrisikobranchen birgt eine mangelhafte zwischenmenschliche Kommunikation ein schadhaftes, gar lebensbedrohliches Potenzial. In der Luftfahrt sind 70 % der tödlichen Unfälle auf Pilotenfehler zurückzuführen (Jones 2003). Diese Statistik gilt auch für das Gesundheitswesen: In beiden Branchen ist unzureichende Kommunikation die häufigste Ursache für vermeidbare Schadensfälle. Schlecht durchgeführte Kommunikation kann also das Leben von Menschen beeinträchtigen und sogar bedrohen.

So allgegenwärtig wir kommunikative Herausforderungen in unserem Alltag erleben, liegt die Frage also nahe, wie sich zwischenmenschliche Fertigkeiten verbessern lassen – v. a. im Kontext einer modernisierten Gesellschaft, in der ein Großteil der Bevölkerung hauptsächlich digital miteinander vernetzt ist. Die rasante Entwicklung der Informationstechnologie bringt sowohl Möglichkeiten als auch Gefahren mit sich und erfordert eine neue Art von Kommunikationsfertigkeiten, die bisher nur bedingt erforscht sind (Hwang 2011; Kelly et al. 2010; Ledbetter 2009; Lee 2010; Spitzberg 2006).

Bedauerlicherweise werden Kommunikationsprobleme in unserer Gesellschaft jedoch nach wie vor oft als problematische Verhaltensweisen abgestempelt, die es zu eli-

https://doi.org/10.1515/9783110562699-007

minieren gilt (Coupland et al. 1991). Zur Vermeidung von solchen „destruktiven Kommunikationsereignissen" werden gesellschaftliche Appelle an die kommunikative Effektivität, Effizienz, Angemessenheit und Zufriedenheit immer lauter. Dies resultiert aus der inzwischen weitverbreiteten Annahme, dass Fehlkommunikation ein risikobehaftetes innermenschliches Problem darstellt, das unter allen Umständen vermieden werden muss. Die Fachliteratur weist jedoch darauf hin, dass Fehlkommunikation – ebenso wie menschliches Versagen – aus zwei Gründen nicht komplett vermeidbar ist: aufgrund (1) des Common-Ground-Trugschlusses und (2) der Herausforderung der gemeinsamen Verständnisfindung. Der nächste Abschnitt beleuchtet diese beiden Herausforderungen im Detail.

7.1 Zwei grundsätzliche Herausforderungen für eine erfolgreiche zwischenmenschliche Kommunikation

Erste Herausforderung: der Common-Ground-Trugschluss

Von einem objektiven Standpunkt aus betrachtet, scheinen Menschen einander sehr ähnlich zu sein. Statistisch beträgt der genetische Unterschied zwischen zwei Menschen durchschnittlich nur 0,1 % (Beatty und Pascual-Ferrá 2015). Doch sogar eineiige Zwillinge haben unterschiedliche Lebenserfahrungen, die ihre Kommunikationsprozesse beträchtlich beeinflussen (Mustajoki 2012). Wie bereits im fünften Kapitel erläutert wurde, unterscheiden sich Menschen grundlegend bezüglich ihrer Charaktereigenschaften, Wahrnehmungen, kognitiven Fähigkeiten, Sprachmuster, Begrifflichkeiten sowie kultureller, familiärer und persönlicher Konventionen. Vor dem Hintergrund dieser interpersonellen Diskrepanzen ist eine komplette Deckungsgleichheit zwischen den Gedankenwelten zweier Individuen undenkbar. Und genau hierin liegt die Herausforderung: Wenn wir voraussetzen, dass es sich bei den Gedanken, die wir über unsere Kommunikation ausdrücken, um dieselben Gedanken handelt wie die, die andere damit assoziieren oder ausdrücken (Mortensen 1997), dann ist das ein Common-Ground-Trugschluss. Wie zwei Personen die gleichen Wörter und Gesten verstehen, kann niemals identisch sein. Denn jede bzw. jeder Einzelne verfügt über eine eigene Perspektive, die aus seinen persönlichen Lebenserfahrungen und kognitiven Voraussetzungen stammt und von der jeweiligen aktuellen körperlichen, sozialen und mentalen Verfassung des Einzelnen geprägt ist (Verdonik 2010).

Die Kommunikation ist somit unser Vehikel, diese zwischenmenschlichen Diskrepanzen zu überbrücken und gemeinsam einen „common ground" zu schaffen – d. h. nur mithilfe unserer Kommunikation können wir zueinanderfinden. Die Kommunikation beinhaltet also ein ständiges interaktives Aushandeln zwischen zwei oder mehreren Personen, die versuchen, ihre interpersonellen Diskrepanzen zu minimieren und eine solide Grundlage für eine gemeinsame Verständnisfindung zu schaffen. Metaphorisch gesehen sind unsere kommunikativen Fertigkeiten also der Teer-Mix für eine Straße, die den physischen Leerraum zwischen uns füllt und uns zueinander führt.

Besonders im Gesundheitswesen haben Wahrnehmungsdifferenzen, die nicht durch eine gute zwischenmenschliche Kommunikation überbrückt werden, potenziell desaströse Folgen. Fall 2 in diesem Buch zeigt ein Beispiel für den Common-Ground-Trugschluss: Der behandelnde Arzt in diesem Fall erkennt nicht, dass die Familienangehörigen seines Patienten nicht mit der medizinischen Fachterminologie vertraut sind. Anstatt eine sichere Kommunikation als Mittel einzusetzen, um einen gemeinsamen Nenner mit der Familie zu erschaffen, geht der Arzt einfach davon aus, dass die Familie pharmazeutische Begriffe korrekt verwendet (d. h. Arzneimittel korrekt benennt). Diese nicht verifizierte Wahrnehmung führt zu einem gefährlichen Medikationsfehler, der durch eine sichere Kommunikation hätte vermieden werden können.

Zweite Herausforderung: das einheitliche Verständnis

Ein grundlegendes Ziel der zwischenmenschlichen Kommunikation ist die *gemeinsame Verständnisfindung* (Duck 1994; Weigand 1999). Die Kommunikation ist also ein interaktiver Prozess, durch den die Beteiligten ihre interpersonellen Differenzen überwinden, indem sie erst einmal einen gemeinsamen Nenner („common ground") erschaffen, um dann auf dieser Basis ein gemeinsames Verständnis zu konstruieren.

Ein gemeinsames Verständnis zu erzielen, ist aus mehreren Gründen eine schwierige Herausforderung. Unser Leben steckt voller Unsicherheiten, Paradoxien, Zweideutigkeiten und Widersprüche. Was wir zu sagen glauben, ist oftmals bloß eine abstrakte Skizze des gesamten Inhalts, den wir ausdrücken wollen. Jede Äußerung, die wir beim Sprechen und in unseren Verhaltensweisen encodieren, bildet den konkreten ursprünglichen Gedanken nur näherungsweise ab (Clark 2003; Jucker et al. 2003). Zudem verfolgen wir mit unserer Kommunikation miteinander oftmals Ziele, die eine kommunikative Klarheit und Richtigkeit nicht unbedingt priorisieren und ein gemeinsames Verständnis sogar absichtlich verhindern. Häufig setzen wir beispielsweise eine unklare, nur teilweise richtige Kommunikation *strategisch* ein, um unsere wahren Absichten, Wünsche, Bedürfnisse oder Ziele zu verschleiern (Mafela 2013). Anstatt eines gemeinsamen Verständnisses priorisiert diese Art von Kommunikation taktische Täuschungen (vgl. Bond et al. 1985), falsche Fremdwahrnehmungen (vgl. Vorauer 2005; Vorauer und Sakamoto 2006), eine vorgespielte Höflichkeit (z. B. durch zweideutige Formulierungen) und strategischen Würdeerhalt (vgl. Mustajoki 2012). Folglich ist eine erfolgreiche Kommunikation im Sinne der gemeinsamen Verständnisfindung nicht nur eine Frage des *Könnens*, sondern auch eine Frage des *Wollens*, denn bei vielen Interaktionen ist das klare und richtige Verständnis nicht das Hauptziel bzw. der verfolgte Zweck der Kommunikation.

Wie anderen Aktivitäten auch, haftet dem Kommunikationsprozess außerdem unausweichlich die menschliche Fehlbarkeit an (s. Hannawa 2015). Trotz aller wohlgemeinten Anstrengungen machen wir Menschen Fehler – auch wenn es darum geht, klar, korrekt und hinreichend miteinander zu kommunizieren, um ein einheitliches Verständnis zu erschaffen. Deshalb ist es unrealistisch, Kommunikationsfehler begrifflich als menschliches Versagen zu benennen, das es stets zu vermeiden gilt. Stattdessen muss Fehlkommunikation (im Gegensatz zu erfolgreicher Kommunikation) als eine *Normalität* anerkannt werden, die uns in allen zwischenmenschlichen Begegnungen begleitet und uns hilft, unsere kommunikativen Fertigkeiten zu verbessern. Wie Mortensen (1997) es formuliert, „können wir nicht einfach so tun, als seien wir in der Lage, andere komplett zu verstehen – ohne Makel, Scheitern, Fehler oder Fehleinschätzungen."

Obwohl sich die menschliche Fehlbarkeit und somit auch die zwischenmenschliche Fehlkommunikation nicht gänzlich unterbinden lassen, ist es möglich, ihr Auftreten und ihre gesundheitsgefährdenden Effekte messbar zu *reduzieren*. Mittels gezielter Kommunikationsfertigkeiten können alle Akteure lernen, *immer besser* einen „common ground" zu erschaffen und ein gemeinsames Verständnis zu konstruieren. Das heißt, kompetente Kommunikation fungiert als ausgleichender Mechanismus, durch den zwischenmenschliche Differenzen reduziert und ein gemeinsamer „common ground" erweitert werden können. Zudem verringern erlernte Kommunikationskompetenzen die Menge und den Schweregrad (d. h. gesundheitsschädliche Folgen) vermeidbarer Kommunikationsfehler, die häufig bei den Prozessen der gemeinsamen Verständnisfindung auftreten (d. h. beim Encodieren, beim Decodieren und bei der transaktionalen Kommunikation). Daraus lässt sich schließen: Wenn wir Menschen nicht willens sind, uns die nötigen Kommunikationsfertigkeiten anzueignen, die uns *immer häufiger* zu einem gemeinsamen Verständnis führen, dann wird die Fehlkommunikation unsere alltäglichen sozialen Handlungen weiterhin durchdringend beeinträchtigen und – insbesondere in der Gesundheitsversorgung – vermeidbaren Schaden verursachen.

7.2 Kernprozesse der zwischenmenschlichen Kommunikation

Wie bereits oben angesprochen, ist das grundsätzliche Ziel (und somit die Herausforderung) der zwischenmenschlichen Kommunikation die effektive Nutzung kommunikativer Fertigkeiten, um gemeinsam (1) einen „common ground" zu erschaffen und (2) ein einheitliches zwischenmenschliches Verständnis zu konstruieren. *Fehlkommunikation* ist somit per definitionem eine Art von Kommunikation, die dieses Ziel nicht erreicht (Weigand 1999).

Fehlkommunikation ist ein *unvollständiges* zwischenmenschliches Verständnis. Sie manifestiert sich in einer uneinheitlichen Interpretation der ursprünglichen Intentionen, Gefühle und Gedanken der beteiligten Akteure (Coupland et al. 1991). Unter dem Oberbegriff „Fehlkommunikation" werden in der Fachliteratur verschiedene Arten von erfolgloser Kommunikation subsumiert, die auch in den Fällen im dritten Teil dieses Buchs immer wieder erscheinen. Diese beinhalten beispielsweise Missverständnisse, Nichtverständnisse, Fehlinterpretationen, begriffliche Unschärfe, falsch Gehörtes und andere Fehlwahrnehmungen.

Aufseiten der Akteure umspannt die zwischenmenschliche Verständnisfindung drei generelle Kommunikationsprozesse: das **Encodieren** von Nachrichten, das **Decodieren** von Nachrichten und die **transaktionale Kommunikation** (d. h. das dyadisch miteinander ausgehandelte gemeinsame Verständnis der Nachricht; Barnlund 2008; Berlo 1960; Shannon und Weaver 1949). Wie am traditionellen menschlichen Kommunikationsmodell erkennbar wird (siehe Abbildung 7.1), gilt hierbei für alle Kommunikationspartner:

1. Sie abstrahieren (d. h. *encodieren*) komplexe Gedanken, Absichten oder Gefühle in schriftliche, gesprochene und/oder nonverbale Botschaften/Verhaltensweisen.
2. Sie fügen (d. h. *decodieren*) die wahrgenommenen schriftlichen, gesprochenen und/oder nonverbalen Informationen wieder zusammen und versuchen, sie in Einklang zu bringen mit den ursprünglich beabsichtigten Gedanken, Absichten oder Gefühlen des Gesprächspartners.
3. Sie gleichen ihre geäußerten Gedanken, Absichten und Gefühle wechselseitig aneinander an, d. h. sie kommunizieren *transaktional*, um gemeinsam ein einheitliches Verständnis der vermittelten Gedanken, Absichten und Gefühle zu konstruieren.

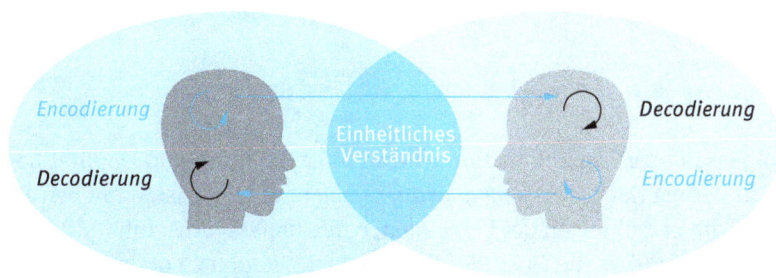

Abb. 7.1: Das traditionelle Modell der zwischenmenschlichen Kommunikation (Barnlund 2008)

In den 36 Versorgungsszenarien im dritten Teil dieses Buchs unterlaufen den Akteuren insgesamt 206 Kommunikationsfehler. Diese Gesamtzahl setzt sich aus 89 Encodierungsfehlern, 54 Decodierungsfehlern und 63 transaktionalen Kommunikationsfehlern zusammen.

Fehler in der Encodierung und Decodierung

Die insgesamt 143 Encodierungs- und Decodierungsfehler werden meist in einer unzureichenden Vermittlung objektiver Informationen sichtbar – in anderen Worten, in der unzureichenden Darbietung und Extraktion verfügbarer medizinischer Informationen. Das zweithäufigste Thema bei den Encodierungs- und Decodierungsfehlern ist der chronologische Kommunikationskontext, d. h. die Rechtzeitigkeit, der Zeitpunkt, das Einräumen von Zeit und die Dauer der Kommunikation. Das dritthäufigste Thema beinhaltet eine unzureichende Kommunikation mit Patienten und Familienangehörigen.

Fehler in der transaktionalen Kommunikation

Die 63 transaktionalen Kommunikationsfehler in den Fällen im dritten Teil des Buchs bestehen meist aus einer unzureichenden Überprüfung der vermittelten Informationen. In anderen Worten, die Beteiligten nutzen ihre transaktionale Kommunikation meist unzureichend als einen *Validierungsprozess*, durch den sie den Empfang, die Vollständigkeit und die Richtigkeit der kommunizierten Inhalte verifizieren könnten. Das häufigste Thema der transaktionalen Kommunikationsfehler ist somit die interaktive Verifizierung vermittelter Informationen. Das zweithäufigste Thema ist die einheitliche Verständnisfindung. Weitere transaktionale Kommunikationsfehler entstehen häufig, wenn die Beteiligten die zeitlichen Rahmenbedingungen ihrer Interaktion nicht berücksichtigen oder daran scheitern, Patienten und Familienangehörige in den medizinischen Versorgungsprozess mit einzubeziehen.

Fehleranfällige Aspekte der zwischenmenschlichen Kommunikation

Die zwischenmenschliche Kommunikation wird in ihrer Quantität und Qualität bewertet. Wenn in diesem Buch von *Kommunikationsfehlern* die Rede ist, dann betrifft dies also sowohl die Bemühungen der Beteiligten, einen umfassenden Informationsaustausch zu erreichen (d. h. die *Quantität* ihrer Kommunikation zu optimieren) als auch ihren Versuch, eine Botschaft akkurat, klar, kontextbezogen und an den Gesprächspartner angepasst zu vermitteln (d. h. die *Qualität* ihrer Kommunikation zu maximieren). In jedem dieser Aspekte der zwischenmenschlichen Kommunikation können den Beteiligten Fehler in der Encodierung, Decodierung und transaktionalen Verständnisfindung unterlaufen. Die folgenden Abschnitte fassen diese *Quantitätsaspekte* (d. h. Suffizienz) und *Qualitätsaspekte* (d. h. Richtigkeit, Klarheit, Kontextualisierung, zwischenmenschliche Anpassung) der zwischenmenschlichen Kommunikation inhaltlich zusammen und erläutern sie mit Praxisbeispielen aus den Fällen im dritten Teil des Buchs.

7.2.1 Quantitätskriterium Suffizienz

Die *Suffizienz* der Kommunikation bewertet, inwiefern die Beteiligten eine hinreichende Informationsmenge austauschen, um ein einheitliches Verständnis zu erreichen. Das heißt, es geht darum, ob die *inhaltliche Quantität* der Kommunikation für eine einheitliche Verständnisfindung umfänglich genug ist. Betrachtet man die allgegenwärtige Herausforderung des Common-Ground-Trugschlusses, dann stellt sich hierbei die Frage, ob *genügend* Informationen vermittelt werden, um einen tragfähigen „common ground" zu erschaffen und auf dieser Basis ein gemeinsames Verständnis zu erzielen. Die Suffizienz der zwischenmenschlichen Kommunikation sagt also etwas darüber aus, inwieweit die Beteiligten einander genügend Informationen vermitteln, um ein gemeinsames Verständnis zu erlangen.

Konkreter formuliert ergibt sich die Suffizienz der Kommunikation daraus, in welchem Maß die Beteiligten Informationen encodieren (gar nicht, teilweise oder zu viel), decodieren (gar nicht, teilweise oder zu viel) und sich an transaktionaler Kommunikation beteiligen (d. h. den Informationserhalt bestätigen und die Inhalte und ihre Vollständigkeit hinreichend miteinander prüfen). Kommunikation ist *suffizient*, wenn die Beteiligten quantitativ betrachtet genügend Informationen austauschen, um (1) einen „common ground" zu schaffen und (2) ein gemeinsames Verständnis der gegenseitigen Absichten, Gedanken und Gefühle zu erlangen.

Insuffiziente Kommunikation ist in den 36 Fällen im dritten Teil des Buchs die häufigste Fehlerquelle (74 von 206 Kommunikationsfehlern). Oftmals gelingt den Beteiligten kein zulänglicher Informationsaustausch, weil (1) sie nie tatsächlich in Kontakt treten (z. B. Fall 4), (2) von einem einheitlichen Verständnis ausgehen, dieses aber nie prüfen (Common-Ground-Trugschluss; z. B. Fälle 15, 21, 22), (3) ungenügend Informationen vermitteln (z. B. bei Patientenübergaben, s. Fälle 6, 12, 36), (4) Informationen zwischen den Beteiligten verloren gehen und (5) patientensicherheitsrelevante Informationen nicht zureichend decodiert werden (s. Fall 4). In allen genannten Fällen scheitern die Akteure daran, einen „common ground" zu erschaffen und gefährden dadurch die Patientensicherheit.

Die Fallbeispiele illustrieren, dass suffiziente Kommunikation eine Grundvoraussetzung für das Erzielen eines einheitlichen Verständnisses darstellt. Sobald ein „common ground" erschaffen ist, muss die Kommunikation in *hinreichendem Ausmaß* stattfinden. Erst dann können die Beteiligten sich erfolgreich über ihre Absichten, Gedanken und Gefühle verständigen.

7.2.2 Qualitätskriterien der zwischenmenschlichen Kommunikation

Eine suffiziente Kommunikation reicht für sich genommen nicht aus, um eine erfolgreiche einheitliche Verständnisfindung zu gewährleisten. Ob die Kommunikation gelingt, hängt ebenso von der *Qualität* dessen ab, was die Beteiligten zur Interaktion beitragen. Wie oben bereits erwähnt, umfasst diese Qualität der Kommunikation ihre (1) Richtigkeit, (2) Klarheit, (3) Kontextualisierung und (4) zwischenmenschliche Anpassung. Diese vier Qualitätsaspekte beziehen sich jeweils auf die Encodierung, Decodierung und den transaktionalen Kommunikationsprozess.

Erstes Qualitätskriterium: Richtigkeit

Die *Richtigkeit* der Kommunikation bemisst, inwiefern die Beteiligten ihre Botschaften *korrekt* encodieren und decodieren und ihre transaktionale Kommunikation miteinander dafür nutzen, um die Richtigkeit ihrer vermittelten Kommunikationsinhalte sicherzustellen. Zum einen beschreibt die Richtigkeit also die Qualität des Informationsgehaltes, d. h. inwieweit er inhaltlich korrekt oder falsch ist. Zum anderen umfasst sie die Qualität der Encodierung (d. h. die korrekte Verwendung von Symbolen), der Decodierung (d. h. die korrekte Interpretation des vermittelten Inhalts) sowie der transaktionalen Kommunikation (d. h. inwiefern die Beteiligten den Erhalt der korrekten Nachricht, die Richtigkeit der Inhalte der vermittelten Nachricht und die Richtigkeit des gemeinsamen Verständnisses interaktiv sicherstellen). Die Kernfrage ist also, ob die Beteiligten *richtig* genug miteinander kommunizieren, um einen „common ground" und ein einheitliches Verständnis zu erschaffen.

Die Fallbeispiele im dritten Buchteil schildern Situationen, in denen inkorrekte Kommunikation zu Beinaheschäden (Fälle 2, 3, 8, 9, 17, 18, 20, 23), unerwünschten Ereignissen (Fälle 5, 7, 14, 29, 32, 34) und schwerwiegenden Ereignissen (Fälle 25, 33) führt. Mangelhafte Richtigkeit zählt bei den 36 Fällen somit zu den dritthäufigsten Kommunikationsfehlern (51 von 206 Fehlern).

Zweites Qualitätskriterium: Klarheit

Während die *Richtigkeit* der Kommunikation auf die Qualität der Informationsinhalte Bezug nimmt, beschreibt *Klarheit*, inwiefern der interpersonelle Austausch auf strategische oder unbeabsichtigte Vagheit, Mehrdeutigkeit und unklare Formulierungen verzichtet. Während *Richtigkeit* also an den Inhalt der Botschaft gekoppelt ist, beschreibt die *Klarheit, wie* die Botschaft vermittelt wird. Konkret wird hier die Frage aufgeworfen, inwiefern die Kommunikation zwischen den Beteiligten *klar genug* verläuft, um die erwähnten Ziele zu erreichen – d. h. einen „common ground" und ein einheitliches Verständnis der vermittelten Absichten, Gedanken und Gefühle zu erlangen. Die Fallbeispiele illustrieren, wie eine einzige unklare Aussage einen katalysierenden Effekt auf nachfolgende Interaktionen und letztlich auf die Patientensicherheit haben kann (vgl. Fall 11).

Mangelnde *Klarheit* ist der seltenste Kommunikationsfehler in den 36 Fällen. Nur sieben der insgesamt 206 Fehler sind auf mangelnde Klarheit zurückzuführen. Sie verursachen jedoch meist schwerwiegende Folgen. Es handelt sich dabei um Vorfälle, bei denen die Kommunikationspartner Botschaften entweder unklar encodieren, unordentlich decodieren oder den transaktionalen Aufwand vernachlässigen, um wahrgenommene Ungewissheiten bzw. Unklarheiten zu beseitigen (vgl. Fälle 1, 11, 17, 32, 35). Diese Fehler beeinträchtigten allesamt die Sicherheit und die Qualität der Gesundheitsversorgung.

Drittes Qualitätskriterium: Kontextualisierung

Wie bereits in Kapitel 5 erwähnt wurde, bewerten Personen die Kommunikationskompetenz ihrer Mitmenschen danach, inwiefern ihr verbales und nonverbales Verhalten als *effektiv* (d. h. die beabsichtigten Ziele erreicht) und *angemessen* (d. h. passend zum Kontext) empfunden wird (s. Spitzberg 2000). Jede Interaktion findet also in einem gegebenen Kontext statt, und eine kompetente Kommunikation ist auf diesen situationsbedingten Rahmen abgestimmt. Dieser Rahmen beinhaltet fünf Dimensionen, die den *funktionalen*, *relationalen*, *chronologischen*, *umgebungsspezifischen* und *kulturellen* Kontext der Interaktion beschreiben (siehe Kapitel 5). Eine Berücksichtigung dieser fünf kontextuellen Ebenen ist ein wichtiger Faktor der kommunikativen Kompetenz der Akteure (= Angemessenheit) und wirkt sich direkt auf den Erfolg der Kommunikation aus (= Effektivität). Eine *kontextbezogene* Kommunikation – d. h. eine Art von Kommunikation, in der die Beteiligten ihre Botschaften an den Kontext angepasst encodieren, decodieren und innerhalb des Kontexts transaktional validieren, – erhöht also die Wahrscheinlichkeit, dass ein „common ground" und ein einheitliches Verständnis erschaffen werden, was wiederum eine Grundvoraussetzung für eine sichere Patientenversorgung darstellt.

Auch das kommunikative Qualitätskriterium Kontextualisierung bezieht sich sowohl auf die Encodierung (d. h. keine, ungenügende oder übermäßige Kontextualisierung), Decodierung (d. h. keine, ungenügende oder übermäßige Kontextualisierung) als auch auf die transaktionale Kommunikation (d. h. inwiefern die gemeinsame Kommunikation innerhalb oder außerhalb des kontextuellen Rahmens stattfindet und somit ein einheitliches Verständnis fördert oder verhindert).

Kommunikationsfehler der Kontextualisierung sind in den 36 Fällen in diesem Buch die zweithäufigste Quelle vermeidbarer Patientensicherheitsereignisse (59 von 206 Fehlern). Beispielsweise treten folgende Situationen auf:

- Die Beteiligten kommunizieren mit dem falschen Empfänger (*funktionaler* Kontext; z. B. Fälle 3, 29).
- Die Beteiligten nehmen sich nicht die *nötige Zeit*, um transaktional ein einheitliches Verständnis sicherzustellen (*chronologischer* Kontext; z. B. Fall 4).
- Die Beteiligten kommunizieren *zum falschen Zeitpunkt* oder *nicht rechtzeitig* genug miteinander, um ein unerwünschtes Ereignis zu verhindern (*chronologischer* Kontext; z. B. Fälle 4, 18, 31).

– Behandlungsergebnisse werden durch zwischenmenschliche (*relationaler* Kontext; s. Fall 7, 9, 26) oder diagnostische (*funktionaler* Kontext; s. Fall 7) Voreingenommenheit beeinträchtigt.
– Pflegende und Ärzte vernachlässigen die Kontextualisierung wichtiger Informationen, was zum Tod einer Patientin führt (*funktionaler* Kontext; s. Fall 10).
– Das hierarchische Beziehungsgeflecht, z. B. professionelle Status- oder Geschlechterunterschiede zwischen den Akteuren, begrenzt das Kommunikationspotenzial und beeinträchtigt die Behandlungsergebnisse für den Patienten (*relationaler* Kontext; z. B. Fälle 10, 20, 21).

Anhand dieser Fälle im dritten Buchteil wird deutlich, wie sich eine unzureichende Kontextualisierung bei der Kommunikation häufig negativ auf die Behandlungsergebnisse für den Patienten auswirkt. Darüber hinaus illustrieren die Fallbeispiele, wie die fünf Ebenen des Kontexts eine gemeinsame Verständnisfindung *einschränken* können. Zum Beispiel erlebt eine Patientin die nonverbale Kommunikation ihres Arztes als hemmend, weil seine Kommunikation ihr ihren zwischenmenschlichen Status- und Geschlechterunterschied vor Augen führt. Die Patientin erlebt diesen relationalen Kontext als derart rigide, dass sie es nicht wagt, das Wort zu ergreifen, um eine falschseitige Operation zu verhindern (s. Fall 25). Ähnliches geschieht im Fall 23, wo sowohl der *relationale* Kontext einer hierarchisch organisierten Kommunikationssituation als auch ihr *funktionaler* Kontext (d. h. zwei Röntgenbilder am selben Nachmittag), *chronologischer* Kontext (d. h. die mangelnde Rechtzeitigkeit der Kommunikation) und *umgebungsspezifischer* Kontext (d. h. der volle Terminplan des Assistenzarztes aufgrund eines parallelen Notfalls) der gemeinsamen Konstruktion eines einheitlichen Verständnisses im Wege stehen.

Es ist also für alle Beteiligten unerlässlich, sich in jeder Behandlungssituation den kontextuellen Rahmen ihrer Interaktion bewusst zu machen und ihre Kommunikationsprozesse darauf abzustimmen. Diese kritische Fertigkeit muss erlernt werden, wenn die Sicherheit und Qualität der Gesundheitsversorgung effektiv verbessert werden soll.

Viertes Qualitätskriterium: Zwischenmenschliche Anpassung

Die *zwischenmenschliche Anpassung* bezieht sich darauf, inwiefern die Beteiligten während einer Interaktion miteinander spontan auf verbal und nonverbal geäußerte Erwartungen und Bedürfnisse ihres Gegenübers eingehen. Diese kommunikative Fertigkeit mag dem Begriff der personenzentrierten Versorgung und der Bezugspflege nahekommen. Sie erweitert diesen Begriff jedoch auch auf die Kommunikation zwischen medizinischen Fachkräften. Sie grenzt sich zusätzlich von der patientenzentrierten Versorgung ab, weil sie den Raum *zwischen* den beteiligten Personen anspricht, denn es ist dieser zwischenmenschliche Handlungsraum – nicht ein Eingehen auf vermeintliche Wünsche und Erwartungen des Patienten –, der eine erfolgreiche gemeinsame Verständnisfindung (und somit eine patienten*sicherheits*zentrierte Kommunikation) fördert (vgl. Kapitel 6).

Kommunikation ist dann als *zwischenmenschlich angepasst* zu bezeichnen, wenn die Akteure (d. h. Pflegefachpersonen, Ärzte, Pflegeempfänger und Familienangehörige) implizit und explizit geäußerte Bedürfnisse und Erwartungen ihres Gegenübers erkennen (d. h. decodieren) und spontan darauf eingehen, um ein einheitliches Verständnis dieser Äußerungen zwischenmenschlich zu etablieren und validieren. Solche Äußerungen können emotionale (z. B. Tränen bei Traurigkeit), kognitive (z. B. mangelndes Verständnis von Informationen aufgrund kognitiver Differenzen) oder linguistische (z. B. mangelndes Verständnis aufgrund zu schnellen Redens) Bedürfnisse und Erwartungen zum Ausdruck bringen. Eine *zwischenmenschlich angepasste* Kommunikation wäre hier beispielsweise das Reichen eines Taschentuchs in Reaktion auf Tränen, oder ein langsameres, wiederholtes Erklären der Informationsinhalte als spontane Antwort auf ein mangelndes Informationsverständnis. Die Frage ist also, inwiefern die zwischenmenschliche Kommunikation an die Bedürfnisse und Erwartungen des Gesprächspartners (sei es Kollege oder Patient) angepasst ist, um einen „common ground" zu fördern und ein einheitliches Verständnis zu erschaffen.

Wie bei den anderen Quantitäts- und Qualitätskriterien manifestiert sich auch die *zwischenmenschliche Anpassung* in allen drei Prozessen der Kommunikation – also sowohl im Encodieren, im Decodieren als auch in der transaktionalen Kommunikation. Die Akteure können entweder gar nicht, zu wenig oder übermäßig auf die verbal und nonverbal geäußerten Bedürfnisse und Erwartungen ihres Gegenübers eingehen. Auf transaktionaler Ebene konstruieren die Beteiligten durch eine zwischenmenschlich angepasste Kommunikation der vermittelten Informationen und deren Bedeutung ein gemeinsames Verständnis. Der 31. Fall im dritten Buchteil illustriert diese Herausforderung: Hier muss das medizinische Fachpersonal sicherstellen, dass ein Patient die Anweisungen für seine Entlassung vollständig versteht und weiß, wie er sie in seiner Alltagsroutine anwenden kann.

Unzureichende *zwischenmenschliche Anpassung* ist der vierthäufigste Kommunikationsfehler (15 von 206) in den 36 Fällen im dritten Teil dieses Buchs. Die Fälle illustrieren beispielsweise, wie Ärzte und Pflegefachpersonen aufgrund mangelhafter zwischenmenschlicher Anpassung nicht erkennen, dass ein Patient blind ist, Entlassungsanweisungen generisch erstellen statt sie auf die Patientenbedürfnisse auszurichten und die kognitiven, emotionalen, inhaltlichen oder professionellen Bedürfnisse der anderen Beteiligten nicht decodieren. Diese Beispiele zeigen, dass die zwischenmenschliche Anpassung eine kommunikative Grundvoraussetzung für eine gemeinsame Verständnisfindung darstellt und somit ausschlaggebend ist für eine sichere Patientenversorgung.

7.3 Zusammenfassung

Die in diesem Kapitel dargestellten Herausforderungen und Probleme zeigen, dass alle an der Gesundheitsversorgung beteiligten Akteure (d. h. Pflegende, Ärzte, Pflegeempfänger und Familienmitglieder/Begleitpersonen) ihre eigenen kommunikativen Fertigkeiten aktivieren müssen, um zu einem einheitlichen Verständnis beizutragen. Dieses gemeinsame Verständnis gilt es zu fördern, denn – wie die Fälle im dritten Buchteil veranschaulichen – die erfolgreiche Verständnisfindung ist das Vehikel für eine sichere Patientenversorgung. Somit müssen die fünf Quantitäts- und Qualitätskriterien der zwischenmenschlichen Kommunikation, die in diesem Kapitel behandelt wurden, als eine *patientensicherheitsfördernde Kernkompetenz* betrachtet werden. Denn das Behandlungsergebnis ist eine direkte Konsequenz der erfolgreichen zwischenmenschlichen Kommunikation.

Im Gesundheitswesen haben die Beteiligten oft nur begrenzt Zeit, um die nötigen Anstrengungen für eine erfolgreiche Kommunikation aufzubringen. Diese Aufgabe wird leichter, wenn alle Akteure ihre eigene Fehlbarkeit und auch die Fehlbarkeit ihres Gegenübers erkennen und sich aktiv dafür einsetzen, mit den fünf diskutierten Kernfertigkeiten ein gemeinsames Verständnis mit ihren Kollegen und Patienten zu konstruieren. Die menschliche Fehlbarkeit und die darin verankerten Kommunikationsfehler müssen also von ihrem gesellschaftlichen Stigma befreit und als normal akzeptiert werden. Sobald dieser Paradigmenwechsel stattgefunden hat, kann eine kulturelle Kommunikationspraxis folgen, in der es einfacher wird, im Sinne der Patientensicherheit erfolgreicher miteinander zu kommunizieren.

Betrachtet man den organisatorischen Aufwand der Implementierung einer solchen Kommunikationspraxis, dann nimmt eine sichere Kommunikation auf den ersten Blick wohl etwas mehr Zeit in Anspruch als eine fortwährend mittelmäßige Kommunikationspraxis. Auf lange Sicht jedoch wird eine unsichere Kommunikation den Fachkräften, den Patienten und der Einrichtung teurer zu stehen kommen als der geringe zeitliche Mehraufwand, den eine erfolgreiche Verständnisfindung im Moment der akuten Behandlungssituation (zur Vermeidung eines späteren Schadenfalls) bedeutet hätte. So gesehen ist der zeitliche Mehraufwand einer sicheren Kommunikation in der akuten Versorgungssituation nur marginal, und die Ersparnis an Ineffizienz und Leid ist diese Investition allemal wert.

8 Sichere Kommunikation: die Hannawa-SACCIA-Kernkompetenzen

Annegret F. Hannawa

Wie im vorigen Kapitel diskutiert wurde, stellen die *Quantität* und die *Qualität* der Kommunikation zwischen allen Beteiligten in der Gesundheitsversorgung eine große Herausforderung dar, die häufig die Patientensicherheit und Versorgungsqualität beeinträchtigt. Besonders fehleranfällige Kernaspekte der zwischenmenschlichen Kommunikation sind dabei die *Suffizienz*, die *Richtigkeit*, die *Klarheit*, die *Kontextualisierung* und die *zwischenmenschliche Anpassung*. Diese Fehlerquellen (und somit kommunikative Kernkompetenzen) sind folgendermaßen begrifflich definiert:

1. **Suffizienz** („Sufficiency")
   Inwiefern eine ausreichende Informationsmenge auf verbale und nonverbale Weise vermittelt wird – d. h. inwiefern *genügend Informationen* zur Verfügung gestellt werden, extrahiert werden, inwiefern auf sie zugegriffen wird und inwiefern sich die Beteiligten transaktional über genügend Informationsinhalte verständigen.

2. **Richtigkeit** („Accuracy")
   Inwiefern Informationsinhalte und Verhaltensweisen *richtig* verwendet, identifiziert, interpretiert und bewertet werden und inwiefern die Richtigkeit dieser vermittelten Informationsinhalte und Verhaltensweisen transaktional validiert wird.

3. **Klarheit** („Clarity")
   Inwiefern verbale und nonverbale Kommunikation *konkret und präzise* erfolgt und die Beteiligten strategische oder unbeabsichtigte Vagheit, Mehrdeutigkeit und Nachlässigkeit vermeiden – sowohl bei der Encodierung und Decodierung von Nachrichten als auch bei der transaktionalen Verständnisfindung.

4. **Kontextualisierung** („Contextualization")
   Inwiefern die verbale und nonverbale Kommunikation aller Beteiligten bei der Encodierung, Decodierung und transaktionalen Kommunikation auf die *kontextuellen Gegebenheiten* der Situation ausgerichtet ist – d. h. inwiefern die vermittelten Informationen und Verhaltensweisen auf die funktionalen, relationalen, chronologischen, umgebungsspezifischen und kulturellen Rahmenbedingungen abgestimmt sind, um eine gemeinsame Verständnisfindung zu fördern.

5. **Zwischenmenschliche Anpassung** („Interpersonal Adaptation")
   Inwiefern die Beteiligten bei der Encodierung, Decodierung und transaktionalen Kommunikation spontan auf die explizit oder implizit geäußerten *Bedürfnisse und Erwartungen ihres Gegenübers* eingehen.

In Kapitel 5 wurde der Begriff *Kommunikationskompetenz* eingeführt. Daraus ging hervor, dass kompetente Kommunikation zwischenmenschliche Prozesse beinhaltet, die von allen Akteuren als *angemessen* und *effektiv* empfunden werden (Spitzberg 2000).

https://doi.org/10.1515/9783110562699-008

Wenn man dieses Modell mit den zuvor erwähnten fünf fehlerhaften Kommunikationsaspekten kombiniert, erhält man die folgende begriffliche Definition für *sichere Kommunikation im Gesundheitswesen*:

> **Sichere Kommunikation** umfasst alle verbalen und nonverbalen Verhaltensweisen, die durch adäquate *Quantität* (d. h. Suffizienz) und *Qualität* (d. h. Richtigkeit, Klarheit, Kontextualisierung, zwischenmenschliche Anpassung) die Wahrscheinlichkeit einer erfolgreichen zwischenmenschlichen Verständnisfindung optimiert und dadurch eine sichere, hochwertige Gesundheitsversorgung fördert.

Kapitel 7 erläuterte, dass eine erfolgreiche zwischenmenschliche Kommunikation sowohl von den individuellen Bemühungen jedes Einzelnen als auch von einem guten gemeinschaftlichen Miteinander abhängt. Diese Bemühungen finden bei der Encodierung, Decodierung und transaktionalen Kommunikation statt und involvieren komplexe verbale und nonverbale Botschaften. Kombiniert man diese drei Kommunikationsprozesse mit den fünf oben erwähnten fehleranfälligen Aspekten der zwischenmenschlichen Kommunikation, dann ergibt sich daraus, dass alle Akteure in der Gesundheitsversorgung **Encodierungs-**, **Decodierungs-** und **transaktionale Kommunikationsfehler** in Bezug auf die Suffizienz, Richtigkeit, Klarheit, Kontextualisierung und zwischenmenschliche Anpassung begehen.

Die Fachliteratur in den Bereichen der Versorgungsqualität und Patientensicherheit verwendet unterschiedliche Ansätze für die Kategorisierung menschlicher Fehler in der Gesundheitsversorgung. Brook und Kollegen führten 1990 erstmals die Begriffe Unterversorgung („underuse"), Überversorgung („overuse") und Fehlversorgung („misuse") ein, um die Versorgungsqualität zu bemessen. Im Bereich der Patientensicherheit wird gewöhnlich zwischen Unterlassungsfehlern („errors of omission") und Aktionsfehlern („errors of commission") unterschieden. Da dieses Buch einen gemeinsamen Nenner für die Vermählung der verschiedenen Disziplinen etablieren will, ist es wichtig, vorerst gemeinsame Begrifflichkeiten zu etablieren. Die bestehenden Ansätze aus der Fachliteratur der Versorgungsqualität und Patientensicherheit werden in diesem Buch daher in einer allumfassenden Definition vereint, um die Begriffe interdisziplinär verwendbar zu machen.

Die aus den Fallbeispielen im dritten Teil des Buchs abgeleiteten Kommunikationsfehler beinhalten somit **Fehler der Unterlassung** („errors of omission", d. h. Kommunikation hat nicht stattgefunden), **Fehler der Unvollständigkeit** („errors of underuse", d. h. zu wenig Kommunikation hat stattgefunden), **Fehler der Fehlanwendung** („errors of misuse", d. h. Kommunikation hat stattgefunden, aber ihr Gebrauch war nicht zweckgemäß bzw. nicht zielführend), **Fehler des Übermaßes** („errors of overuse", d. h. zu viel Kommunikation hat stattgefunden) und **Fehler des nicht gebotenen Tuns** („errors of commission", d. h. Kommunikation hat ungerechtfertigt stattgefunden/hätte nicht stattfinden sollen). Die zwischenmenschliche Kommunikation unter den Beteiligten wird also bei der Encodierung, Decodierung und der transaktionalen Kommunikation entweder *komplett unterlassen* oder sie wird *unvollständig, nicht zielführend, übermäßig* und *ungerechtfertigt* durchgeführt. Diese Fehlertypen können wie folgt auf die Suffizienz, Richtigkeit, Klarheit, die Kontextualisierung und zwischenmenschliche Anpassung angewendet werden.

Die Akteure beteiligen sich wie folgt an der **Encodierung, Decodierung** und **transaktionalen Kommunikation:**

1. *Gar nicht* (d. h. **Fehler durch unterlassenes Tun**, „error of omission") – hierzu zählen nicht vermittelte Informationen (Suffizienz), eine fehlende transaktionale Prüfung des vermittelten Informationsgehalts (Richtigkeit), eine fehlende Klarstellung mehrdeutiger Informationsinhalte (Klarheit), eine fehlende Ausrichtung der Kommunikation auf die spezifischen Rahmenbedingungen der gegebenen Situation (Kontextualisierung) und eine fehlende spontane Anpassung auf die geäußerten Erwartungen und Bedürfnisse des Gesprächspartners (zwischenmenschliche Anpassung)

2. *Ungenügend* (d. h. **Fehler durch unvollständiges Tun**, „error of underuse") – hierzu zählt, wenn zu wenige Informationsinhalte kommuniziert werden (Suffizienz), die Richtigkeit der vermittelten Informationen nicht ausreichend überprüft wird (Richtigkeit), die Botschaften mehrdeutig sind und nicht ausreichend verdeutlicht werden (Klarheit), zu wenig Aufwand betrieben wird, die Kommunikation in den Behandlungskontext einzubetten (Kontextualisierung), oder wenn nicht ausreichend auf die geäußerten Erwartungen oder Bedürfnisse des Gesprächspartners eingegangen wird (zwischenmenschliche Anpassung)

3. *Zu viel* (d. h. **Fehler durch übermäßiges Tun**, „error of overuse") – hierzu zählt, wenn zu viele Informationen vermittelt werden (Suffizienz), übertrieben wachsam mit bereits validierten Informationen umgegangen wird (Richtigkeit), extreme Präzision herrscht, sodass die verbale, nonverbale oder auch schriftliche Kommunikation ablenkend wirkt (Klarheit), der Kontext so stark gewichtet wird, dass er die Interaktion verzerrt (z. B. übermäßige Gewichtung des aktuellen Krankheitsaspekts; oder wenn ein Pflegeempfänger aufgrund seines kulturellen Hintergrunds von vornherein als hypochondrisch oder schmerzempfindlich bewertet wird; Kontextualisierung), oder wenn auf die vermeintlichen Erwartungen oder Bedürfnisse der Patienten übertrieben eingegangen wird (z. B. durch zu lautes Reden mit Betagten oder durch ein übermäßiges Eingehen auf Gefühlsäußerungen des Patienten, sodass es erniedrigend wirkt; zwischenmenschliche Anpassung)

4. *Unpassend* (d. h. **Fehler durch fehlangewendetes Tun**, „error of misuse") – hierzu zählen die Vermittlung irrelevanter Informationsinhalte (Suffizienz), Fehlinterpretationen, Lesefehler oder Fehlbewertungen eines Verhaltens bzw. einer Aussage (Richtigkeit), widersprüchliche Aussagen oder unleserliche/mehrdeutige

Anweisungen (Klarheit), das Ansprechen falscher Kommunikationspartner oder Kommunikation zum falschen Zeitpunkt (Kontextualisierung) oder ein geringschätziges oder respektloses Verhalten gegenüber dem Gesprächspartner (zwischenmenschliche Anpassung)

5. *Ungerechtfertigt* (d. h. **Fehler durch nicht gebotenes Tun**, „error of commission") – hierzu zählt, wenn eine Information vermittelt wird, die nicht hätte geäußert werden sollen (Suffizienz), wenn falsche Informationen vermittelt/als richtig bestätigt werden oder eine Medikation/Behandlung ohne Indikation angeordnet wird (Richtigkeit), eine Botschaft strategisch/absichtlich unklar, zweideutig oder sarkastisch encodiert oder decodiert wird (Klarheit), die Rahmenbedingungen strategisch ausgenutzt werden, z. B. in Form von geringschätzigem Verhalten gegenüber dem Gesprächspartner als Vergeltung für einen vorangegangenen Konflikt (Kontextualisierung), oder wenn die Beteiligten sich einer Kommunikation bedienen, die bewusst *nicht* auf die Bedürfnisse und Erwartungen des Gegenübers eingeht (zwischenmenschliche Anpassung)

Eine Integration der oben dargestellten Fehlerkategorien ergibt die **Hannawa-SACCIA-Typologie der Kernkompetenzen für eine sichere Kommunikation** im Gesundheitswesen (SACCIA: Sufficiency, Accuracy, Clarity, Contextualization, Interpersonal Adaptation). Diese Typologie ist das erste evidenzbasierte Schema in der Fachliteratur, das patientensicherheitsrelevante Kommunikationsfehler und -fertigkeiten konzeptionell kategorisiert, basierend auf einer ausgiebigen kommunikationswissenschaftlichen Analyse von Patientensicherheitsereignissen aus allen sechs Phasen der klinischen Versorgung (d. h. Anamnese, Diagnose, Behandlungsplanung, Brückenzeit, Behandlung und Nachsorge; siehe zweiter Teil des Buchs). Diese SACCIA-Typologie ermöglicht somit ein umfassendes, evidenzbasiertes Verständnis der sicherheitsrelevanten zwischenmenschlichen Prozesse im Gesundheitswesen und beleuchtet fünf Kernaspekte der interpersonellen Kommunikation, die die Patientensicherheit und Versorgungsqualität priorisieren (siehe Tabelle 8.1).

8.1 Die Hannawa-SACCIA-Kommunikationsfehler im empirischen Vergleich

Unter den insgesamt 206 Kommunikationsfehlern im dritten Teil dieses Buchs sind die häufigsten Hannawa-SACCIA-Fehler auf *unvollständiges Tun* zurückzuführen (97), gefolgt von *unterlassenem* (65), *fehlangewendetem* (23), *nicht gebotenem* (14) und *übermäßigem Tun* (7). Diese Verteilung zeigt, dass das Hauptproblem darin besteht, dass die Beteiligten innerhalb einer Versorgungssituation vorwiegend *nicht genügend* miteinander kommunizieren.

Tab. 8.1: Die Hannawa-SACCIA-Typologie: Kernkompetenzen und Fehlerkategorien

Kommunikative Kernkompetenzen	Fehlerkategorien

S   Sufficiency *(Suffizienz)*
Definition: Inwiefern eine ausreichende *Informationsmenge* auf verbale und nonverbale Weise vermittelt wird – d. h. inwiefern genügend Informationen zur Verfügung gestellt werden, extrahiert werden, auf sie zugegriffen wird und inwiefern sich die Beteiligten transaktional über genügend Informationsinhalte verständigen.
	Encodierungsfehler der Suffizienz
	  Decodierungsfehler der Suffizienz
	    Transaktionaler Kommunikationsfehler der
	↓ ↓ ↓ Suffizienz
	E D T
	☐ ☐ ☐ unterlassenes Tun
	☐ ☐ ☐ unvollständiges Tun
	☐ ☐ ☐ fehlangewendetes Tun
	☐ ☐ ☐ übermäßiges Tun
	☐ ☐ ☐ nicht gebotenes Tun

A   Accuracy *(Richtigkeit)*
Definition: Inwiefern Informationsinhalte und Verhaltensweisen *richtig* verwendet, identifiziert, interpretiert und bewertet werden und inwiefern die *Richtigkeit* dieser vermittelten Informationsinhalte und Verhaltensweisen transaktional validiert wird.
	Encodierungsfehler der Richtigkeit
	  Decodierungsfehler der Richtigkeit
	    Transaktionaler Kommunikationsfehler der
	↓ ↓ ↓ Richtigkeit
	E D T
	☐ ☐ ☐ unterlassenes Tun
	☐ ☐ ☐ unvollständiges Tun
	☐ ☐ ☐ fehlangewendetes Tun
	☐ ☐ ☐ übermäßiges Tun
	☐ ☐ ☐ nicht gebotenes Tun

C   Clarity *(Klarheit)*
Definition: Inwiefern verbale und nonverbale Kommunikation konkret und präzise erfolgt und die Beteiligten strategische oder unbeabsichtigte Vagheit, Mehrdeutigkeit und Nachlässigkeit vermeiden – sowohl bei der Encodierung und Decodierung von Nachrichten als auch bei der transaktionalen Verständnisfindung.
	Encodierungsfehler der Klarheit
	  Decodierungsfehler der Klarheit
	    Transaktionaler Kommunikationsfehler der
	↓ ↓ ↓ Klarheit
	E D T
	☐ ☐ ☐ unterlassenes Tun
	☐ ☐ ☐ unvollständiges Tun
	☐ ☐ ☐ fehlangewendetes Tun
	☐ ☐ ☐ übermäßiges Tun
	☐ ☐ ☐ nicht gebotenes Tun

C   Contextualization *(Kontextualisierung)*
Definition: Inwiefern die verbale und nonverbale Kommunikation aller Beteiligten bei der Encodierung, Decodierung und transaktionalen Kommunikation auf die *funktionalen, relationalen, chronologischen, umgebungsspezifischen* und *kulturellen* Rahmenbedingungen abgestimmt ist.
	Encodierungsfehler der Kontextualisierung
	  Decodierungsfehler der Kontextualisierung
	    Transaktionaler Kommunikationsfehler der
	↓ ↓ ↓ Kontextualisierung
	E D T
	☐ ☐ ☐ unterlassenes Tun
	☐ ☐ ☐ unvollständiges Tun
	☐ ☐ ☐ fehlangewendetes Tun
	☐ ☐ ☐ übermäßiges Tun
	☐ ☐ ☐ nicht gebotenes Tun

IA   Interpersonal adaptation *(Zwischenmenschliche Anpassung)*
Definition: Inwiefern die Beteiligten bei der Encodierung, Decodierung und transaktionalen Kommunikation spontan auf die *explizit oder implizit geäußerten Bedürfnisse und Erwartungen* ihres Gegenübers eingehen.
	Encodierungsfehler der zwischenmenschl. Anpassung
	  Decodierungsfehler der zwischenmenschl. Anpassung
	    Transaktionaler Kommunikationsfehler der
	↓ ↓ ↓ zwischenmenschlichen Anpassung
	E D T
	☐ ☐ ☐ unterlassenes Tun
	☐ ☐ ☐ unvollständiges Tun
	☐ ☐ ☐ fehlangewendetes Tun
	☐ ☐ ☐ übermäßiges Tun
	☐ ☐ ☐ nicht gebotenes Tun

Die **Unterlassungsfehler** in den Fällen im dritten Teil des Buchs umfassen hauptsächlich Kommunikationsfehler der Suffizienz (32), gefolgt von Kommunikationsfehlern der Richtigkeit (22), der Kontextualisierung (10) und der Klarheit (1). Diese Fehlerverteilung suggeriert, dass die Beteiligten weder quantitativ noch qualitativ genug miteinander kommunizieren, um einen „common ground" zu erschaffen und ein einheitliches Verständnis zu erzielen, als Grundvoraussetzung für eine sichere und hochwertige Gesundheitsversorgung.

Ein anderes Muster ergibt sich aus den Fällen, in denen Fehler des **fehlangewendeten Tuns** und **nichtgebotenen Tuns** zu einem vermeidbaren Zwischenfall führen. In diesen beiden Kategorien unterlaufen den Beteiligten vornehmlich Kommunikationsfehler der Richtigkeit.

Bei den sieben Fällen, in denen ein **übermäßiges Tun** zu einem unerwünschten Ereignis beiträgt, handelt es sich fast ausnahmslos um Kommunikationsfehler der Kontextualisierung – d. h. die Beteiligten lassen ihre Handlungsweisen von den kontextuellen Rahmenbedingungen der Versorgungssituation *einschränken* anstatt sie als Hilfsmittel zu nutzen, was wiederum ihre gemeinsame Verständnisfindung beeinträchtigt. Meist manifestiert sich diese Einschränkung in Form einer Voreingenommenheit („bias"), die die Beteiligten in ihrem Common-Ground-Trugschluss verweilen lässt, anstatt ein gemeinsames zwischenmenschliches Verständnis zu konstruieren.

Die Tabellen 8.2–8.6 fassen die absoluten Häufigkeiten der Hannawa-SACCIA-Fehlertypen in den Fallbeispielen zusammen. Die Tabelle 8.7 listet die Kommunikationsfehler mit konkreten Fallbeispielen auf und bezieht sie auf die jeweiligen Prinzipien der zwischenmenschlichen Kommunikation, die in Kapitel 5 eingeführt wurden.

Tab. 8.2: Häufigkeitsverteilung der Hannawa-SACCIA-Kommunikationsfehler durch *unvollständiges Tun* (*N* = 97)

Hannawa-SACCIA-Kommunikationsfehler durch unvollständiges Tun	Häufigkeit
Suffizienz	40
Kontextualisierung	34
Zwischenmenschliche Anpassung	11
Richtigkeit	8
Klarheit	4

Tab. 8.3: Häufigkeitsverteilung der Hannawa-SACCIA-Kommunikationsfehler durch *unterlassenes Tun* (*N* = 65)

Hannawa-SACCIA-Kommunikationsfehler durch unterlassenes Tun	Häufigkeit
Suffizienz	32
Richtigkeit	22
Kontextualisierung	10
Klarheit	1

Tab. 8.4: Häufigkeitsverteilung der Hannawa-SACCIA-Kommunikationsfehler durch *fehlangewendetes Tun* (*N* = 23)

Hannawa-SACCIA-Kommunikationsfehler durch fehlangewendetes Tun	Häufigkeit
Richtigkeit	11
Kontextualisierung	8
Klarheit	2
Zwischenmenschliche Anpassung	2

Tab. 8.5: Häufigkeitsverteilung der Hannawa-SACCIA-Kommunikationsfehler durch *nicht gebotenes Tun* (*N* = 14)

Hannawa-SACCIA-Kommunikationsfehler durch nicht gebotenes Tun	Häufigkeit
Richtigkeit	14

Tab. 8.6: Häufigkeitsverteilung der Hannawa-SACCIA-Kommunikationsfehler durch *übermäßiges Tun* (*N* = 7)

Hannawa-SACCIA-Kommunikationsfehler durch übermäßiges Tun	Häufigkeit
Kontextualisierung	6
Zwischenmenschliche Anpassung	1

8.2 Zusammenfassung

Dieses Kapitel führte die **Hannawa-SACCIA-Kernkompetenzen** ein. Hierbei handelt es sich um ein evidenzbasiertes Kategorisierungsschema, das fünf patientensicherheitsrelevante zwischenmenschliche Kommunikationsfertigkeiten begrifflich definiert und thematisch gruppiert. In Behandlungssituationen, bei denen die Sicherheit des Patienten beeinträchtigt ist, wird somit unter fünf fehleranfälligen Kommunikationsaspekten unterschieden. In diesem Buch werden diese Problemfelder, die diversen Arten von Patientensicherheitsereignissen, die Behandlungsphasen und Fehlertypologien deutlich voneinander abgegrenzt. In der Praxis ist es jedoch nicht immer einfach, die Fehler entsprechend zu kategorisieren. Dort können sich Fehler ergeben, die sich aus winzigen und subtilen Zeichen akkumulieren, viele Beteiligte involvieren und sich an mehreren medizinischen Einrichtungen abspielen. Im Vergleich zu anderen Modellen identifiziert die Hannawa-SACCIA-Typologie zusätzliche Faktoren, die zu den kategorisierten Fehlern beitragen, sie abschwächen oder vermeiden. Aus diesen Faktoren lässt sich bei der Untersuchung von Fällen pädagogischer Nutzen ziehen. Der Wert dieses Buchs wird sich also v. a. aus jenen Diskussionen speisen, die das *Zusammenspiel* dieser Faktoren betrachten und nicht bloß versuchen, einen gegebenen Fall einer einzigen Fehlerkategorie zuzuordnen.

Tab. 8.7: Die Hannawa-SACCIA-Kommunikationsfehler innerhalb der Prinzipien der zwischenmenschlichen Kommunikation (vgl. Kapitel 5)

Prinzip der zwischenmenschlichen Kommunikation	Hannawa-SACCIA-Kommunikationsfehler	Fallbeispiele
Prinzip 1: Kommunikation verankert Gedanke, Symbol und Referent.	Richtigkeit	Familienangehörige benennen ein Arzneimittel mit einem ähnlichem (aber falschen) Namen.
	Klarheit	Ein Arzt verschreibt eine mehrdeutige Anordnung wobei nicht klar ist, um welche Dosierung es sich handelt.
Prinzip 2: Kommunikation lässt sich nicht auf Teilprozesse reduzieren.	Suffizienz	Sicherheitsrelevante Informationen, Einverständniserklärungen und eGA (z. B. für Infektionskontrollwarnungen oder ausstehende Laborwerte) werden nicht ausreichend zurate gezogen bzw. nicht angemessen decodiert.
		Fachkräfte vermitteln sicherheitsrelevante Informationen nur ungenügend an Kollegen (z. B. Dokumentationen und diagnostische Informationen bei Patientenübergaben; Informationen bezüglich Medikationen oder mehrfach ausgeführter Röntgenbilder).
		Fachkräfte verständigen sich unzureichend mit Patienten und Familienangehörigen über den Gesundheitszustand und die Behandlungswünsche des Patienten (z. B. Patientenverfügungen, operative Planung, Entlassungsempfehlungen).
	zwischenmenschliche Anpassung	Fachkräfte passen ihre Kommunikation nicht ausreichend an die Bedürfnisse neuer Kollegen an, die andere Kommunikationsstandards gewöhnt sind.
		Fachkräfte geben Patienten generische statt individuell abgestimmte Arzneimittelverschreibungen und Entlassungsempfehlungen.
	Richtigkeit	Fachkräfte weisen Patienten stationär ein, verschreiben ihnen Behandlungen und bereiten sie für Operationen vor, ohne dass dies angezeigt wäre.
Prinzip 3: Kommunikation verfolgt verschiedene Ziele.	Klarheit	Ein Arzt kommuniziert absichtlich uneindeutig mit einer Pflegefachperson, um damit eine hierarchische zwischenmenschliche Distanz zu bewahren.

Tab. 8.7: (Fortsetzung)

Prinzip der zwischenmenschlichen Kommunikation	Hannawa-SACCIA-Kommunikationsfehler	Fallbeispiele
Prinzip 4: Kommunikation beinhaltet mehr als nur Worte.	Suffizienz	Fachkräfte… …formulieren Informationen unvollständig. …halten untereinander keine Rücksprache, um Patientenkarteien zu vervollständigen. …schreiben nonverbaler Kommunikation eine falsche Bedeutung zu (z. B. dass eine nicht vorliegende Patientenverfügung bedeutet, dass es keine Patientenverfügung gibt). …verlassen sich ausschließlich auf verbale Kommunikation, um den Gesundheitszustand ihrer Patienten zu beurteilen – dabei bemerken sie z. B. nicht, dass ein Patient blind ist.
	Richtigkeit	Fachkräfte gelangen aufgrund unzureichender Aufmerksamkeit gegenüber nonverbaler Kommunikation anderer zu Fehlurteilen. Eine Pflegefachperson glaubt beispielsweise fälschlicherweise, dass ein Assistenzarzt, den sie telefonieren sieht, die anderen Fachkräfte bereits über den akuten Gesundheitszustand des Patienten informiert hat. Gleichermaßen fehlinterpretiert ein Patient die Tatsache, dass er abends kein Essen und keine Medikamente erhält, als Teil der Chemotherapie.
Prinzip 5: Kommunikation vermittelt Fakten und definiert zwischenmenschliche Verhältnisse.	zwischenmenschliche Anpassung	Fachkräfte reagieren unzureichend auf das akute Unwohlsein eines jungen Patienten, was später zu dessen Ohnmacht führt. …gehen nicht ausreichend auf die Erwartungen und Bedürfnisse einer Mutter bezüglich der Behandlung ihres Kindes ein. …richten ihren Kommunikationsstil unzureichend auf die Bedürfnisse und Erwartungen ihrer Patienten aus (z. B. dass ein Patient blind und alleinstehend ist; bezeichnen eine Patientin als „die Patientin"; begrüßen eine Patientin beim Hereinkommen nicht), und schüchtern Patienten so ein, dass diese es nicht wagen, beim Entstehen einer falschseitigen Operation etwas zu sagen.

Tab. 8.7: (Fortsetzung)

Prinzip der zwischenmenschlichen Kommunikation	Hannawa-SACCIA-Kommunikationsfehler	Fallbeispiele
Prinzip 6: Kommunikation ist kontextgebunden.	Kontextualisierung	Fachkräfte… …überprüfen unzureichend die Richtigkeit von Arzneimitteln, die von Familienangehörigen aufgelistet werden (obwohl die Angehörigen mit pharmazeutischem Fachjargon nicht vertraut sind). …verschreiben Medikamente, die im Kontext des medizinischen Zustandes der Patienten als unsicher gelten (z. B. bei Schwangerschaft, ausstehenden Labordaten, Allergien). …räumen nicht genügend Zeit ein oder warten zu lange, um Dokumentationen weiterzuleiten, Probleme anzusprechen, Rücksprache miteinander zu halten, Patientenkarteien zu lesen und Patienten direkt zu untersuchen. …beurteilen den Zustand von Patienten basierend auf einer relationalen und/oder diagnostischen Voreingenommenheit („bias"). …leiten Laborwerte oder andere versorgungsrelevante Informationen an falsche Empfänger weiter. …kommunizieren zu einem unpassenden Zeitpunkt mit ihren Patienten, z. B. wenn diese kurz nach einer Operation die Informationen kognitiv noch nicht verarbeiten können. Familienangehörige warten zu lange mit der Übermittlung behandlungsrelevanter Informationen an die Fachkräfte (z. B. häusliche Medikamenteneinnahme, Anzeichen für Depression).
Prinzip 7: Kommunikation beruht auf subjektiven Vorannahmen und Wahrnehmungen.	Suffizienz	Fachkräfte… …erzeugen keinen hinreichenden „common ground" mit ihren Patienten und deren Familienangehörigen über Behandlungswünsche, -optionen und -folgen. …schenken Patienten beim nonverbalen und verbalen Ausdruck atypischer Schmerzen zu wenig Beachtung. …investieren nicht ausreichend Zeit, um sich Gesundheitsakten und pathologische Befunde ausführlich genug anzusehen. …gehen davon aus, dass alle Beteiligten bereits über behandlungsrelevante Informationen verfügen und damit vertraut sind.

Tab. 8.7: (Fortsetzung)

Prinzip der zwischenmenschlichen Kommunikation	Hannawa-SACCIA-Kommunikationsfehler	Fallbeispiele
	Richtigkeit	Fachkräfte… …decodieren das Schmerzerleben eines Patienten fälschlicherweise als nicht schwerwiegend. …halten Berichte der Familienangehörigen über ungewöhnliche Verhaltensweisen des Patienten für falsch. …fehlinterpretieren handschriftliche Verschreibungen, Patientenverfügungen und wichtige Hinweise von Begleitpersonen am Krankenbett.
	Klarheit	Fachkräfte… …verfassen Anordnungen mit mehrdeutiger Sprache. …kommunizieren bei undeutlichen Aussagen oder unklaren Behandlungsplänen nicht miteinander, um diese Unklarheiten zu beseitigen.
	Kontextualisierung	Fachkräfte… …gehen bei Überweisungen nicht ausreichend auf die Dringlichkeit des Gesundheitszustandes oder auf den Willen des Patienten ein (Wünsche bzgl. Intubation und lebenserhaltender Maßnahmen). …passen postoperative Anweisungen unzureichend auf die Informationsbedürfnisse neuer Kollegen an, die von der vorigen Institution andere Kommunikationsprotokolle gewöhnt sind.
	zwischenmenschliche Anpassung	Fachkräfte… …gehen zu wenig auf die Bedürfnisse und Erwartungen der Familienangehörigen und Patienten ein. …setzen Behandlungswünsche des Patienten oft voraus, aber überprüfen sie nicht. …händigen generische Merkzettel aus (z. B. Anweisungen zur postoperativen Nachsorge), statt eine zwischenmenschliche Kommunikation zu etablieren, die auf die persönlichen Bedürfnisse und Erwartungen des Patienten eingeht.

Tab. 8.7: (Fortsetzung)

Prinzip der zwischenmenschlichen Kommunikation	Hannawa-SACCIA-Kommunikationsfehler	Fallbeispiele
Prinzip 8: Inhaltliche Redundanz durch direkte Kanäle fördert die Richtigkeit der kommunizierten Inhalte und deren Verständnis.	Suffizienz	Fachkräfte… …vernachlässigen Details aus der Krankengeschichte der Patienten. …decodieren Ultraschallbilder ungenügend. …übersehen einen Vermerk über eine Patientenverfügung in der Gesundheitsakte. …halten keine Rücksprache miteinander, um sich den Empfang und das Verständnis wichtiger Informationen und deren Implikationen zu bestätigen. …verlassen sich auf eGA, versichern sich aber nicht deren Vollständigkeit. …verständigen sich nicht ausreichend mit Kollegen und Patienten über Behandlungsabläufe und Entlassungsregelungen. …sammeln zu wenig Informationen, um akkurate Behandlungsentscheidungen zu treffen (z. B. Wünsche bzgl. Intubation und lebenserhaltender Maßnahmen).
	Richtigkeit	Fachkräfte etablieren keine transaktionale Kommunikation miteinander und mit Patienten, um vermutete Diagnosen, Medikamentenbeschriftungen, Dosierungen, Behandlungspläne und geplante chirurgische Eingriffe auf Richtigkeit zu prüfen.
	Klarheit	Fachkräfte setzten ihre Kommunikation miteinander unzureichend als Mittel ein, um empfundene Unklarheiten zu beseitigen (z. B. die Präsenz und Inhalte einer Patientenverfügung).

9 Lehrsätze aus der Kommunikationswissenschaft

Annegret F. Hannawa

Eine kommunikationswissenschaftliche Analyse der klinischen Fallbeispiele im dritten Teil dieses Buchs bringt evidenzbasierte Erkenntnisse ans Licht und ermöglicht eine Formulierung konkreter Lehrsätze für die Patientensicherheit. Diese Lehrsätze dienen dem Ziel, anhand von praktischen Kommunikationsperlen die Patientensicherheit zu erhöhen und die Qualität der Gesundheitsversorgung zu verbessern. Dieses Kapitel fasst diese Lehrsätze themenspezifisch zusammen.

Über die Herausforderung des Kommunizierens…

1. Jedes Verhalten, ob beabsichtigt oder nicht, kann eine Botschaft vermitteln.
2. Jede Art von Kommunikation – auch wenn sie nur objektive Informationen beinhaltet – definiert zugleich das zwischenmenschliche Verhältnis.

Über die Herausforderung des Initiierens von Kommunikation…

3. Setzen Sie niemals voraus, dass Kommunikation stattgefunden hat (d. h. zustande gekommen ist).
4. Setzen Sie niemals voraus, dass Kommunikation – selbst wenn sie stattgefunden hat – zu einem gemeinsamen Verständnis geführt hat.
5. Setzen Sie niemals voraus, dass Informationen von anderen Personen gesendet, empfangen oder verarbeitet werden.

Über die Herausforderung der einheitlichen Verständnisfindung…

6. Kommunikation entsteht *zwischen* Menschen, nicht *in* Menschen.
7. Kommunikation ist ein Prozess der gemeinsamen Verständnisfindung.
8. Kommunikation ist nicht gleich Information – *Kommunikation* führt zu einem einheitlichen Verständnis von *Informationen*.
9. Gehen Sie immer davon aus, dass Kommunikation ohne ein gemeinsames Vorverständnis beginnt – denn erst durch sie etabliert sich ein „common ground".
10. Gehen Sie immer davon aus, dass sich ein einheitliches Verständnis erst aus *mehreren* Kommunikationsepisoden ergibt.
11. *Ausreichende Kommunikation* ist die Grundvoraussetzung für das Erreichen eines gemeinsamen Verständnisses.

https://doi.org/10.1515/9783110562699-009

12. Sichere Kommunikation hört nicht auf, wenn eine sicherheitsrelevante Information gesendet oder dokumentiert wurde. Sie ist ein dynamischer Prozess, der erst dann abgeschlossen ist, wenn *zwischen* den Beteiligten ein einheitliches Verständnis *erschaffen* und *validiert* wurde.
13. *Angemessene inhaltliche Redundanz* erleichtert die einheitliche Verständnisfindung, weil sie das Überschneiden der individuellen Perspektiven begünstigt.
14. Inhaltliche Redundanz kann sich manchmal ungünstig auswirken: *Übermäßige* Redundanz kann dominant wirken und somit eine einheitliche Verständnisfindung beeinträchtigen.
15. *Direkte* Kommunikation ist gemeinhin der sicherere Kanal zu einem einheitlichen Verständnis, denn sie bietet *mehr* und *validere* Daten zum Decodieren.
16. *Direkte transaktionale Kommunikation* ist meist der sicherere Weg, um das vermeintliche gemeinsame Verständnis auf Vollständigkeit und Richtigkeit zu überprüfen – denn selbst wenn Informationen ausgetauscht wurden, bedeutet das noch nicht, dass sie wie beabsichtigt erkannt und verstanden wurden.

Über die Herausforderung der Richtigkeit kommunizierter Inhalte...

17. Die transaktionale Kommunikation ist ein interaktiver *Validierungsprozess*.
18. Inhaltliche Redundanz kann Unsicherheiten reduzieren und Ungenauigkeiten korrigieren.
19. Ein Kommunikationsfehler kann nur durch Kommunikation korrigiert werden.
20. Durchläuft eine Nachricht mehrere Empfänger, dann werden sowohl die *Quantität* als auch die *Qualität* des Informationsgehaltes dadurch beeinträchtigt.
21. Kommunikation zwischen *wenigen* Personen ermöglicht eine direkte Validierung der Informationsinhalte und fördert somit ihre Richtigkeit.
22. Kommunikation zwischen *mehreren* Personen bietet mehrere Prüfpunkte für eine Validierung der Informationsinhalte und fördert somit ihre Richtigkeit.
23. Kommunikation zwischen *zu vielen* Personen verringert den Nutzen der Redundanz.

Über die Herausforderung der digitalen Gesundheitsversorgung...

24. Ein gemeinsames Verständnis kann von keinem digitalen Hilfsmittel oder Computerprogramm geliefert werden – es muss *zwischen den Beteiligten* entstehen, durch eine sichere zwischenmenschliche Kommunikation.
25. Datenspeicherung ist keine Kommunikation. Digitale Hilfsmittel oder Programme können lediglich dafür verwendet werden, um den Erhalt einer Nachricht sicher-

zustellen oder die Beteiligten an eine notwendige Kommunikation zu erinnern –
aber die Herausforderung der *gemeinsamen Verständnisfindung* obliegt weiterhin
den Akteuren.

Über die Herausforderung der Kontextualisierung...

26. Die zwischenmenschliche Konstellation zwischen den beteiligten Gesprächspart-
    nern (z. B. hierarchische Statusunterschiede) können die gemeinsame Verständ-
    nisfindung entweder einschränken oder unterstützen – und sie beeinflussen di-
    rekt den Behandlungserfolg.
27. Wenn die Beteiligten ihre Kommunikation nicht auf die funktionalen, relatio-
    nalen, chronologischen, umgebungsspezifischen und kulturellen Rahmenbe-
    dingungen abstimmen, beeinträchtigen sie damit die Patientensicherheit und
    Versorgungsqualität.
28. Kontextbedingte Faktoren, die eine gemeinsame Verständnisfindung *beeinträch-
    tigen*, können nur mittels *kontextbezogener* Kommunikation überwunden werden
    und somit einer gemeinsamen Verständnisfindung dienen.

Über die Herausforderung der Personenzentriertheit...

29. Zwischenmenschlich angepasste Kommunikation ist das Vehikel zu einer patien-
    tenzentrierten Versorgung.

Über die Herausforderung der ökonomischen Effizienz...

30. Erfolgreiche Kommunikation ist kosteneffizient: Sie benötigt mehr Zeit im Vorfeld,
    reduziert aber im Nachhinein den Zeit- und Kostenaufwand.

Der zweite Teil dieses Buchs veranschaulicht anhand klinischer Fallbeispiele, wie zwischenmenschliche Kommunikationsprozesse die medizinische Versorgung sowohl
beeinträchtigen als auch verbessern können. Jedes Fallkapitel beinhaltet einen diagnostischen Teil, der (1) die *Hannawa-SACCIA-Kommunikationsfehler* in der jeweiligen
Fallbeschreibung identifiziert (z. B. mit ❶, ❷, ❸), (2) sie benennt (z. B. Encodierungs-
fehler der Suffizienz) und (3) ihre Rolle beim Entstehen der jeweiligen Zwischenfälle
analysiert. Kurze Diskussionsabschnitte ordnen die Hannawa-SACCIA-Kommunikationsfehler anschließend den entsprechenden Prinzipien der zwischenmenschlichen
Kommunikation zu (vgl. Kapitel 5).

Jedes Fallkapitel veranschaulicht zudem die Hannawa-SACCIA-Kernkompetenzen anhand von alternativen Handlungsweisen und präsentiert eine Übungsbox, in der die dreißig Kommunikationslehrsätze aus diesem Kapitel visuell codiert sind. Diese Box beinhaltet Zahlencodes und trägt den Titel: Kommunikationslehren für eine bessere Patientensicherheit und Versorgungsqualität (Abbildung 9.1). Die Leserinnen und Leser sollen hiermit ermutigt werden, die Lehrsätze aus der Kommunikationswissenschaft in diesem Kapitel (Kapitel 9) nachzuschlagen und dem jeweiligen Fallbeispiel zuzuordnen. Ein besonderer pädagogischer Nutzen lässt sich aus dieser Aktivität ziehen, wenn die passenden Kommunikationslehrsätze aus diesem Kapitel wie folgt auf jedes Fallbeispiel bezogen werden:

Kommunikationslehren für eine bessere Patientensicherheit und Versorgungsqualität

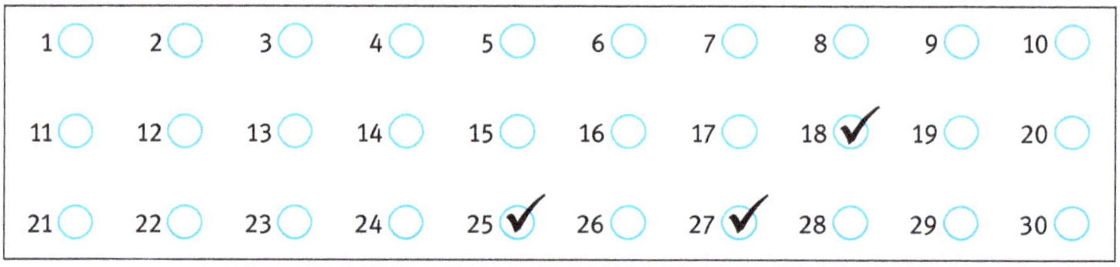

Abb. 9.1: Beispiel einer codierten Übungsbox am Ende jedes Fallkapitels in Teil III des Buchs

Diese Grafik zeigt, wie die 30 Kommunikationslehrsätze aus diesem Kapitel am Ende jedes Fallkapitels im dritten Buchteil wieder aufgegriffen werden. Die Box dient als eine Art Checkliste, um für jedes Fallbeispiel Querverweise auf die entsprechenden Kommunikationslehren in Kapitel 9 zu liefern.

Teil III: **Patientensicherheit und SACCIA
Sichere Kommunikation:
Fallbeispiele aus sechs Versorgungsphasen**

Phase 1: Informationssammlung

Die **Informationssammlung** ist die Phase im Pflegeprozess, in der Pflegende mithilfe spezifischer Fragestellungen versorgungsrelevante Informationen über den Pflegeempfänger in Erfahrung bringen. Dabei werden der zu Pflegende und gegebenenfalls auch Personen aus dessen Umfeld, die nützliche Informationen liefern können, befragt. Im medizinischen wie pflegerischen Zusammenhang besteht das Hauptziel darin, Informationen zu erfassen, die der Formulierung einer validen pflegerischen Diagnose bzw. Problemdarstellung und einer für den Pflegeempfänger angemessenen Behandlung dienen (vgl. Dröber et al. 2004). Eine vollständige Informationssammlung beinhaltet Name, Adresse und Bezugsperson des Pflegeempfängers, eine Einschätzung seiner gesundheitlichen Situation (vorwiegend durch den zu Pflegenden selbst vorgenommen) sowie dessen individuelles Erleben dieser Situation. Des Weiteren beinhaltet die Informationssammlung die medizinischen Diagnosen, bisherige Krankenhausaufenthalte, alle Aspekte der Medikation und Medikamenteneinnahme, Lebensgewohnheiten, individuelle Wünsche, Hilfsmittel sowie Fertigkeiten und Einschränkungen des Pflegeempfängers (vgl. Brucker et al. 2009; Thiel 2014).

https://doi.org/10.1515/9783110562699-010

Fall 1: Welches Insulin?

Pflegende-Pflegempfänger-Kommunikation

Medikationsfehler, Zwischenfall mit Beinaheschaden

Klinischer Kontext: Akutstationärer Aufenthalt
Kommunikationsrahmen: Interaktion zwischen Pflegefachperson und Patient
Ereignis: Unsichere Kommunikation, die beinahe zu einer unterlassenen oder falschen Medikation führt
Ergebnis für die Patientensicherheit: Zwischenfall mit Beinaheschaden

Fallbeschreibung aus der deutschen CIRS-Dokumentation, aufbereitet von Sandra Postel (R.N., Gesundheits- und Krankenpflegerin, MSc Pflegewissenschaft)

Ein Patient, männlich, 69 Jahre alt, wird stationär auf eine Abteilung der Inneren Medizin aufgenommen. Die handschriftliche Anordnung der Medikation der ärztlichen Person ❶ **ist unleserlich;** daher fragt die aufnehmende Pflegefachperson telefonisch nach. Der diensthabende Arzt gibt die Auskunft, ❷ **dass der Patient selbstständig 12 IE Alt-Insulin 1-0-1 spritzt.**

Beim Stationsdurchgang spricht die Pflegefachperson mit dem Patienten wegen der Insulingabe. Der Patient kann – ❸ **entgegen der Angabe von der Notaufnahme** – nicht selbstständig spritzen und bittet darum, dass die Pflegefachperson dies übernimmt. Nach der Durchführung einer Blutzuckerkontrolle befragt die Pflegefachperson mit Pen in der Hand den Patienten vorsichtshalber: „Ich gebe Ihnen jetzt 10 IE Einheiten Alt-Insulin". Der Patient antwortet: „Aber ich nehme doch immer schon Novorapid®".

Bei der telefonischen Rückversicherung bei dem Arzt ❹ **reagiert dieser genervt** und fordert die Pflegefachperson auf, „das zu geben, was der Patient sagt". Insulin Novorapid® wird durch die Pflegefachperson verabreicht.

Prinzipien der zwischenmenschlichen Kommunikation

1. Inhaltliche Redundanz durch direkte Kanäle fördert die Richtigkeit der kommunizierten Inhalte und deren Verständnis

❶ **Kommunikationsfehler der Klarheit** (unvollständige Encodierung)
Der Arzt verordnet die Medikation des Patienten mithilfe unleserlicher Handschrift.

❷ Kommunikationsfehler der Richtigkeit (fehlangewendete Encodierung)
Während der Korrektur des ursprünglichen Klarheitsfehlers vermittelt der Arzt falsche Informationen an die Pflegende: Er benennt das falsche Insulin und sagt fälschlicherweise aus, dass der Patient die Medikation selbstständig einnehme.

❸ Kommunikationsfehler der Richtigkeit (fehlangewendete Encodierung)
Das Personal der Notaufnahme vermittelt falsche Informationen – es gibt an, dass der Patient sich sein Insulin selbstständig spritzt.

2. Kommunikation verfolgt verschiedene Ziele

❹ Kommunikationsfehler der Kontextualisierung (fehlangewendete Decodierung)
Der Arzt reagiert genervt auf die sichere Kommunikationspraxis der Pflegenden, anstatt diese Kommunikationsepisode für eine einheitliche Verständnisfindung einzusetzen. Seine Reaktion erfolgt wahrscheinlich aus der Empfindung heraus, dass er sich von einer hierarchisch unterlegenen Pflegefachperson infrage gestellt fühlt. Er decodiert die Kommunikation der Pflegenden also zu sehr im *relationalen* statt im *funktionalen* Kontext (d. h. einer sicheren Medikation des Patienten).

3. Kommunikation beruht auf subjektiven Vorannahmen und Wahrnehmungen

❸ Kommunikationsfehler der Richtigkeit (unterlassene transaktionale Kommunikation)
Das Personal der Notaufnahme geht davon aus, dass der Patient sich sein Insulin selbstständig spritzt. Diese (Fehl-)Annahme wird nicht mit dem Patienten oder dessen Angehörigen verifiziert.

Diskussion

Der ursprüngliche Klarheitsfehler des Arztes (unleserliche Handschrift) ganz am Anfang dieses Falls setzt die Wurzel für zahlreiche weitere Kommunikationsfehler, die am Ende zu einem gefährlichen Medikationsfehler führen könnten. Diese Fehlerkette kann nur mithilfe einer sicheren Kommunikationspraxis unterbrochen und korrigiert werden. Die Pflegende in diesem Fall praktiziert diese Intervention vorbildlich. Ihre telefonische Rücksprache mit dem Arzt stellt eine sichere Kommunikationspraxis dar, weil sie die Bedeutung der unleserlichen Handschrift im direkten Gespräch mit dem Arzt klärt und somit zielstrebig eine einheitliche Verständnisfindung für eine patientensichere Versorgung verfolgt. Nicht nur zu diesem Zeitpunkt handelt die Pflegende im Sinn des **Redundanzprinzips**. Insgesamt priorisiert sie *dreimal* eine einheitliche Verständnisfindung mithilfe einer sicheren Kommunikation: Anfangs zur Klärung der unleserlichen Handschrift, dann im Gespräch mit dem Patienten zur Verifizierung des Medikaments kurz vor Verabreichung des Insulins und nicht zuletzt in ihrer erneuten Rücksprache mit dem Arzt. Nicht nur in dieser letzten Instanz stellt die Pflegende die Sicherheit des Patienten über ihre hierarchische Unterlegenheit (und den damit verbundenen Empfindungen) gegenüber dem Arzt. Sie lässt an allererster Stelle Vorsicht walten und befähigt mit dieser Haltung eine sichere Kommunikationspraxis, die ein schwieriges zwischenmenschliches Gefüge bezwingt. Nur so kann sie letztendlich verhindern, dass der Patient einen gefährlichen Medikationsfehler erfährt – entweder in Form einer unterlassenen Medikation (wenn er das Insulin nicht erhalten hätte, weil er es sich nicht selbstständig verabreichen kann) oder in Form einer Fehlmedikation (die Verabreichung des falschen Insulins, das zu einer langsameren Blutzuckersenkung geführt hätte, möglicherweise mit der Folge einer Störung des gesamten Blutzuckermanagements).

Das Personal in der Notaufnahme und der Arzt hingegen befähigen ihre Kommunikation nur unzureichend im Sinn einer patientensicheren Arzneimitteltherapie:

1. In der Notaufnahme wird davon ausgegangen, dass der Patient sich das Insulin selbstständig spritzt; diese (Fehl-)Annahme wird jedoch nicht mithilfe einer sicheren Kommunikation mit dem Patienten oder dessen Angehörigen verifiziert.

2. Der Arzt versteht die erneute Kontaktaufnahme der Pflegenden als zwischenmenschliche Kritik anstatt als Sicherheitsmaßnahme. Man kann nur hoffen, dass die unangemessene Reaktion des Arztes die Pflegende nicht entmutigt, auch in Zukunft das Wort zu ergreifen, wenn sie ein derartiges Patientensicherheitsrisiko erkennt.

Kommunikationsstrategien nach Hannawa-SACCIA

Folgende Handlungsweisen hätten diesen Zwischenfall verhindern können:

- Der Arzt hätte die Medikation des Patienten entweder digital oder mithilfe lesbarer Handschrift vermitteln können.
- Das Personal der Notaufnahme hätte im Gespräch mit dem Patienten oder dessen Angehörigen validieren können, dass der Patient sich sein Insulin selbstständig spritzt, statt einfach davon auszugehen.
- Der Arzt hätte während des Telefonats mit der Pflegenden sichergehen können, dass er das Insulin richtig benennt; gegebenenfalls hätte er seine Unsicherheit bezüglich der Bezeichnung des Insulins zum Ausdruck bringen können, damit die Pflegende das Medikament nochmals validiert.
- Der Arzt hätte seine Reaktion auf die Frage der Pflegenden bezüglich des Insulins am Ende des Falls auf die Patientensicherheit ausrichten können, statt sie als zwischenmenschliche Kritik aufzufassen. Die Pflegende hätte dies weiter unterstützen können, indem sie ihre Frage explizit als patientensichere Kommunikation betitelt und eine zwischenmenschliche Kritik darin explizit ausschließt.

Kommunikationslehren für eine bessere Patientensicherheit und Versorgungsqualität

1○	2○	3○	4○	5○	6○	7○	8○	9○	10○
11○	12○	13○	14○	15○	16○	17○	18○	19○	20○
21○	22○	23○	24○	25○	26○	27○	28○	29○	30○

Wählen Sie aus den 30 Kommunikationslehrsätzen in Kapitel 9 diejenigen aus, die diesen Fall am treffendsten beschreiben und kreuzen Sie die entsprechenden Kästchen in dieser Checkliste an. Begründen Sie Ihre Wahl und erklären Sie, wie die einzelnen Lehrsätze mit diesem Fall zusammenhängen.

Fragen zur Diskussion und Übungen

1. Wie könnte unterstützt werden, dass die Kommunikation zwischen Pflegenden und Ärzten auf angemessene Art und Weise verläuft?

2. Erläutern Sie drei Wege, wie das aufnehmende Team aus Arzt und Pflegefachperson die Aussage des Patienten, er könne das Insulin selbst spritzen, validieren könnte.

3. Stellen Sie in einem Rollenspiel das Telefonat zwischen dem Arzt und der Pflegefachperson nach: Wie hätte hier SACCIA-sicherer kommuniziert werden können?

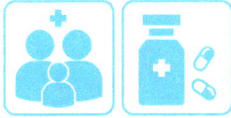

Fall 2: Abgleich von Arzneimitteln

Pflegende-Begleitpersonen-Kommunikation

Fehlmedikation, Zwischenfall mit Beinaheschaden

Klinischer Kontext: Akute Notaufnahme mit anschließender stationärer Einweisung (Herzoperation)

Kommunikationsrahmen: Interaktion zwischen medizinischem Personal der Notaufnahme und Angehörigen des Patienten

Ereignis: Unsichere Kommunikation, die zu einer Beinahefehlmedikation durch den behandelnden Arzt führt

Ergebnis für die Patientensicherheit: Zwischenfall mit Beinaheschaden

Abdruck aus dem Englischen genehmigt von AHRQ WebM&M. Erstabdruck des Falls in Singh H, Sittig DF, Layden M. Reconciling records. AHRQ WebM&M [serial online]. November 2010, https://psnet.ahrq.gov/webmm/case/229.

In einem lokalen Krankenhaus machen Familienangehörige ❶ **falsche Angaben** gegenüber dem medizinischen Personal in der Notaufnahme – u. a., dass der Patient zu Hause ❷ **Prednisolon statt Prednison** einnehme (ein lang anhaltendes orales Steroid, das nur der vorübergehenden und nicht der chronischen Behandlung dient). Die behandelnden Ärzte ❸ **verordnen eine Fortführung der häuslichen Medikamente**, wie sie von den Angehörigen angegeben wurden.

Als die Gesundheitsakte von einem Arzt in Vorbereitung auf einen kardiologischen Eingriff genauer durchgelesen wird, stellen sich nahezu alle Medikamente als falsch heraus. Wäre der Kardiologe davon ausgegangen, dass die anderen Ärzte und das Pflegepersonal die Medikamente richtig eingetragen haben, dann wären diese Fehler unentdeckt geblieben, und auf die chronische Steroidabhängigkeit des Patienten hätte perioperativ nicht angemessen reagiert werden können. Glücklicherweise trat kein Schaden auf.

Prinzipien der zwischenmenschlichen Kommunikation

1. Inhaltliche Redundanz durch direkte Kanäle fördert die Richtigkeit der kommunizierten Inhalte und deren Verständnis

❶ **Kommunikationsfehler der Richtigkeit** (nicht gebotene Encodierung)
Die Familie gibt dem Personal der Notaufnahme falsche Angaben zur Medikationseinnahme des Patienten.

❷ **Kommunikationsfehler der Richtigkeit** (nicht gebotene Encodierung)
Die Ärzte verordnen eine Fortführung der (von der Familie falsch benannten) häuslichen Medikamente.

❸ **Kommunikationsfehler der Richtigkeit** (unterlassene transaktionale Kommunikation)
Weder Ärzte noch Pflegende sprechen mit dem Patienten und der Familie, um die Richtigkeit der vermittelten häuslichen Medikationen zu überprüfen.

2. Kommunikation verankert Gedanke, Symbol und Referent

❷ **Kommunikationsfehler der Richtigkeit** (fehlangewendete Encodierung)
Die Familienangehörigen bezeichnen die häuslichen Medikamente des Patienten falsch, indem sie sagen, der Patient nehme Prednisolon (statt Prednison) ein.

3. Kommunikation ist kontextgebunden

❸ **Kommunikationsfehler der Kontextualisierung** (fehlangewendete Decodierung)
Die behandelnden Ärzte übernehmen die Medikamentenliste der Angehörigen wörtlich, ohne zu beachten, dass die Angehörigen als Nichtmediziner mit pharmazeutischen Begriffen womöglich nicht vertraut sind (*kultureller* Kontext).

Diskussion

Dieses Fallbeispiel veranschaulicht drei wichtige Themen für eine sichere und hochwertige Gesundheitsversorgung.

Erstens wird an diesem Fall deutlich, wie sehr erfolgreiche Kommunikation davon abhängt, dass durch möglichst *direkte Kommunikationskanäle* ein adäquates Maß an *inhaltlicher Redundanz* erzeugt wird. Das persönliche Gespräch birgt dabei das größte Potenzial für eine richtige Decodierung. Pflegefachpersonen kommunizieren in diesen Patientenaufnahmen zumeist als erstes mit den Patienten und nehmen die Medikationsliste häufig entgegen. Hätte die Familie in diesem Fall mehr als einmal

(Redundanz) und persönlich (Direktheit) mit den Pflegefachpersonen oder Ärzten gesprochen, anstatt bloß eine handschriftliche Liste einzureichen, dann hätte dies die Richtigkeit der ausgetauschten Informationen begünstigt. Erfreulicherweise wirft der Kardiologe ein kritisches Auge auf den Vorgang und verhindert rechtzeitig, dass der fehlende interaktive Abgleich der häuslichen Medikamente zu schlimmeren Konsequenzen führt. Dadurch entsteht glücklicherweise nur ein harmloser Zwischenfall mit abgewendetem Schaden.

Zweitens illustriert dieser Fall, wie wichtig eine kontextbezogene Kommunikation für die Patientensicherheit und Versorgungsqualität ist. Patienten und Familienangehörige sind im Normalfall *keine* medizinischen Experten und verwenden daher möglicherweise medizinische und pharmazeutische Begriffe nicht korrekt. In diesem Fall wird aus Versehen ein anderes Arzneimittel bezeichnet. Im Hinblick auf diese Herausforderung wäre ein solcher Fehler vermeidbar, wenn es den Ärzten im Gespräch mit dem Patienten und seinen Familienangehörigen gelingt, diesen Kontextbezug kommunikativ einzubetten. Stattdessen gehen Ärzte jedoch häufig davon aus, dass Patienten und Familienangehörige medizinische Fachausdrücke richtig verwenden. Dieser **Common-Ground-Trugschluss** führt häufig zu vermeidbaren Zwischenfällen.

Drittens führt dieser Fall vor Augen, wie Fehlkommunikation bereits auf der fundamentalsten Ebene der zwischenmenschlichen Kommunikation ausgelöst werden kann: wenn die *inner*menschlichen Prozesse der Bedeutungszuschreibung nicht *zwischen*menschlich abgestimmt werden. Hier geschieht dies in der Zuschreibung eines Symbols – die Familienangehörigen denken an einen Gegenstand, nämlich an das Medikament, das der Patient zu Hause einnimmt. Sie weisen diesem Referenten als Bezeichnung ein Symbol zu, von dem sie glauben, dass es den Namen des verschriebenen Arzneimittels repräsentiert. Sie begehen hierbei einen Bezugsfehler, da sie das falsche Symbol für den Referenten verwenden. Dieser Bezugsfehler wird interaktiv nicht validiert und löst somit eine Fehlanweisung aus (d. h. die Fortführung des vermeintlichen häuslichen Medikaments), die letztlich die Sicherheit des Patienten gefährdet.

Zusammengefasst müssen also sowohl die kommunikative Klarheit als auch eine kompetente zwischenmenschliche Abgleichung gebräuchlicher Symbolzuweisungsprozesse gewährleistet sein. Erst dann werden eine *akkurate* Kommunikation und eine *erfolgreiche* zwischenmenschliche Verständnisfindung ermöglicht.

Kommunikationsstrategien nach Hannawa-SACCIA

Folgende Handlungsweisen hätten diesen Zwischenfall verhindern können:
- Die Familienangehörigen hätten ihre Unsicherheit bezüglich der Benennung der häuslichen Arzneimittel gegenüber dem Fachpersonal äußern können, z. B. indem sie sagen: „Ich glaube, er nimmt Pred... – irgendwas. Prednisolon vielleicht? Ich bin mir nicht sicher?"

- In Anbetracht des fehlenden medizinischen Fachwissens der Familienangehörigen hätten die Ärzte oder die aufnehmenden Pflegefachpersonen die Medikamentenauflistung der Familie sorgfältig decodieren und potenzielle Verwechslungen interaktiv ausschließen können.
- Pflegefachpersonen oder Ärzte hätten die Medikationsliste der Familie kontextbezogen begutachten sollen und die Richtigkeit der Informationen im direkten Gespräch mit der Familie und dem Patienten validieren können.

Kommunikationslehren für eine bessere Patientensicherheit und Versorgungsqualität

1 ○	2 ○	3 ○	4 ○	5 ○	6 ○	7 ○	8 ○	9 ○	10 ○
11 ○	12 ○	13 ○	14 ○	15 ○	16 ○	17 ○	18 ○	19 ○	20 ○
21 ○	22 ○	23 ○	24 ○	25 ○	26 ○	27 ○	28 ○	29 ○	30 ○

Wählen Sie aus den 30 Kommunikationslehrsätzen in Kapitel 9 diejenigen aus, die diesen Fall am treffendsten beschreiben und kreuzen Sie die entsprechenden Kästchen in dieser Checkliste an. Begründen Sie Ihre Wahl und erklären Sie, wie die einzelnen Lehrsätze mit diesem Fall zusammenhängen.

Fragen zur Diskussion und Übungen

1. Wenn die Anamnese des Patienten mit Familienangehörigen erfolgt, die über kein medizinisches Fachwissen verfügen – wie können die Pflegefachpersonen ihre Kommunikation mit den Angehörigen respektvoll in diesen *kulturellen* Kontext einbetten?

2. Patienten haben oft mit mehreren Fachkräften Kontakt. Wie können Pflegende eine angemessene inhaltliche *Redundanz* einsetzen, um die *Richtigkeit* der kommunizierten Inhalte und deren Verständnis zu erhöhen?

3. Verfassen Sie ein alternatives Skript für den Erstkontakt zwischen der Familie und dem Fachpersonal der Notaufnahme, bei dem die Medikamentenliste des Patienten *korrekt* übermittelt wird. Welche sondierenden Fragen hätte das Personal stellen können, um eine korrekte Medikationsvermittlung sicherzustellen?

4. In diesem Fallbeispiel verursacht ein ärztliches Handeln innerhalb des Common-Ground-Trugschlusses einen Zwischenfall mit abgewendetem Schaden. Nennen Sie drei weitere medizinische Situationen, bei denen der Common-Ground-Trugschluss vermeidbaren Schaden verursachen könnte.

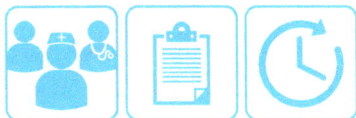

Fall 3: Doppelt geprüft

Teamkommunikation

Falsche Patientenidentifikation, Zwischenfall mit Beinaheschaden

Klinischer Kontext: Akutstationäre Aufnahme für Operation am selben Tag (Drainage einer Zyste)
Kommunikationsrahmen: Interaktion zwischen einer Pflegefachperson, einer Pflegefachperson für Anästhesiepflege und einem Patienten
Ereignis: Unsichere Kommunikation, die zu einer verspäteten Operation führt
Ergebnis für die Patientensicherheit: Zwischenfall mit Beinaheschaden

Fallbeschreibung von Barbara Wojnowski, B.S., R.N. und Anne Wendt, Ph.D., M.S.N., R.N.

Eine 28-jährige Patientin in der prästationären Aufnahme wartet auf eine Operation zur Drainage eines Abszesses an der Bartholinschen Drüse. Die Mitarbeiterin aus dem Aufnahmebüro legt der Patientin das Identifikationsarmband an und benachrichtigt die Pflegefachperson der Aufnahme, dass die Aufnahmeunterlagen der Patientin vollständig sind.

Die Pflegefachperson der Aufnahme ❶ **nimmt die Aufnahmeunterlagen und die Patientenakte, die einem anderen Patienten gehören, und ruft die Patientin mit dem auf der Patientenakte** angegebenen Namen. Die Patientin sieht, dass die Pflegefachperson der Aufnahme ❷ **in Eile zu sein scheint und traut sich nicht, den falschen Gebrauch des Namens (den auf der Patientenakte)** zu korrigieren. Die Patientin ist ängstlich wegen der bevorstehenden Operation, aber beantwortet die Fragen der Pflegefachperson zur Überprüfung nur mit schnellem Ja und Nein, um die begrenzte Zeit der Pflegefachperson nicht weiter in Anspruch zu nehmen. In ihrer Eile übersieht die Pflegefachperson der Aufnahme die ❸ **unterschiedlichen Namen auf dem Patientenarmband und der Krankenakte.**

Nachdem der Überprüfungsprozess beendet ist, wird die Patientin von der Pflegefachperson der Aufnahme in den Operationsbereich gebracht und an die Pflegefachperson für Anästhesiepflege übergeben. Die Anästhesiepflegefachperson bemerkt den Unterschied zwischen dem Namen der Patientenakte und dem Patientenarmband. Sie informiert die Pflegefachperson der Aufnahme über den Fehler und die Patientin wird in das Aufnahmezimmer zurückgebracht. Die Operation der Patientin muss verschoben werden und die Patientin ist noch ängstlicher als vorher.

Prinzipien der zwischenmenschlichen Kommunikation

1. Kommunikation verankert Gedanke, Symbol und Referent

❶ **Kommunikationsfehler der Richtigkeit** (unterlassene Decodierung)
Die Pflegefachperson der Aufnahme nimmt die Aufnahmeunterlagen und Patientenakte eines anderen Patienten in die Hand.

❸ **Kommunikationsfehler der Kontextualisierung** (unvollständige Decodierung)
Der Pflegefachperson der Aufnahme fällt der Unterschied zwischen dem Namen auf dem Patientenarmband und dem Namen auf der Patientenakte nicht auf (funktionaler Kontext).

2. Inhaltliche Redundanz durch direkte Kanäle fördert die Richtigkeit der kommunizierten Inhalte und deren Verständnis

❶ **Kommunikationsfehler der Richtigkeit** (unterlassene transaktionale Kommunikation)
Die Pflegefachperson der Aufnahme gleicht die Richtigkeit des Namens auf den Aufnahmeunterlagen und der Patientenakte nicht mit dem Fachpersonal des Aufnahmebüros und der Patientin ab.

3. Kommunikation ist kontextgebunden

❸ **Kommunikationsfehler der Kontextualisierung** (unvollständige Decodierung)
Die Pflegefachperson der Aufnahme nimmt sich in ihrer Eile nicht die Zeit, die Namen auf den Patientenarmband mit dem Namen auf der Patientenakte abzugleichen (chronologischer Kontext).

4. Kommunikation vermittelt Fakten und definiert zwischenmenschliche Verhältnisse

❷ **Kommunikationsfehler der Richtigkeit** (unterlassene transaktionale Kommunikation)
Die Patientin weist die Pflegefachperson nicht auf den falschen Namen hin.

❷ **Kommunikationsfehler der zwischenmenschlichen Anpassung** (übermäßige Encodierung)
Die Patientin passt sich dem unausgesprochenen Bedürfnis der Pflegefachperson bzw. der Erwartung, nicht die begrenzte Zeit zu verschwenden, über die Maße an.

Diskussion

Dieser Fall demonstriert, wie wichtig es ist, die kontextualen Rahmenbedingungen zu erkennen, die eine sichere Kommunikationspraxis einschränken und somit die Patientensicherheit gefährden können. Die Pflegefachperson in der Aufnahme bringt in ihrer Eile nicht die notwendige Zeit auf, zu hinterfragen, ob sie die richtige Patientin vor sich hat. Ebenso wenig nutzt sie die transaktionale Kommunikation mit der Patientin und dem Aufnahmefachpersonal, um diese Richtigkeit zu überprüfen. Ihre inadäquate Decodierung und unzureichende transaktionale Kommunikation trägt zu einer ungenauen Assoziation von Gedanke, Symbol und Referent bei (Gedanke: Patientin, zu der die Akte gehört; Referent: Patientin im Wartezimmer; Symbol: nicht zugehöriger Patientenname), was eine kritische Patientenverwechslung mit einem Beinaheschadensereignis verursacht.

Zusätzlich fehlt allen Beteiligten der Pflege in diesem Fall das richtige Verständnis von Kommunikation als relationaler, zwischenmenschlicher Prozess. Der Pflegefachperson ist nicht bewusst, dass ihr nonverbales Verhalten implizit die Erwartung ausdrückt, nicht von der Patientin gestört werden zu wollen. Die Patientin passt ihre Kommunikation übermäßig diesem wahrgenommenen Bedürfnis an und traut sich nicht, den falschen Namensgebrauch der Pflegefachperson zu korrigieren, weil sie ihre Zeit nicht übermäßig beanspruchen möchte. Die limitierende Auffassung der Pflegefachperson und der Patientin, dass Kommunikation lediglich dem Informationstransfer dient, steht einer erfolgreichen einheitlichen Verständnisfindung im Weg. Als Resultat erleidet die Patientin einen kritischen Beinaheschaden, der u. U. schreckliche Konsequenzen für die Patienten mit sich bringen könnte.

Kommunikationsstrategien nach Hannawa-SACCIA

Folgende Handlungsweisen hätten diesen Zwischenfall verhindern können:
- Die Pflegefachperson der Aufnahme hätte mithilfe einer Gegenprüfung der Patientenidentität mit der Pflegefachperson aus dem Aufnahmebüro, der Patientin selbst und in Abgleich mit dem Patientenarmband sicherstellen können, dass sie die richtige Patientin vor sich hat.
- Die Pflegefachperson der Aufnahme hätte bemerken können, dass ihr nonverbales Verhalten der Patientin ein Gefühl der Nichterreichbarkeit vermittelt, das die Patientin entmutigen könnte, sich adäquat zu äußern.
- Die Patientin hätte bemerken können, dass das nonverbal ausgedrückte Bedürfnis der Pflegefachperson, keine Zeit verschwenden zu wollen, sie davon abhält, sicherheitsrelevante Bedenken zu äußern – sie hätte diese empfundene Einschränkung ansprechen und in diesem Rahmen die falsche Verwendung ihres Namens korrigieren können.

Kommunikationslehren für eine bessere Patientensicherheit und Versorgungsqualität

1 ◯	2 ◯	3 ◯	4 ◯	5 ◯	6 ◯	7 ◯	8 ◯	9 ◯	10 ◯
11 ◯	12 ◯	13 ◯	14 ◯	15 ◯	16 ◯	17 ◯	18 ◯	19 ◯	20 ◯
21 ◯	22 ◯	23 ◯	24 ◯	25 ◯	26 ◯	27 ◯	28 ◯	29 ◯	30 ◯

Wählen Sie aus den 30 Kommunikationslehrsätzen in Kapitel 9 diejenigen aus, die diesen Fall am treffendsten beschreiben und kreuzen Sie die entsprechenden Kästchen in dieser Checkliste an. Begründen Sie Ihre Wahl und erklären Sie, wie die einzelnen Lehrsätze mit diesem Fall zusammenhängen.

Fragen zur Diskussion und Übungen

1. Wie können Pflegefachpersonen dazu beitragen, die Pflegeumgebung der Patienten zu überwachen, um das Risiko für Verwechslungsfehler wie in diesem Fall zu reduzieren?

2. Was können Pflegefachpersonen tun, um Patienten zu ermutigen, sich zu äußern, wenn sie bemerken, dass etwas in ihrer Versorgung falsch läuft?

3. Schreiben Sie eine Richtlinie oder ein Verfahren, dass implementiert werden könnte, um Verwechslungsfehler wie in diesem Fall bei Operationen, die am selben Tag stattfinden, zu verhindern.

4. Welche strukturellen und prozessualen Faktoren könnten diesen Beinaheschaden ermöglicht haben?

Fall 4: Übel und schwanger

Interprofessionelle Kommunikation

Fehlmedikation, Zwischenfall mit Beinaheschaden

Klinischer Kontext: Ambulanter Besuch in der Notaufnahme (akuter Schub eines Asthma bronchiale bei Schwangerschaft)
Kommunikationsrahmen: Interaktionen zwischen Notarzt, Pflegefachperson in der Notaufnahme, diensthabenden Internisten und einliefernder Pflegefachperson
Ereignis: Unsichere Kommunikation, die zu einer Fehlmedikation durch die behandelnden Ärzte führt
Ergebnis für die Patientensicherheit: Zwischenfall mit Beinaheschaden

Abdruck aus dem Englischen mit Genehmigung von AHRQ WebM&M. Erstabdruck des Falls in El-Ibiary S. Sick and pregnant. AHRQ WebM&M [serial online]. November 2008, https://psnet.ahrq.gov/webmm/ case/190.

Eine 35-jährige Frau mit chronischem Asthma bronchiale stellt sich mit Atembeschwerden in der Notaufnahme vor. Die Patientin informiert das aufnehmende Personal darüber, sie sei in der 17. Woche schwanger und ihr Frauenarzt arbeite in einem anderen Krankenhaus. Es wird ein Schwangerschaftstest durch Urinprobe durchgeführt, und der Test zeigt ein positives Ergebnis. ❶ **Das Testergebnis wird in der elektronischen Gesundheitsakte (eGA)** festgehalten. Die Patientin wird mittels Inhalation mit Bronchospasmolytika behandelt, ihre Atembeschwerden halten jedoch an.

❷ **Der Notarzt kontaktiert den diensthabenden Internisten,** um die Patientin für eine Behandlung einzuweisen. ❸ **Der Internist stimmt zu, erhält aber keine Nachricht** darüber, dass die Patientin schwanger ist. ❸ **Die einweisende Pflegefachperson erhält von der Pflegefachperson aus der Notaufnahme einen Bericht,** in dem die Schwangerschaft der Patientin ebenfalls unerwähnt bleibt. Im Zuge der stationären Einweisung ❹ **werden der Patientin intravenöse Kortikosteroide, Bronchospasmolytika mittels Vernebler und intravenös Levofloxacin** (bei Schwangerschaft ein riskantes Antibiotikum) verschrieben.

❺ **Am nächsten Morgen** untersucht der Internist die Patientin, die ihn über ihre Schwangerschaft informiert. Der Internist überprüft daraufhin die bereits erfolgte Medikamentengabe und stellt fest, dass der Patientin bereits eine Dosis Levofloxacin verabreicht wurde. Er setzt Levofloxacin ab und verordnet ein alternatives, bei Schwangerschaft sichereres Antibiotikum. Ein Spezialist für embryonale Entwicklung wird konsultiert und kommt zu dem Schluss, dass die verabreichte Dosis Levofloxacin keine unerwünschten Auswirkungen auf den Fötus hatte.

Prinzipien der zwischenmenschlichen Kommunikation

1. Kommunikation lässt sich nicht auf Teilprozesse reduzieren

Dieser Fall demonstriert, wie unvollständige Kommunikation zwischen dem klinischen Fachpersonal die Sicherheit einer Patientin und ihres ungeborenen Kindes beeinträchtigen kann. Die Information, dass die Patientin schwanger ist, durchdringt in diesem Fall unbemerkt mehrere kommunikative Verteidigungslinien.

❶ Kommunikationsfehler der Suffizienz (unterlassene Decodierung)
Die einliefernde Pflegefachperson und der diensthabende Internist ziehen nicht die eGA der Patientin zurate. Obwohl die Laborkräfte für die behandelnden Ärzte eine Nachricht encodieren (positiver Schwangerschaftstest), kommt die beabsichtigte Kommunikation nie tatsächlich zustande (= *versuchte Kommunikation*).

❷ Kommunikationsfehler der Suffizienz (unvollständige Encodierung)
Der Notarzt versäumt es, den Internisten über die Schwangerschaft zu benachrichtigen, während die Pflegefachperson in der Notaufnahme die überführende Pflegefachperson ebenfalls nicht über die Schwangerschaft informiert. Sie alle geben diese patientensicherheitsrelevante Information nur unzureichend an ihre Kollegen weiter. Dadurch entsteht keine Grundlage für ein umfassendes einheitliches Verständnis des Gesundheitszustandes der Patientin.

2. Kommunikation ist kontextgebunden

Ein weiterer Grund für den vermeidbaren Beinaheschaden in diesem Fall liegt darin, dass die verschiedenen Akteure ihre Kommunikation nicht *kontextbezogen* durchführen.

❹ Kommunikationsfehler der Kontextualisierung (nicht gebotene Encodierung)
Basierend auf einer unzureichenden Informationsgrundlage, verschreibt der diensthabende Internist ein Medikament, das im Hinblick auf die Schwangerschaft der Patientin riskant ist (*funktionaler* Kontext).

❺ Kommunikationsfehler der Kontextualisierung (unvollständige Encodierung)
Der Internist wartet bis zum nächsten Tag, um direkt mit der Patientin zu sprechen (*chronologischer* Kontext).

❸❹ Kommunikationsfehler der Kontextualisierung (unterlassene transaktionale Kommunikation)
Der Notarzt und der Internist versäumen es, die Arzneimittel innerhalb des Kontexts der Schwangerschaft der Patientin miteinander zu besprechen (*funktionaler* Kontext).

Diese vier Kommunikationsfehler sind beispielhaft dafür, wie eine unzureichend kontextbezogene Kommunikation die Patientensicherheit gefährden kann. Im beschriebenen Fall manifestiert sich diese Gefahr im fehlenden Kommunikationsbezug auf die Schwangerschaft der Patientin sowie im *Zeitpunkt* und in der *Rechtzeitigkeit* der Kommunikation.

Diskussion

Das wesentliche Kommunikationsproblem liegt in diesem Fall im unvollständigen Informationsaustausch. Das Laborteam *versucht* zwar zu vermitteln, dass der Schwangerschaftsnachweis im Urin der Patientin positiv ausfiel. Diese Information wird jedoch nicht decodiert und keine andere klinische Fachkraft wird darüber verständigt. Obwohl die Fachkräfte in der Notaufnahme über die Schwangerschaft informiert sind, versäumen sie es, diese kritische Information an den diensthabenden Internisten und an die einweisende Pflegefachperson weiterzuleiten. Zudem befragt der diensthabende Internist weder die einweisende Pflegefachperson noch die Patientin selbst, ob sie schwanger ist, bevor er ihr das Antibiotikum verschreibt.

Die Hauptursache für diesen unvollständigen Informationsaustausch besteht darin, dass sich der Internist bei mehreren medizinisch Verantwortlichen ausschließlich auf deren latente Kommunikation untereinander verlässt. Er hat die Patientin vor der Verschreibung des Antibiotikums weder untersucht noch mit ihr gesprochen. Die Schwierigkeit dabei ist: **Latente Kommunikation**, d. h. ein Informationsaustausch, der mehrere Personen durchfließt, wird typischerweise von einem *Stille-Post-Effekt* beeinträchtigt (d. h. sowohl die Qualität also auch die Quantität der vermittelten Informationen wird verringert). Hingegen hätte eine direkte Kommunikation zwischen *weniger* Individuen eine direkte Validierung des Informationsgehalts ermöglicht und somit die Vollständigkeit und Richtigkeit der Informationsinhalte begünstigt.

Kommunikationsstrategien nach Hannawa-SACCIA

Folgende Handlungsweisen hätten diesen Zwischenfall verhindern können:
- Die aufnehmende Pflegefachperson der Notaufnahme hätte das Personal der Inneren Medizin direkt über die Schwangerschaft der Patientin informieren können.
- Das Laborteam hätte mit dem klinischen Personal der Notaufnahme verifizieren können, dass die neu erhobenen Testergebnisse in der elektronischen Gesundheitsakte enthalten sind und korrekt verstanden wurden.
- Der Krankenhausapotheker hätte mit dem Arzt verifizieren können, dass die Patientin nicht schwanger ist, da das verschriebene Medikament bei Schwangerschaft nicht angewendet werden sollte.

- Das Personal hätte auf die elektronische Gesundheitsakte der Patientin zugreifen können.
- Alle Akteure hätten davon ausgehen können, dass kein „common ground" zwischen ihnen existiert, sondern dass dieser durch ihre Kommunikation erst etabliert werden muss. Sie hätten sich um hinreichende und kontextbezogene Kommunikation bemühen können, um gemeinsam ein einheitliches Verständnis zu erschaffen.

Kommunikationslehren für eine bessere Patientensicherheit und Versorgungsqualität

1○	2○	3○	4○	5○	6○	7○	8○	9○	10○
11○	12○	13○	14○	15○	16○	17○	18○	19○	20○
21○	22○	23○	24○	25○	26○	27○	28○	29○	30○

Wählen Sie aus den 30 Kommunikationslehrsätzen in Kapitel 9 diejenigen aus, die diesen Fall am treffendsten beschreiben und kreuzen Sie die entsprechenden Kästchen in dieser Checkliste an. Begründen Sie Ihre Wahl und erklären Sie, wie die einzelnen Lehrsätze mit diesem Fall zusammenhängen.

Fragen zur Diskussion und Übungen

1. Welchen Kontextebenen wurde in diesem Fall ungenügend Beachtung geschenkt?

2. Wie hätten die Verwendung der elektronischen Gesundheitsakte (eGA) und anderer Technologien die Kommunikationsfehler und den Beinaheschaden in diesem Fall vermeiden können?

3. Wenn mehrere Akteure an einer Versorgungsepisode beteiligt sind, ist eine latente Kommunikation unvermeidlich. Beschreiben Sie ein krankenhausinternes System oder einen Standard, die verhindern könnte, dass die Qualität und die Quantität von Informationen während latenter Kommunikation beeinträchtigt werden.

4. Lesen Sie den Fall noch einmal durch und identifizieren Sie Momente, in denen die Beteiligten sicherstellen könnten, dass sie sich gegenseitig verstehen. Beschreiben Sie für jeden dieser Momente eine konkrete Handlung, die dieses Ziel begünstigt.

Fall 5: Fallstricke beim Medikationsabgleich

Berufsübergreifende Kommunikation

Arzneimittelüberdosis, unerwünschtes Ereignis

Klinischer Kontext: Akute Notaufnahme mit anschließender stationärer Einweisung (Hüftgelenksfraktur)

Kommunikationsrahmen: Interaktionen zwischen einer aufnehmenden Pflegefachperson in der Notaufnahme, einem Unfallchirurgen, einem Stationsarzt, einer Pflegefachperson auf der Intensivstation und einem kardiologischen Facharzt

Ereignis: Unsichere Kommunikation, die zu einer überdosierten Arzneimittelverabreichung führt

Ergebnis für die Patientensicherheit: Unerwünschtes Ereignis

Abdruck aus dem Englischen mit Genehmigung von AHRQ WebM&M. Erstabdruck des Falls in Weber R. Medication Reconciliation Pitfalls. AHRQ WebM&M [serial online]. Februar 2010, https://psnet.ahrq. gov/webmm/case/213.

Eine 90-jährige, alleine lebende Frau erleidet durch einen Sturz eine Hüftfraktur und wird von ihrer Tochter in die Notaufnahme gebracht. Die Anamnese ergibt eine Hypothyreose, Osteoarthritis und Hypertonie.

Die Arzneimittelpackungen der Patientin werden der aufnehmenden Pflegefachperson überreicht und als Grundlage für die Auflistung der häuslichen Medikamente verwendet. ❶ **Die Liste enthält unter anderem Metoprolol täglich 75 mg p.o.**

Ein Unfallchirurg weist die Patientin ins Krankenhaus ein und verschreibt, dass alle zu Hause eingenommenen Medikamente gemäß ihrer bisherigen Dosis weiterhin einzunehmen sind. Der Chirurg ❷ **veranlasst außerdem eine Konsultation bei der Inneren Medizin** für eine präoperative Freigabe der Patientin.

Die Patientin verneint, unter Arrhythmie, Synkopen, Präsynkopen, Demenz oder Stürzen gelitten zu haben. Ihre Medikamente werden zusammen mit ihren Kleidungsstücken in einem undurchsichtigen Plastikbeutel verstaut und sie wird auf die orthopädische Station verlegt.

Mehrere Stunden später besucht der Stationsarzt die Patientin und ❸ **bestätigt die Dosierung der häuslichen Medikamente.** Abgesehen von ihrem Beintrauma und einem geringen Hördefizit, ergibt die Untersuchung der Patientin nichts Auffälliges. Die Patientin ❹ **informiert den Arzt nicht** darüber, dass sich ihre Medikamente in ihrer Tasche befinden – möglicherweise ist ihr nicht bewusst, dass die Tochter ihr diese mitgegeben hat. Der Arzt misst eine Herzfrequenz von 75 Schlägen pro Minute bei einem systolischen Blutdruck von 170 mmHg. Die Blutdruckwerte sind bereits seit der Einweisung erhöht. ⑥ **Der Arzt verordnet, die Dosis von Metoprolol von 75 mg auf 100 mg täglich zu erhöhen.**

Während sie einige Stunden später für die Operation vorbereitet wird, tritt bei der Patientin eine Asystolie auf. Wiederbelebungsmaßnahmen sind erfolgreich und die Patientin wird auf die Intensivstation verlegt. Im Zuge des Transfers ⑥ **überreicht eine Pflegefachperson von der Intensivstation dem Kardiologen den Plastikbeutel mit den Medikamenten**. Der Kardiologe stellt fest, dass die häusliche Dosis Metoprolol 25 mg täglich beträgt.

Der Fehler wird der Krankenhausapotheke mitgeteilt. ⑦ **Nur durch Zufall** erfährt der Stationsarzt, der die Metoprolol-Dosis erhöht hatte, von dem Fehler. Er entschuldigt sich bei der Patientin und ihrer Familie und versichert ihnen, den Fall genauestens zu untersuchen, damit sich ein solcher Fehler nicht wiederholt. Die Patientin gesundet vollständig und zeigt keine wiederkehrend instabilen Vitalfunktionen. Ein Myokardinfarkt wird ausgeschlossen und das Echokardiogramm ist unauffällig. Nachdem sie mehrere Tage lang unter Beobachtung auf der Intensivstation verbringt, unterzieht sie sich der Operation der Hüftfraktur und wird ohne weitere Komplikationen nach Hause entlassen.

Prinzipien der zwischenmenschlichen Kommunikation

1. Inhaltliche Redundanz durch direkte Kanäle fördert die Richtigkeit der kommunizierten Inhalte und deren Verständnis

❶ **Kommunikationsfehler der Richtigkeit** (fehlangewendete Decodierung)
Die aufnehmende Pflegefachperson liest die Dosierung des Metoprolol falsch von der Arzneimittelverpackung ab.

❶ **Kommunikationsfehler der Richtigkeit** (nicht gebotene Encodierung)
Die aufnehmende Pflegefachperson schreibt fälschlicherweise auf die Arzneimittelliste, die Patientin nehme zu Hause täglich Metoprolol 75 mg p.o. ein.

❷ **Kommunikationsfehler der Richtigkeit** (unterlassene transaktionale Kommunikation)
Der Stationsarzt sucht mit der Patientin und mit der Tochter nicht das direkte Gespräch, um die Richtigkeit der Bezeichnungen und der Dosierungen der Arzneimittel auf der Liste zu prüfen.

❸ **Kommunikationsfehler der Richtigkeit** (nicht gebotene Encodierung)
Der Stationsarzt bestätigt die häuslichen Medikamente, wie sie auf der Arzneimittelliste stehen.

❺ **Kommunikationsfehler der Richtigkeit** (nicht gebotene Encodierung)
Der Stationsarzt verordnet die Erhöhung der Metoprolol-Dosis von 75 mg auf 100 mg täglich.

2. Kommunikation lässt sich nicht auf Teilprozesse reduzieren

❹ Kommunikationsfehler der Suffizienz (unterlassene transaktionale Kommunikation)
Die Tochter der Patientin aktiviert keine transaktionale Kommunikation mit ihrer Mutter und mit dem Stationsarzt, um ein gemeinsames Verständnis zu erschaffen, dass sich die häuslichen Arzneimittel in der Tasche ihrer Mutter befinden.

❼ Kommunikationsfehler der Suffizienz (unterlassene Encodierung)
Das verantwortliche Personal berichtet dem Stationsarzt nicht über den Medikationsfehler.

3. Kommunikation ist kontextgebunden

❻ Kommunikationsfehler der Kontextualisierung (unvollständige Encodierung)
Das Krankenhauspersonal überreicht dem Kardiologen den Arzneimittelbeutel zu spät (*chronologischer* Kontext). Dadurch ist er nicht in der Lage selbst festzustellen, dass die Medikamentendosis falsch auf der Liste dokumentiert wurde.

Diskussion

Dieser Fall schildert, wie eine Ansammlung unterschiedlicher Kommunikationsfehler vereint ein unerwünschtes Ereignis hervorrufen können. Alle Beteiligten, auch die Patientin und ihre Tochter, tragen durch unzulängliche Kommunikation zu diesem Zwischenfall bei. Der Fall zeigt, dass eine sichere zwischenmenschliche Kommunikation das **Vehikel für eine gemeinsame Verständnisfindung** ist. Hierfür wird allen Beteiligten ein aktives und gewissenhaftes Engagement abverlangt. Nur so kann eine akkurate Informationsgrundlage erschaffen werden, die dann als fruchtbarer Boden für eine gemeinsame Verständnisfindung fungiert. Aufgrund inakkurater Encodierung, Decodierung und transaktionaler Kommunikation gehen in diesem Fall wichtige Informationen verloren und verursachen dadurch einen vermeidbaren Schaden.

Ebenso illustriert dieser Fall die Rolle der kommunikativen **Suffizienz als Grundvoraussetzung für eine einheitliche Verständnisfindung.** Sobald ein „common ground" etabliert ist, muss auf dieser Grundlage *hinreichend* kommuniziert werden, damit sich die Beteiligten gemeinsam über ihre Begriffe, Absichten, Gedanken und Gefühle verständigen können. Solch ein suffizienter Austausch muss nicht nur präventiv während einer spezifischen Behandlungssituation stattfinden. Auch *nach* einem Ereignis müssen sich Ärzte, Pflegende und Verwaltungsangestellte mit Patienten und Familienangehörigen erfolgreich verständigen. In diesem Zusammenhang können Kommunikationsfehler, die zu einem unerwünschten Ereignis geführt haben, in lehrreiche Erkenntnisse verwandelt werden, die über Interventionen wie z. B. Coping-Strategien und zukünftige Präventionsmaßnahmen evidenzbasiert informieren.

Kommunikationsstrategien nach Hannawa-SACCIA

Folgende Handlungsweisen hätten diesen Zwischenfall verhindern können:
- Die Triage-Pflegefachperson hätte das Redundanzprinzip anwenden können, um die richtigen Medikationsangaben zu gewährleisten – beispielsweise hätte sie die Bezeichnungen und die Dosis der Arzneimittel auf der Medikamentenliste mit den Verpackungen abgleichen können.
- Die Triage-Pflegefachperson hätte in einem direkten Gespräch mit der Patientin und deren Tochter die Richtigkeit der tatsächlich eingenommenen Medikamente und ihre Dosierungen abgleichen können.
- Der Stationsarzt hätte direkt mit der Patientin und ihrer Tochter sprechen können, um die Inhalte der Medikamententasche und die Arzneimittel auf der Medikamentenliste mit ihnen abzugleichen.
- Der Stationsarzt hätte die Dosis nicht erhöhen sollen, ohne zuvor sichergestellt zu haben, dass ihm hierfür eine validierte Informationsgrundlage vorliegt (d. h. dass das Medikament bisher wirklich so dosiert war, wie es auf der Liste steht).
- Die Tochter der Patientin hätte sich gemeinsam mit ihrer Mutter und dem Stationsarzt darüber verständigen können, dass sich die häuslichen Medikamente in der Tasche ihrer Mutter befinden.
- Das klinische Fachpersonal hätte sich vergewissern können, dass der behandelnde Kardiologe die Tasche rechtzeitig erhält (*chronologischer* Kontext), damit er die verabreichten Medikamente und ihre Dosierung mit den Informationen auf der Liste abgleichen kann.
- Der Stationsarzt hätte über den Fehler rechtzeitig informiert werden können, damit ein Lerneffekt erzielt und eine Wiederholung des Fehlers vermieden wird.

Kommunikationslehren für eine bessere Patientensicherheit und Versorgungsqualität

1 ○	2 ○	3 ○	4 ○	5 ○	6 ○	7 ○	8 ○	9 ○	10 ○
11 ○	12 ○	13 ○	14 ○	15 ○	16 ○	17 ○	18 ○	19 ○	20 ○
21 ○	22 ○	23 ○	24 ○	25 ○	26 ○	27 ○	28 ○	29 ○	30 ○

Wählen Sie aus den 30 Kommunikationslehrsätzen in Kapitel 9 diejenigen aus, die diesen Fall am treffendsten beschreiben und kreuzen Sie die entsprechenden Kästchen in dieser Checkliste an. Begründen Sie Ihre Wahl und erklären Sie, wie die einzelnen Lehrsätze mit diesem Fall zusammenhängen.

Fragen zur Diskussion und Übungen

1. Nennen Sie drei Möglichkeiten, wie eine Anwendung des Redundanzprinzips die Richtigkeit der vermittelten Informationen in diesem Fall gefördert hätte.

2. Wie hätte eine Pflegefachperson in diesem Fall die Patientin und ihre Tochter dazu ermutigen können, dem Fachpersonal die Arzneimitteltasche rechtzeitig zu übergeben, um den Behandlungsfehler zu vermeiden?

3. Beschreiben Sie Lösungsstrategien, wie die Beteiligten kompetent innerhalb des *chronologischen* Kontexts dieses Fallbeispiels kommunizieren und somit die Überdosis vermeiden könnten.

4. Verfassen Sie ein Skript, in dem das medizinische Fachpersonal die Patientin und ihre Tochter als aktive Partner in den Behandlungsprozess einbindet und somit eine erfolgreiche Medikation gewährleistet.

5. Lesen Sie den Fall noch einmal durch und identifizieren Sie Momente, in denen die Beteiligten sicherstellen könnten, dass sie sich gegenseitig verstehen. Beschreiben Sie für jeden dieser Momente eine konkrete Handlung, die dieses Ziel begünstigt.

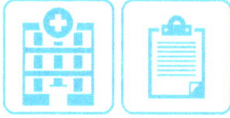

Fall 6: Vernachlässigte Vorgeschichte einer posttraumatischen Belastungsstörung

Interinstitutionelle Kommunikation

Unzureichende Patientenübergabe, schwerwiegendes Ereignis

Klinischer Kontext: Akute Notaufnahme mit anschließender Patientenverlegung in ein großes regionales Krankenhaus für spezialisierte stationäre Versorgung (Heroinüberdosis, Aspirationspneumonie, posttraumatische Belastungsstörung)

Kommunikationsrahmen: Interaktionen zwischen der Pflegefachperson der Notaufnahme und dem Arzt, der den Patienten überwiesen hat, und einer Pflegefachperson für Intensivpflege und dem medizinischen Personal aus dem Krankenhaus, das den Patienten aufgenommen hat

Ereignis: Unsichere Kommunikation, die zu einer unzureichenden Patientenübergabe und dem Selbstmord des Patienten führt

Ergebnis für die Patientensicherheit: Schwerwiegendes Ereignis

Fallbeschreibung von Anne Fitzgerald, M.S.N., R.N. und Anne Wendt, Ph.D., M.S.N., R.N. Modifiziert für den deutschsprachigen Raum.

Ein 52-jähriger männlicher Patient wird in die Notaufnahme eines kleinen vorstädtischen Krankenhauses gebracht. Die Familie des Patienten hatte den Krankenwagen gerufen, weil der Patient morgens nicht aufgewacht war. Die zuständige Pflegefachperson der Notaufnahme findet einen nicht reagierenden Patienten mit niedrigem Blutdruck vor, der Spuren an seinen Armen hat, die auf eine Vorgeschichte mit i.v. Drogenkonsum hinweisen.

Der Arzt der Notaufnahme diagnostiziert eine Überdosis an Opioiden/Heroin und verabreicht dem Patienten den Opioidantagonisten Naloxon. Infusionen werden angelegt und die Laborergebnisse bestätigen eine Überdosis Heroin. Die Blutuntersuchungen zeigen erhöhte Werte von Harnstoffstickstoff, Kreatinin und Kreatinkinase und deuten auf eine Rhabdomyolyse, also einem Zerfall der Zellgewebe, hin. Die Röntgenaufnahme des Thorax zeigt ein Infiltrat im rechten unteren Lungenlappen und eine Aspirationspneumonie. Die Familie des Patienten fragt die Pflegefachperson der Notaufnahme, ob der Patient, der die letzten acht Jahre im aktiven Militärdienst der US-Armee gewesen ist, in ein größeres regionales Krankenhaus verlegt werden könnte, wo er Zugang zu fortschrittlicheren Spezialisten und einer ❶ **Behandlung für seine posttraumatische Belastungsstörung** und Opiatabhängigkeit erhalten könnte. ❷ **Die überweisende Pflegefachperson der Notaufnahme kontaktiert daraufhin das Personal der Intensivstation des Krankenhauses, das den Patienten aufnimmt**, um zu klären, ob diese ein freies Bett für den Patienten mit Heroinüberdosis und Aspirationspneumonie haben. ❸ **Die Pflegefachperson der Intensivstation gibt an, dass ein freies Bett zur Verfügung steht** und ❹ **der Arzt der Notaufnahme vervollständigt die Verlegungsunterlagen.** ❷ **Weder die verlegende Pflegefachperson noch der** ❹ **der verlegende Arzt** erwähnen der aufnehmenden Pflegefachperson oder dem medizinischen Fachpersonal gegenüber, dass der Patient eine Vorgeschichte hinsichtlich posttraumatischer Belastungsstörung und Opiatabhängigkeit hat und dass die Familie wünscht, dass er in ein Krankenhaus gebracht wird, das auf die Behandlung der posttraumatischen Belastungsstörung spezialisiert ist. Der Patient wird auf der Intensivstation des aufnehmenden Krankenhauses aufgenommen, auf der es keine psychologische oder psychiatrische Unterstützung hinsichtlich seiner posttraumatischen Belastungsstörung oder Opiatabhängigkeit gibt. Nach 24 Stunden entlässt sich der Patient selbst (ohne jemanden zu informieren) und appliziert sich eine tödliche Dosis Heroin.

Prinzipien der zwischenmenschlichen Kommunikation

1. Kommunikation beruht auf subjektiven Vorannahmen und Wahrnehmungen

❶ **Kommunikationsfehler der Suffizienz** (unvollständige transaktionale Kommunikation)
Die Pflegefachperson der Notaufnahme, der Arzt der Notaufnahme und die Familie des Patienten nutzen ihre Kommunikation miteinander nicht genügend, um ein gemeinsames Verständnis über die Wichtigkeit zu entwickeln, dass die aufnehmende Institution auch die posttraumatische Belastungsstörung des Patienten mitbehandelt.

❷ **Kommunikationsfehler der Suffizienz** (unvollständige Encodierung)
Die verlegende Pflegefachperson der Notaufnahme berichtet der Pflegefachperson der Intensivstation lediglich, dass bei dem Patienten eine Heroinüberdosis und eine Aspirationspneumonie diagnostiziert sind; sie erwähnt die posttraumatische Belastungsstörung des Patienten nicht.

❹ **Kommunikationsfehler der Suffizienz** (unvollständige Encodierung)
Der Arzt der Notaufnahme berichtet in den Verlegungsunterlagen für die empfangende Intensivstation des Krankenhauses nicht, dass der Patient ebenfalls eine Behandlung für die posttraumatische Belastungsstörung benötigt.

2. **Inhaltliche Redundanz durch direkte Kanäle fördert die Richtigkeit der kommunizierten Inhalte und deren Verständnis**

❸ **Kommunikationsfehler der Suffizienz** (unvollständige transaktionale Kommunikation)
Die verlegende Pflegefachperson der Notaufnahme und die aufnehmende Pflegefachperson der Intensivstation kommunizieren unzureichend miteinander, um ein gemeinsames Verständnis der gesamten klinischen Bedürfnisse des Patienten (inklusive der posttraumatischen Belastungsstörung) zu erreichen.

❷ ❹ **Kommunikationsfehler der Suffizienz** (unvollständige transaktionale Kommunikation)
Die Pflegefachperson und der Arzt der Notaufnahme, die Pflegefachperson der Intensivstation und das medizinische Personal der Intensivstation nutzen ihre Kommunikation miteinander nicht ausreichend, um ein gemeinsames Verständnis der umfassenden klinischen Bedürfnisse des Patienten (inklusive der posttraumatischen Belastungsstörung) zu validieren.

Diskussion

Dieser Fall demonstriert, wie wichtig eine suffiziente Kommunikation für die sichere Patientenversorgung ist. Er zeigt, dass das Versäumnis der Beteiligten, die erforderliche Mindestmenge an Kommunikation für ein einheitliches Verständnis zu investieren, die Sicherheit eines Patienten erheblich beeinträchtigen kann – in diesem Fall in einem Ausmaß, das zum Tod des Patienten führt.

Zwei Kommunikationsprinzipien beleuchten die Kommunikationsfehler, die den Patienten in diesem Fall das Leben kosten. Das erste Prinzip lautet: Kommunikation beruht auf subjektiven Vorannahmen und Wahrnehmungen. Die Wurzel des ursprünglichen Kommunikationsfehlers, der zu weiteren insuffizienten Kommunikationsepisoden und schlussendlich zum Tod des Patienten führt, ist das Versäumnis des Notaufnahmeteams und der Familie des Patienten, ein gemeinsames Verständnis der Wichtigkeit zu etablieren, dass das aufnehmende Krankenhaus über die posttraumatische Belastungsstörung des Patienten informiert und entsprechend ausgestattet ist. Die Beteiligten nutzen ihre Kommunikation miteinander nicht ausreichend, um dieses Fundament zu schaffen, d. h. um ihre unterschiedlichen Vorstellung über die Wichtigkeit der posttraumatischen Belastungsstörung des Patienten zusammenzuführen. Als Resultat kommunizieren die Pflegefachperson und der Arzt der Notaufnahme die posttraumatische Belastungsstörung des Patienten nicht an das aufnehmende Personal auf der Intensivstation.

Das zweite Prinzip lautet: Inhaltliche Redundanz durch direkte Kanäle fördert die Richtigkeit der kommunizierten Inhalte und deren Verständnis. Die verlegenden Pflegefachpersonen, der Arzt der Notaufnahme und das aufnehmende Personal auf der Intensivstation hätten ihre transaktionale Kommunikation miteinander besser nutzen können, um ein gemeinsames Verständnis der medizinischen und pflegerischen Bedürfnisse des Patienten zu etablieren. Mithilfe einer derartigen Kommunikation hätten sie sicherstellen können, dass die übermittelten Informationen vollständig und richtig sind und dass der Patient sicher verlegt und qualifiziert behandelt werden kann. Unglücklicherweise wird dieser Weg von den Beteiligten nicht in Anspruch genommen. Die Notwendigkeit einer qualifizierten Behandlung der posttraumatischen Belastungsstörung geht während der Übergabe verloren. Und die mangelnde Achtsamkeit und Qualifikation der aufnehmenden Institution, die posttraumatische Belastungsstörung des Patienten adäquat zu überwachen, ermöglicht es, dass der Patient letztendlich Suizid begeht. Eine suffizientere Kommunikation zwischen den Beteiligten wäre der einzige Weg gewesen, dieses schwerwiegende Ereignis zu verhindern.

Kommunikationsstrategien nach Hannawa-SACCIA

Folgende Handlungsweisen hätten diesen Zwischenfall verhindern können:
- Die Pflegefachperson der Notaufnahme, der Arzt der Notaufnahme und die Familie des Patienten hätten ihre transaktionale Kommunikation miteinander besser nutzen können, um ein gemeinsames Verständnis der Dringlichkeit zu etablieren, dass die aufnehmende Institution auch die posttraumatische Belastungsstörung des Patienten mitbehandelt.
- Die verlegende Pflegefachperson der Notaufnahme hätte suffizienter mit der Intensivfachkraft kommunizieren können – sie hätte mündlich und schriftlich berichten können, dass der Patient zusätzlich zur Heroinüberdosis und Aspirationspneumonie eine Behandlung für die posttraumatische Belastungsstörung braucht.
- Der Arzt der Notaufnahme hätte in seinem Verlegungsbericht an das aufnehmende Krankenhaus suffizienter kommunizieren können – er hätte dazuschreiben können, dass der Patient zusätzlich eine Behandlung für die posttraumatische Belastungsstörung braucht.
- Die verlegende Pflegefachperson der Notaufnahme und die aufnehmende Intensivfachkraft hätten suffizienter miteinander kommunizieren können, um ein gemeinsames Verständnis der umfassenden klinischen Bedürfnisse des Patienten zu erreichen.
- Die Pflegefachperson und der Arzt der Notaufnahme, die Intensivfachkraft und das medizinische Personal der Intensivstation hätten ihre transaktionale Kommunikation miteinander nutzen können, um zu validieren, dass sie ein einheitliches Verständnis aller verfügbaren Informationen, inklusive der posttraumatischen Belastungsstörung, erreicht haben.

Kommunikationslehren für eine bessere Patientensicherheit und Versorgungsqualität

1 ○	2 ○	3 ○	4 ○	5 ○	6 ○	7 ○	8 ○	9 ○	10 ○
11 ○	12 ○	13 ○	14 ○	15 ○	16 ○	17 ○	18 ○	19 ○	20 ○
21 ○	22 ○	23 ○	24 ○	25 ○	26 ○	27 ○	28 ○	29 ○	30 ○

Wählen Sie aus den 30 Kommunikationslehrsätzen in Kapitel 9 diejenigen aus, die diesen Fall am treffendsten beschreiben und kreuzen Sie die entsprechenden Kästchen in dieser Checkliste an. Begründen Sie Ihre Wahl und erklären Sie, wie die einzelnen Lehrsätze mit diesem Fall zusammenhängen.

Fragen zur Diskussion und Übungen

1. Diskutieren Sie, welche strukturellen und prozessualen Faktoren zu den Kommunikationsfehlern in diesem Fall beigetragen haben könnten.

2. Was hätten Sie als Pflegefachperson tun können, um dieses schwerwiegende Ereignis zu verhindern?

3. Schreiben Sie eine Richtlinie oder ein Verfahren, das implementiert werden könnte, um derartige Kommunikationsfehler wie in diesem Fall in Zukunft zu verhindern.

Phase 2: (Pflege-)Diagnostik

Im medizinischen Kontext ist die **Diagnostik** der Prozess, in dem eine medizinische Erklärung für die Symptome eines Patienten bestimmt wird. Die dafür notwendigen Informationen stammen gewöhnlich aus der ersten Versorgungsphase, aus einer körperlichen Untersuchung und aus diagnostischen Testverfahren. Die North American Nursing Association hat den Begriff der **Pflegediagnostik** 1990 als klinische Beurteilung der Reaktion eines Individuums, einer Familie oder einer Gemeinde auf aktuelle oder potenzielle Gesundheitsprobleme definiert. Pflegediagnosen bilden die Grundlage für die Auswahl von pflegerischen Interventionen, um die aufgestellten Ziele und erwünschten Pflegeergebnisse zu erreichen, für die die Pflegeperson verantwortlich ist (vgl. NANDA 1990). Ein konsentiertes und allgemein anerkanntes Pflegediagnosensystem ist im deutschsprachigen Raum immer noch nicht vollständig implementiert. In den meisten Settings wird mit der Problembeschreibung im Rahmen des Pflegeprozesses weiter agiert. Ein Pflegeproblem besteht, wenn die Selbstständigkeit eines zu Pflegenden eingeschränkt ist, er das Problem nicht selbst lösen kann und das Problem durch eine pflegerische Maßnahme ausgeglichen werden kann, z. B. durch Unterstützung, Anleitung und Beratung oder der teilweisen oder vollständigen Übernahme. In den folgenden Beispielen kann es sich um diagnostische Maßnahmen im pflegerischen, aber auch im medizinischen Kontext handeln.

https://doi.org/10.1515/9783110562699-011

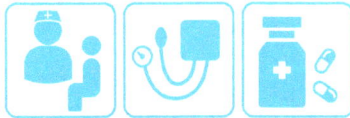

Fall 7: Aspirationspneumonie

Pflegende-Pflegeempfänger-Kommunikation

Falsche Einschätzung bzw. Diagnose, unerwünschtes Ereignis

Klinischer Kontext: Akutnotaufnahme wegen verändertem psychischem Zustand und verschiedenen chronischen Erkrankungen

Kommunikationsrahmen: Interaktion zwischen einer Pflegefachperson und einem Patienten

Ereignis: Unsichere Kommunikation, die zu einer falschen Einschätzung bzw. Diagnosestellung und einer nicht indizierten Behandlung führt

Ergebnis für die Patientensicherheit: Unerwünschtes Ereignis

Fallbeschreibung von Barbara Wojnowski, B.S., R.N. und Anne Wendt, Ph.D., M.S.N., R.N. Modifiziert für den deutschsprachigen Raum.

Ein 46-jähriger Patient mit diagnostiziertem Alkohol- und i.v. Drogenkonsum, HIV-Infektion, Pneumozystis-Pneumonie, verursacht durch Jiroveci-Erreger, sowie einem insulinpflichtigen Diabetes Typ 2 wird wegen verändertem psychischem Zustand und vermuteter Drogenüberdosis in die Notaufnahme gebracht. Die Pflegefachpersonen der Notaufnahme kennen den Patienten bereits, da dieser bereits mehrfach wegen Drogenüberdosen und/oder hypoglykämischen Entgleisungen behandelt wurde. Der Patient ist wach, aber schwach auf den Beinen, hat eine verwaschene Aussprache und normale Vitalparameter (RR 90/60, P 100, Atemfrequenz von 22 pro min., Temperatur 36,6 °C). Eine der Pflegefachpersonen erinnert sich, dass der Patient Diabetes hat, weil sie ihn schon mehrfach in der Notaufnahme wegen Hypo- oder Hyperglykämien behandelt hat. Sie fragt den Patienten „Wann haben Sie zuletzt etwas gegessen? Haben Sie heute schon etwas gegessen?". ❶ **Der Patient gibt keine verbale Antwort und schüttelt den Kopf.** Die Pflegefachperson interpretiert daraus, dass der Patient ❷ **nichts gegessen** hat und ❸ **vermutet sofort, dass er unterzuckert ist.** ❹ **Sie wartet nicht auf die Ergebnisse eines Schnelltests oder auf die Laborbestätigung** einer Hypoglykämie und verabreicht dem Patienten 10 ml Glukose oral. Der Patient schluckt etwas von der Flüssigkeit, beginnt zu würgen und aspiriert etwas von der Glukose. Die Pflegefachperson bringt den Patienten sofort wieder in eine Position, die weitere Aspirationen verhindern soll und fährt mit der Aufarbeitung der ärztlichen Diagnose fort, indem sie Elektrokardiogramm, Laboruntersuchungen, Thorax-Röntgen, Schädel-Computertomographie und neurologisches Konsil zum Schlaganfallausschluss organisiert. Der Patient wird auf eine gerontopsychiatrische Station eingewiesen. Das Versorgungsteam stellt fest, dass er keinen Schlaganfall hatte und auch die Laborwerte alle im Normbereich sind. Allerdings entwickelt der Patient einige Tage später eine Aspirationspneumonie von der oralen Einnahme der Glukose und muss für die weitere Behandlung im Krankenhaus bleiben.

Prinzipien der zwischenmenschlichen Kommunikation

1. Kommunikation lässt sich nicht auf Teilprozesse reduzieren

❶ **Kommunikationsfehler der Suffizienz** (unvollständige Decodierung)
Die Pflegefachperson verlässt sich auf insuffiziente Informationen (d. h. nur auf das Kopfschütteln des Patienten) als Indikator dafür, dass der Patient nichts gegessen hat.

2. Inhaltliche Redundanz durch direkte Kanäle fördert die Richtigkeit der kommunizierten Inhalte und deren Verständnis

❷ **Kommunikationsfehler der Richtigkeit** (fehlangewendete Decodierung)
Die Pflegefachperson nimmt fälschlicherweise an, basierend auf dem Kopfschütteln des Patienten, dass der Patient nichts gegessen hat.

❶ **Kommunikationsfehler der Richtigkeit** (unterlassene transaktionale Kommunikation)
Die Pflegefachperson versäumt es, gemeinsam mit dem Patienten zu verifizieren, dass sein Kopfschütteln tatsächlich ein Nein auf ihre Frage darstellt, ob er etwas gegessen habe.

❹ **Kommunikationsfehler der Richtigkeit** (unterlassene transaktionale Kommunikation)
Die Pflegefachperson versäumt es, andere zwischenmenschliche oder klinische Hinweise (beispielsweise Blutuntersuchungen) zu suchen, um ihre Vermutung, dass der Patient hypoglykämisch sei, zu bestätigen.

3. Kommunikation ist kontextgebunden

❸ **Kommunikationsfehler der Kontextualisierung** (übermäßige Decodierung)
Die Pflegefachperson nimmt aufgrund ihrer Kenntnis des Patienten aus vorherigen Notaufnahmebesuchen an, dass der Patient wieder hypoglykämisch sei (relationaler Kontext).

Diskussion

Dieser Fall demonstriert, dass Bruchteile der zwischenmenschlichen Kommunikation – hier das nonverbale Kopfschütteln des Patienten – sich nicht automatisch zu einem gemeinsamen Verständnis aufsummieren lassen. Kommunikation ist ein komplexer interpersoneller Prozess, der, wenn er erfolgreich ist, Wahrnehmungsdifferenzen überbrückt und ein einheitliches Verständnis zwischen Menschen schafft. In diesem Fall nimmt die Pflegefachperson diesen Prozess nicht genügend in Anspruch. Statt ihre Kommunikation mit dem Patienten und den anderen Akteuren dafür zu nutzen, den Zustand des Patienten akkurat einzuschätzen, betrachtet sie lediglich einen Bruchteil der verfügbaren Kommunikation mit dem Patienten – das nonverbale Kopfschütteln – als Antwort auf ihre Frage.

Zwei Prinzipien der zwischenmenschlichen Kommunikation veranschaulichen, wie die Pflegefachperson diesen diagnostischen Fehler hätte vermeiden können. Erstens ist ihre Wahrnehmung des Zustands des Patienten falsch, weil sie die Versorgungsepisode übermäßig im Kontext vorheriger Besuche des Patienten in der Notaufnahme sieht: Weil er bei diesen vorherigen Besuchen häufig hypoglykämisch war, geht sie auch dieses Mal davon aus, dass der Patient wieder hypoglykämisch ist. Die Pflegefachperson erkennt ihre Fehlinterpretation des aktuellen Zustands des Patienten nicht. Ihre übermäßig kontextbezogene Decodierung beeinträchtigt die Fähigkeit der beteiligten Akteure, ein einheitliches Verständnis zu erreichen.

Zweitens nutzt die Pflegefachperson ihre Kommunikationsfähigkeiten nicht ausreichend für eine transaktionale Überprüfung der Richtigkeit ihrer Annahmen – insbesondere nicht dafür, um ihre Interpretation des nonverbalen Kopfschüttelns des Patienten als ein Nein zu validieren. Sie suchte keinerlei validierende Informationen, weder zwischenmenschlich noch klinisch. Eine sicherere Kommunikation mit dem Patienten und den anderen Pflegefachpersonen hätte ihre falsche Diagnose und die nichtindizierte Behandlung, die den Patienten letztendlich schädigt, verhindern können.

Kommunikationsstrategien nach Hannawa-SACCIA

Folgende Handlungsweisen hätten diesen Zwischenfall verhindern können:
– Statt anzunehmen, dass der Patient nichts gegessen hat, hätte die Pflegefachperson ihre transaktionale Kommunikation mit dem Patienten nutzen können, um die Richtigkeit ihres angenommenen Verständnisses seines Kopfschüttelns als ein Nein zu validieren.
– Statt anzunehmen, dass der Patient hypoglykämisch ist, hätte die Pflegefachperson auf mehr und differenziertere (zwischenmenschliche und klinische) Informationen zugreifen können, um ihren ersten Eindruck, dass der Patient hypoglykämisch sei, zu validieren.

– Die Pflegefachperson hätte mit der Verabreichung der flüssigen Glukose warten können, bis sie auf zusätzliche zwischenmenschliche und klinische Informationsquellen zugreifen konnte, um die Angemessenheit dieser Behandlung sicherzustellen.

– Die Pflegefachperson hätte erkennen können, dass ihre Wahrnehmung des akuten Zustands des Patienten von ihrer Kenntnis des Patienten beeinflusst sein könnte. Sie hätte eine sichere Kommunikation mit dem Patienten oder anderem Klinikpersonal dafür nutzen können, um ein einheitliches Verständnis des aktuellen Gesundheitszustands zu etablieren.

Kommunikationslehren für eine bessere Patientensicherheit und Versorgungsqualität

1 ◯	2 ◯	3 ◯	4 ◯	5 ◯	6 ◯	7 ◯	8 ◯	9 ◯	10 ◯
11 ◯	12 ◯	13 ◯	14 ◯	15 ◯	16 ◯	17 ◯	18 ◯	19 ◯	20 ◯
21 ◯	22 ◯	23 ◯	24 ◯	25 ◯	26 ◯	27 ◯	28 ◯	29 ◯	30 ◯

Wählen Sie aus den 30 Kommunikationslehrsätzen in Kapitel 9 diejenigen aus, die diesen Fall am treffendsten beschreiben und kreuzen Sie die entsprechenden Kästchen in dieser Checkliste an. Begründen Sie Ihre Wahl und erklären Sie, wie die einzelnen Lehrsätze mit diesem Fall zusammenhängen.

Fragen zur Diskussion und Übungen

1. Was hätten Sie als Pflegefachperson anders gemacht, um dieses unerwünschte Ereignis zu verhindern?

2. Welche positiven Maßnahmen unternimmt die Pflegefachperson, um die Sicherheit des Patienten in diesem Fall zu gewährleisten?

3. Welche strukturellen und prozessualen Faktoren könnten verändert werden, um das wiederholte Auftreten ähnlicher Kommunikationsfehler in Zukunft zu vermeiden und eine nachhaltige Sicherheitskultur zu schaffen?

4. Was hätte die Pflegefachperson in diesem Fall tun oder sagen können, um die Sicherheit und die Qualität der Pflege zu optimieren?

5. Zeichnen Sie ein Flussdiagramm, das die zugrundeliegenden Annahmen und die Kommunikationsbeiträge jedes Beteiligten dokumentiert. Wie hätten die Akteure ihre Kommunikation besser miteinander nutzen können, um die Richtigkeit ihrer Annahmen zu verifizieren und ein einheitliches Verständnis zu erreichen?

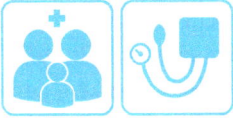

Fall 8: Wer stellt die Diagnose?

Pflegende-Begleitpersonen-Kommunikation

Falsche Einschätzung bzw. Diagnose, Zwischenfall mit Beinaheschaden

Klinischer Kontext: Verlegung von Akutstation ins Hospiz
Kommunikationsrahmen: Insuffiziente Kommunikation der vorgeplanten Pflege zwischen Familie, Pflegefachperson und Pflegeteam
Ereignis: Unsichere Kommunikation, die zu einer falschen Einschätzung bzw. Diagnose führt
Ergebnis für die Patientensicherheit: Zwischenfall mit Beinaheschaden

Fallbeschreibung von Rhonda Malone Wyskiel, M.S.N., R.N. und Anne Wendt, Ph.D., M.S.N., R.N.

Eine Pflegefachperson des Aufwachraums verlegt einen 55-jährigen männlichen Patienten auf die Intensivstation, nachdem der Patient eine Dünndarmresektion als palliative Behandlung bei Kolonkarzinom im Endstadium erhalten hat. Die Pflegefachperson des Aufwachraums berichtet der Intensivfachperson, dass der Operations(OP)-Verlauf routinemäßig war und die Vitalparameter während der OP im Normbereich lagen. Der Patient soll planmäßig auf die Intensivstation aufgenommen und in die Hospizpflege entlassen werden.

Zwei Stunden nach der Ankunft auf der Intensivstation lagert die Intensivpflegefachperson den Patienten. Sie bemerkt großflächige Hämatome am Rücken des Patienten und äußert Bedenken hinsichtlich einer retroperitonealen Blutung gegenüber dem Chirurgen. Sie ist besorgt, da der Blutdruck niedrig und der Patient leicht tachykard ist. ❶ **Die Intensivpflegefachperson liest weder die elektronische Gesundheitsakte (eGA) noch die präoperativen Aufnahmeunterlagen**, um zu überprüfen, ob die Blutergüsse schon bei der Aufnahme dokumentiert worden waren. ❷ **Die Intensivpflegefachperson kontaktiert auch die Fachkraft des Aufwachraums nicht**, um herauszufinden, ob die Blutergüsse bereits während der Operation vorhanden waren.

Die Ehefrau des Patienten, die an seinem Bett sitzt, erzählt der Pflegefachperson spontan, dass die Blutergüsse bereits vor der Aufnahme da waren und berichtet, dass der Patient vor der Operation gestürzt sei und die Blutergüsse von diesem Unfall stammten. Außerdem berichtet sie, dass der niedrige Blutdruck normal für ihn sei und dass er sich manchmal beklage, dass es sich anfühle, als ob sein Herz rase, wenn er etwas ängstlich ist, so wie jetzt durch die Operation.

❸ **Die Pflegefachperson bleibt besorgt** – ❹ **sie passt nicht genau auf**, was die Ehefrau sagt, weil sie damit beschäftigt ist, dass sie eine mögliche akute Blutung bei dem Patienten festgestellt hat. Die Ehefrau des Patienten äußert Bedenken, dass die Pflegefachperson und der Chirurg überreagieren und ihr nicht zuhören. Dennoch ❹ **hört die Pflegefachperson der Ehefrau nicht zu.** ❺ **Sie prüft weder die elektronische Gesundheitsakte (eGA) des Patienten** hinsichtlich der Informationen, die die Ehefrau gegeben hat, noch versucht sie, die Informationen mit dem Patienten zu validieren. Die anderen Mitglieder des Versorgungsteams fahren mit der Überprüfung einer möglichen retroperitonealen Blutung fort, ❻ **ohne die elektronische Gesundheitsakte (eGA) zu überprüfen**, in der die präoperativ vorhandenen Blutergüsse und der Sturz des Patienten vor der Operation bereits durch die Aufnahmeuntersuchung dokumentiert worden waren. Das ❻ **Team kontaktiert auch nicht den Hausarzt**, um einen aktuellen Stand über den präoperativen Zustand des Patienten zu bekommen.

Die Ehefrau wird zunehmend frustrierter über den Mangel an Resonanz vom pflegerischen und ärztlichen Personal und sie fühlt sich, als „würde ihre Stimme nicht gehört".

Die körperliche Untersuchung durch das Gesundheitsteam und weitere nichtinvasive Tests zeigen die korrekte Diagnose, dass die Blutergüsse des Patienten oberflächlich und nicht besorgniserregend sind. Der Vorfall führt dazu, dass der Patient und seine Frau sich nicht gehört fühlen und dass sie den Eindruck haben, für die korrekte Einschätzung und Fürsorge des Patienten nicht wichtig zu sein.

Prinzipien der zwischenmenschlichen Kommunikation

1. Kommunikation ist kontextgebunden

❶ **Kommunikationsfehler der Suffizienz** (unterlassene Decodierung)
Die Intensivfachperson zieht weder die elektronische Gesundheitsakte (eGA) noch die Aufnahmeunterlagen zurate, um zu überprüfen, ob es während der Aufnahme bereits sturzinduzierte Blutergüsse gab.

❷ **Kommunikationsfehler der Suffizienz** (unterlassene transaktionale Kommunikation)
Die Intensivfachperson kontaktiert nicht die Pflegefachperson aus dem Aufwachraum, um zu überprüfen, ob die Blutergüsse bereits während der Operation existierten.

❹ **Kommunikationsfehler der Kontextualisierung** (unvollständige Decodierung)
Die Intensivfachperson nimmt sich nicht die Zeit, um die alarmierende Kommunikation, dass der Patient gestürzt sei und sich die Blutergüsse vor seiner Operation zugezogen habe, richtig zu decodieren (chronologischer Kontext).

2. Kommunikation beruht auf subjektiven Vorannahmen und Wahrnehmungen

❸ **Kommunikationsfehler der Suffizienz** (unterlassene transaktionale Kommunikation)
Die Intensivfachperson verweilt in ihrer Sorge, statt sich um eine klärende Kommunikation mit der Ehefrau zu bemühen, um ein gemeinsames Verständnis über die Behauptung der Ehefrau, dass der Patient sich die Blutergüsse durch einen Sturz vor der Operation zugezogen hat, mit ihr zu schaffen.

3. Inhaltliche Redundanz durch direkte Kanäle fördert die Richtigkeit der kommunizierten Inhalte und deren Verständnis

❺ **Kommunikationsfehler der Richtigkeit** (unterlassene transaktionale Kommunikation)
Die Intensivfachperson beschäftigt sich nicht weiter mit dem Patienten und greift nicht auf die elektronische Gesundheitsakte (eGA) zu, um die Richtigkeit der von der Ehefrau gelieferten Informationen zu validieren, dass der Patienten gestürzt sei und sich die Blutergüsse bereits vor der Operation zugezogen habe.

❻ **Kommunikationsfehler der Suffizienz** (unterlassene transaktionale Kommunikation)
Die anderen Mitglieder des Versorgungsteams schaffen kein gemeinsames Verständnis über den Gesundheitszustand des Patienten – sie (1) überprüfen nicht die elektronische Gesundheitsakte (eGA) und (2) kontaktieren nicht den Hausarzt des Patienten, bevor sie den Patienten auf eine chirurgische Intervention wegen der retroperitonealen Blutung vorbereiten.

Diskussion

Dieser Fall zeigt, wie wichtig es ist, Patienten und Angehörige (in diesem Fall die Ehefrau) als aktive Partner für eine sichere und qualitativ hochwertige Versorgung zu gewinnen. Der Fehler der Intensivfachperson, die alarmierende Kommunikation der Ehefrau richtig zu decodieren, hätte fast zu einem nicht indizierten chirurgischen Eingriff geführt (wegen einer vermeintlichen retroperitonealen Blutung). Glücklicherweise stellt das Versorgungsteam die richtige Diagnose, bevor der Patient einen Schaden erleidet. Dennoch verursachen die Prozesse, die letztlich zu diesem glücklichen Ende führen, schädliche Auswirkungen für die Patientensicherheit, die hätten vermieden werden können, wenn die Intensivfachperson und das Versorgungsteam sich um eine suffizientere und hochwertigere Kommunikation miteinander und mit dem Patienten und seiner Ehefrau bemüht hätten. Zum einen ist die Diagnose verspätet. Zum anderen verlassen der Patient und seine Ehefrau diese Pflegesituation frustriert und mit dem Eindruck, dass sie sich in ihre Versorgung nicht einmischen dürfen. Diese Erfahrung könnte sie entmutigen, sich in zukünftigen Pflegesituationen als aktive Partner für eine sichere Versorgung einzubringen. Dies ist kein messbares Schadensereignis per se, aber es kann derartige Konsequenzen tragen, wenn diese Deaktivierung in einer zukünftigen Pflegesituation einen Schadensfall geschehen lässt.

Der Beinaheschaden in diesem Fall resultiert aus mangelhaften Decodierungsprozessen aufseiten der Intensivfachperson und des Versorgungsteams. Keiner der Fachkräfte bezieht suffiziente Informationen über den Gesundheitszustand des Patienten – weder aus der elektronischen Gesundheitsakte (eGA), noch vom Hausarzt oder direkt vom Patienten und seiner Ehefrau. Sie bringen ungenügend Zeit auf, um ein gemeinsames Verständnis miteinander zu schaffen, als Grundlage für eine rechtzeitige und akkurate Diagnose der Blutergüsse des Patienten. Diese Kommunikationsinsuffizienz fügt dem Patienten glücklicherweise keinen Schaden zu, aber sie hätte fast zu einem nichtindizierten medizinischen Eingriff geführt – für etwas, was die Intensivfachperson und das Versorgungsteam fälschlicherweise als retroperitoneale Blutung betrachten.

Kommunikationsstrategien nach Hannawa-SACCIA

Folgende Handlungsweisen hätten diesen Zwischenfall verhindern können:
- Die Intensivfachperson hätte auf die elektronische Gesundheitsakte (eGA) oder die präoperativen Aufnahmeunterlagen zugreifen können, um zu überprüfen, ob die Blutergüsse bereits vor der Operation vorhanden waren.
- Die Intensivpflegefachperson hätte sich die notwendige Zeit nehmen können, um die alarmierende Kommunikation der Ehefrau richtig zu decodieren und zu verstehen, dass der Patient sich die Blutergüsse bei einem Sturz vor der Operation zugezogen hat.
- Die anderen Mitglieder des Versorgungsteams hätten durch (1) Überprüfung der elektronischen Gesundheitsakte (eGA) und (2) validierende Kommunikation mit dem Patienten und seiner Ehefrau ein gemeinsames Verständnis der Gesundheitssituation des Patienten erreichen können, und (3) sie hätten direkt den Hausarzt kontaktieren können, bevor sie eine chirurgische Intervention in Erwägung ziehen.

Kommunikationslehren für eine bessere Patientensicherheit und Versorgungsqualität

1 ○	2 ○	3 ○	4 ○	5 ○	6 ○	7 ○	8 ○	9 ○	10 ○
11 ○	12 ○	13 ○	14 ○	15 ○	16 ○	17 ○	18 ○	19 ○	20 ○
21 ○	22 ○	23 ○	24 ○	25 ○	26 ○	27 ○	28 ○	29 ○	30 ○

Wählen Sie aus den 30 Kommunikationslehrsätzen in Kapitel 9 diejenigen aus, die diesen Fall am treffendsten beschreiben und kreuzen Sie die entsprechenden Kästchen in dieser Checkliste an. Begründen Sie Ihre Wahl und erklären Sie, wie die einzelnen Lehrsätze mit diesem Fall zusammenhängen.

Fragen zur Diskussion und Übungen

1. Welche strukturellen und prozessualen Rahmenbedingungen könnten zu diesem Kommunikationsfehler beigetragen haben?

2. Wie können Pflegefachpersonen Patienten und ihre Familien dazu befähigen, sich als aktive Partner für eine patientensichere Versorgung einzubringen?

3. Wie können Pflegefachpersonen sicherstellen, dass die Bedürfnisse von Patient und Familie gehört und berücksichtigt werden?

4. Was beschäftigt Sie hinsichtlich der Kommunikationsfehler in diesem Fall?

5. Was könnte getan werden, um ähnliche Kommunikationsfehler in der Zukunft zu vermeiden?

6. Welche positiven Maßnahmen unternimmt die Pflegefachperson, um die Sicherheit des Patienten in diesem Fall zu gewährleisten?

7. Verfassen Sie einen Informationsflyer für Familienangehörige von Patienten in der Notaufnahme mit fünf wesentlichen Botschaften bezüglich der Weitergabe von Informationen an das Pflegefachpersonal.

Fall 9: Diagnose: Schmerz oder Vorwand?

Teamkommunikation

Falsche Einschätzung bzw. Diagnose, Übermäßiger Medikamentengebrauch, Zwischenfall mit harmlosem Schaden

Klinischer Kontext: Akute Notfallbehandlung wegen hartnäckiger abdomineller Schmerzen
Kommunikationsrahmen: Interaktion zwischen Pflegefachperson, Arzt der Notaufnahme und Patient
Ereignis: Unsichere Kommunikation, die zu einer falschen Einschätzung bzw. Diagnose und Übermedikation führt
Ergebnis für die Patientensicherheit: Zwischenfall mit harmlosem Schaden

Fallbeschreibung von Barbara Wojnowski, B.S., R.N. und Anne Wendt, Ph.D., M.S.N., R.N.

Ein 48-jähriger männlicher Patient wird von Sanitätern wegen Abdominal- und Flankenschmerzen in die Notaufnahme gebracht. Der Patient hat eine Vorgeschichte mit Konsum von i.v. Substanzen und Alkohol, Diabetes mellitus Typ 2, Hypertonie und Nierenzellkarzinom. Der Patient hatte eine Nephrektomie vor fünf Jahren. Er ist dem Team der Notaufnahme bekannt, da er häufig wegen seines Schmerzmanagements kommt.

Dieses Mal weint der Patient, windet sich und berichtet von hartnäckigen abdominellen Schmerzen. Die Pflegefachperson der Notaufnahme untersucht den Patienten und bemerkt, dass sein Verhalten anders als bei vorherigen Besuchen ist, als sie sein Verhalten eher in seiner Abhängigkeit als ausschließlich durch seine Schmerzen begründet, einschätzte. Dieses Mal schlussfolgert die Pflegefachperson, dass der Patient zur Linderung physischer Schmerzen in die Notaufnahme kommt.

❶ **Die Pflegefachperson informiert nicht den Arzt der Notaufnahme** über ihren Eindruck, dass der Patient tatsächlich Schmerzen hat; sie startet das Routineprogramm für den Patienten: Routinelabor, Vitalparameter und Legen eines venösen Zugangs. Sie schafft es nicht, dem Patienten wegen seiner sklerosierten Venen einen Zugang zu legen. Ein neuer Arzt in der Notfallambulanz ❷ **untersucht den Patienten und diagnostiziert** suchtbezogenes Verhalten und Craving. ❸ **Er sagt der Pflegefachperson**, dass sie 60 mg Ketorolac® (Toradol) i.m. verabreichen soll. Die Pflegefachperson ist besorgt, dass Toradol, ein nichtsteroidales Antirheumatikum und Nichtopioidanalgetikum, in einer solchen Dosierung nephrotoxisch für einen Patienten mit nur einer Niere und Nierenzellkarzinom sein könnte. Aber ❹ **sie fühlt sich**

nicht wohl bei der Hinterfragung der Anweisung des Arztes, da sein Verhalten ihr deutlich vor Augen führt, dass er ungeduldig ist und erwartet, dass seine Anordnung befolgt wird. Also nimmt sie zwei 30-Milligramm–Toradol-Ampullen (60 mg i.m.), um sie dem Patienten zu verabreichen. Der Arzt notiert seine Anordnung.

Nach Wiederbetreten des Raums und Beobachtung der extremen Schmerzen des Patienten, versucht die Pflegefachperson erneut, einen venösen Zugang zu legen, und es gelingt ihr. Die Pflegefachperson fragt den Arzt, ob das Medikament intravenös statt intramuskulär verabreicht werden könnte, weil es der schnellere Weg wäre und der Patient nicht zwei schmerzhafte Injektionen erhalten müsste. Der Arzt stimmt der venösen Gabe zu und ändert seine Anordnung in 30 mg Toradol i.v. ❺ **Der Arzt sagt der Pflegefachperson nichts** über die geänderte Dosierung. Die Pflegefachperson ❻ **verlässt sich auf die Zustimmung** zur venösen Gabe und ❼ **kontrolliert die Krankenakte nicht** hinsichtlich neuer Anordnungen. Als sie zum Stützpunkt zurückkommt, ❽ **bemerkt sie, dass der Arzt eine Anordnung für 30 mg Toradol i.v.** (korrigiert von 60 mg i.m.) **aufgeschrieben** hat. Glücklicherweise hat die Überdosis Toradol die Funktion der verbliebenen Niere des Patienten nicht vermindert.

Prinzipien der zwischenmenschlichen Kommunikation

1. Inhaltliche Redundanz durch direkte Kanäle fördert die Richtigkeit der kommunizierten Inhalte und deren Verständnis

❷ **Kommunikationsfehler der Richtigkeit** (unvollständige Decodierung)
Der Arzt der Notaufnahme decodiert fälschlicherweise das Aussehen des Patienten als unter Entzug, statt als hartnäckige Schmerzen.

❷ ❹ **Kommunikationsfehler der Richtigkeit** (unterlassene transaktionale Kommunikation)
Der Arzt der Notaufnahme und die Pflegefachperson nutzen ihre Kommunikation miteinander nicht als Mittel, um die Richtigkeit der Diagnose zu validieren.

❸ **Kommunikationsfehler der Richtigkeit** (nicht gebotene Encodierung)
Der Arzt der Notaufnahme sagt der Pflegefachperson, sie solle 60 mg Ketorolac (Toradol) verabreichen, statt Opioide, die indiziert gewesen wären, um die hartnäckigen Schmerzen des Patienten zu behandeln.

2. Kommunikation ist kontextgebunden

❶ **Kommunikationsfehler der Kontextualisierung** (unvollständige Encodierung)
Die Pflegefachperson informiert den Arzt der Notaufnahme nicht über ihre Kenntnis des Patienten, aus der sie ableitet, dass das Verhalten des Patienten dieses Mal anders ist als in vorherigen Besuchen (relationaler Kontext), und dass der Patient dieses Mal nicht wegen Entzugserscheinungen die Notaufnahme besucht (funktionaler Kontext).

❹ Kommunikationsfehler der Kontextualisierung (unterlassene transaktionale Kommunikation)
Die Pflegefachperson versäumt es, ihre Bedenken gegenüber dem Arzt zu äußern, dass eine solch hohe Dosis von Toradol nephrotoxisch für diesen speziellen Patienten sein könnte, der nur noch eine Niere und die Vorgeschichte eines Nierenzellkarzinoms hat (funktionaler Kontext).

❹ Kommunikationsfehler der Kontextualisierung (übermäßige Encodierung)
Die Pflegefachperson traut sich nicht, die Anordnung des Arztes infrage zu stellen (relationaler Kontext).

❼❽ Kommunikationsfehler der Kontextualisierung (unvollständige Decodierung)
Die Pflegefachperson kontrolliert die Patientenakte nicht sofort auf neue oder überarbeitete Medikationsanordnungen, nachdem der Arzt der Notaufnahme der i.v. Gabe zugestimmt hat. Die Pflegefachperson greift zu spät auf die Patientenakte zu (chronologischer Kontext), um zu bemerken, dass der Arzt die Medikamentendosierung für die i.v. Gabe reduziert hat (im Vergleich zur i.m. Gabe; funktionaler Kontext).

3. Kommunikation lässt sich nicht auf Teilprozesse reduzieren

❺ Kommunikationsfehler der Suffizienz (unterlassene Encodierung)
Der Arzt sagt der Pflegefachperson nichts über die geänderte Medikamentendosierung, zusätzlich zur schriftlichen Anordnung in der Patientenakte.

❻ Kommunikationsfehler der Suffizienz (unvollständige transaktionale Kommunikation)
Die Pflegefachperson und der Arzt nutzen ihre Kommunikation miteinander unzureichend, um ein gemeinsames Verständnis des geänderten Medikationsverfahrens sicherzustellen.

Diskussion

Dieser Fall illustriert, wie Kommunikation die Sicherheit der Patientenversorgung erheblich beeinträchtigen kann, wenn sie die gegebenen Rahmenbedingungen nicht berücksichtigt. Die Pflegefachperson äußert ihre Bedenken nicht, dass das Verhalten des Patienten dieses Mal anders aussieht als zuvor und dass die Medikationsanordnung vor dem Hintergrund der Patientenvorgeschichte riskant ist. Ihr Schweigen lässt einen kritischen Zwischenfall geschehen, der die Gesundheit des Patienten beinahe für den Rest seines Lebens beeinträchtigt hätte.

Eine weitere kontextgebundene Einschränkung, die in diesem Fall das Erreichen eines gemeinsamen Verständnisses unter den Beteiligten beeinträchtigt, ist ihre relationale Konstellation. Die hierarchische professionelle Barriere zwischen dem Arzt der

Notaufnahme und der Pflegefachperson hält die Pflegefachperson davon ab, ihre Bedenken gegenüber dem Arzt zu äußern. Die nonverbale Haltung des Arztes schüchtert die Pflegefachperson in einem Maß ein, dass sie sich nicht traut, seine Anordnung zu hinterfragen. Die Fachkräfte hätten diese Verständigungsbarriere durch eine sichere Kommunikation gemeinsam auflösen können – indem sie die Etablierung eines einheitlichen Verständnisses der Patientensicherheit zugute priorisieren.

Eine zusätzliche Rahmenbedingung, die zu dem harmlosen Schadensfall beiträgt, ist der chronologische Kontext: Die Pflegefachperson und der Arzt erreichen während ihres kurzen Gesprächs miteinander kein einheitliches Verständnis bezüglich des geänderten Medikationsplans. Die Pflegefachperson greift zu spät auf die Patientenakte zu – erst *nachdem* der Patient bereits eine doppelte Dosierung des nicht indizierten Medikaments erhalten hat.

Das Prinzip „Kommunikation beruht auf subjektiven Vorannahmen und Wahrnehmungen" beleuchtet die Kommunikationsfehler, die zu diesem harmlosen Schadensfall beitragen. Der Arzt geht davon aus (statt es zu verifizieren), dass die Pflegefachperson verstehen wird, was er ihr sagt. Die Fachkräfte verifizieren zu keiner Zeit, ob sie ein einheitliches Verständnis auch erreicht haben. Sie nutzen ihre Kommunikation miteinander also ungenügend als Mittel, um ihre Wahrnehmungsdifferenzen zu überbrücken und ein gemeinsames Verständnis sicherzustellen. Stattdessen agieren sie unter dem **Common-Ground-Trugschluss**: Sie gehen davon aus, dass der andere verstehen wird, was sie im Sinn haben (z. B. dass die Änderung der Verabreichungsform die Dosierung halbieren würde). Eine sicherere zwischenmenschliche Kommunikation hätte hier der Weg sein können, ein einheitliches Verständnis zu schaffen und den Medikationsfehler zu verhindern.

Zusammenfassend zeigt dieser Fall auf, wie eine suffiziente transaktionale Kommunikation zwischen den Akteuren im Gesundheitswesen gefährliche Fehldiagnosen und Fehlbehandlungen verhindern kann. **Sichere Kommunikation** ist somit ein entscheidender Prozess, durch den die Beteiligten die Behandlungsergebnisse des Patienten entweder verbessern oder gefährden können, abhängig davon, in welchem Umfang sie diesen Prozess entweder *aktivieren* oder *deaktivieren*.

Kommunikationsstrategien nach Hannawa-SACCIA

Folgende Handlungsweisen hätten diesen Zwischenfall verhindern können:

- Die Pflegefachperson hätte ihre Kommunikation mit dem Arzt der Notaufnahme besser kontextualisieren können, indem sie ihr Vorwissen über den Patienten erwähnt und erklärt, warum sie annimmt, dass das aktuelle Patientenverhalten sich von dem üblichen Entzugsverhalten des Patienten unterscheidet.
- Die Pflegefachperson und der Arzt der Notaufnahme hätten die hierarchische Barriere, die einer sicheren Kommunikation im Weg steht, gemeinsam auflösen können. Die Pflegefachperson hätte mit explizitem Hinweis auf diese hierarchische

Barriere ihr Bedenken phrasieren können, ob die verschriebene Dosis für diesen speziellen Patienten nicht möglicherweise nephrotoxisch sein könnte.

– Der Arzt der Notaufnahme hätte mehr mit der Pflegefachperson kommunizieren können, um ihr Vorwissen über den Patienten als Ressource für eine sichere Patientenversorgung zu nutzen. Er hätte seine Kommunikation *vor* der Anordnung der Medikamente nutzen können, um sicherzustellen, dass seine Diagnose und Behandlungsempfehlung für diesen bestimmten Patienten angemessen sind.

– Die Pflegefachperson hätte die verfügbaren Informationen sicherer decodieren können, sowohl im direkten Gespräch mit dem Arzt als auch durch Lesen der Patientenakte. Direkt nach ihrem Gespräch mit dem Arzt, in dem die Änderung der Verabreichungsform besprochen wurde, und bevor sie die Medikamente verabreicht, hätte die Pflegefachperson auf die Patientenakte zugreifen können, um ihre Verständnis der neuen Medikation zu validieren.

– Der Arzt hätte die Pflegefachperson explizit über die geänderte Dosierung informieren können, zusätzlich zur schriftlichen Korrektur in der Patientenakte. Dieser zusätzliche Kommunikationskanal (verbale Kommunikation, zusätzlich zur schriftlichen Kommunikation) hätte ein einheitliches Verständnis erleichtert und die Überdosierung verhindern können.

Kommunikationslehren für eine bessere Patientensicherheit und Versorgungsqualität

1 ○	2 ○	3 ○	4 ○	5 ○	6 ○	7 ○	8 ○	9 ○	10 ○
11 ○	12 ○	13 ○	14 ○	15 ○	16 ○	17 ○	18 ○	19 ○	20 ○
21 ○	22 ○	23 ○	24 ○	25 ○	26 ○	27 ○	28 ○	29 ○	30 ○

Wählen Sie aus den 30 Kommunikationslehrsätzen in Kapitel 9 diejenigen aus, die diesen Fall am treffendsten beschreiben und kreuzen Sie die entsprechenden Kästchen in dieser Checkliste an. Begründen Sie Ihre Wahl und erklären Sie, wie die einzelnen Lehrsätze mit diesem Fall zusammenhängen.

Fragen zur Diskussion und Übungen

1. Wie können Autoritätsgrade von verschiedenen Mitgliedern im Versorgungsteam die Zusammenarbeit und Patientensicherheit beeinträchtigen? Wie könnten sie die Zusammenarbeit und Patientensicherheit fördern?

2. Welche Faktoren haben die Sicherheit des Patienten in diesem Fall gefährdet?

3. Zeichnen Sie einen Zeitstrahl der Ereignisse, wie sie in diesem Fall auftreten und diskutieren Sie, wann und wie die Beteiligten zu einer sichereren Kommunikation miteinander beitragen könnten.

Fall 10: Kein Schluckauf!

Interprofessionelle Kommunikation

Falsche Einschätzung bzw. Diagnose, verspätete Behandlung, schwerwiegendes Ereignis

Klinischer Kontext: Akute stationäre Aufnahme eines Frühgeborenen (Anlage einer perkutanen endoskopischen Gastrostomie und eines zentralen Venenkatheters)
Kommunikationsrahmen: Interaktion zwischen zwei Pflegefachpersonen von verschiedenen Bereichen, Ärzten und der Familie des Patienten
Ereignis: Unsichere Kommunikation, die zu einer falschen Einschätzung bzw. Diagnose und einer verzögerten Behandlung führt
Ergebnis für die Patientensicherheit: Schwerwiegendes Ereignis

Fallbeschreibung von Rachel Ridgeway M.S.N., R.N., C.N.L., C.P.N. und Anne Wendt, Ph.D., M.S.N., R.N.

Ein drei Monate altes Mädchen, das bereits in der 32. Schwangerschaftswoche geboren wurde, wird auf die kinderchirurgische Station aufgenommen, nachdem es eine chirurgische Platzierung einer perkutanen endoskopischen Gastrostomie (PEG) und eines zentralen Venenkatheters (ZVK) bekommen hat. Nach der Operation am frühen Morgen verlegt die Pflegefachperson des Aufwachraums die Patientin nachmittags auf Station. Sie bereitet ein Übergabeprotokoll für die Pflegefachperson der Station vor, in dem sie festhält, dass die Vitalparameter stabil sind, der ZVK sauber, trocken, intakt ist, die Infusionsrate mit Ringer-Laktat-Lösung den Zugang offenhält und dass der PEG-Verband sauber, trocken und intakt ist, der schwerkraftbezogen abläuft. Die ❶ **Pflegefachperson des Aufwachraums berichtet nicht**, dass die Ernährung über die Nasensonde um Mitternacht unterbrochen worden war und dass die Patientin während der Operation nur Ringer-Laktat-Lösung erhalten hatte.

Die Mutter der Patientin ist bei ihr am Bett. Die Pflegefachperson der Station schließt die Patientin an Herz- und Pulsoxymetriemonitore an und stellt fest, dass der Zustand der Patientin ganz anders ist als im Verlegungsbericht der Pflegefachperson des Aufwachraums: die Patientin ist tachykard (220 Schläge pro Minute), Atemfrequenz von 20 pro Minute und unregelmäßig bei normaler Raumluft und der Blutdruck ist niedrig. Die Pflegefachperson findet das nicht besorgniserregend, da die Patientin erst vor Kurzem eine Narkose hatte. Während der Initialuntersuchung bemerkt die Pflegefachperson, dass die kapillare Nachfüllzeit (CRT) der Patientin innerhalb der normalen Grenzen liegt und dass sie alle 10–20 Sekunden beidseitige Zuckungen der unteren und oberen Extremitäten zeigt. Die Pflegefachperson der

Station fragt die Mutter, ob dies üblich für das Kind sei, was diese verneint. ❷ **Die verlegende Pflegefachperson des Aufwachraums ignoriert** die Aussage der Mutter und ❸ **sagt „Es ist nur ein Schluckauf".** ❹ **Die Pflegefachperson der Station**, die ihre Einarbeitungsphase gerade erst abgeschlossen hat, fühlt sich unwohl, die viel erfahrenere Pflegefachperson des Aufwachraums in Gegenwart der Mutter infrage zu stellen und ❺ **schweigt.**

Im Rahmen der Pupillenkontrolle stellt die Pflegefachperson von Station fest, dass die Pupillen der Patientin verengt sind (1 mm) und feststehen. Sie benachrichtigt den Chirurgen diesbezüglich und auch über den „sich wiederholenden Schluckauf und Zuckungen, die auf Anfälle hindeuten könnten". Die ❻ **Pflegefachperson der Station glaubt, dass die Situation kritisch ist** und glaubt nicht, dass genug Zeit bleibt, die Patientenakte hinsichtlich der Laborergebnisse zu überprüfen. Die Laborergebnisse hätten jedoch kritisch niedrige Blutzuckerwerte gezeigt. ❼ **Sich auf die Kommunikation und Einschätzung der Pflegefachperson der Station verlassend,** ❽ **ordnet der Arzt** eine Bolusgabe normaler Kochsalzlösung an, ohne die Patientin zu sehen oder die Laborergebnisse zu überprüfen. Die Pflegefachperson der Station ruft zurück, um den Chirurgen zu bitten, sich die Patientin anzusehen, weil die Patientin weiter Anfälle/Schluckauf hat und die Mutter zunehmend verärgert ist. Wegen eines Problems mit einem anderen Patienten kann der Chirurg nicht sofort antworten. Die Pflegefachperson der Station ruft das Notfallteam, um „ein weiteres Paar Augen" auf die Patientin zu haben. Nachdem das Notfallteam die Patientin untersucht und einen Bericht der Pflegefachperson der Station bekommen hat, ❾ **ordnet der Notfallarzt** eine Dosis Lorazepam (Ativan) i.v. an, um die Anfälle zu stoppen. Nur wenige Minuten nach Erhalt des Ativans zeigt die Patientin keine Spontanatmung mehr. Die Patientin wird mit einem Ambu-Beutel bei der Atmung unterstützt. Zeitgleich ordnet der Notfallarzt einen Laborstatus, Blutkulturen, Röntgen von Thorax und Abdomen und einen Glukoseschnelltest (POCT), der zeigt, dass der Blutzuckerwert nicht nachweisbar niedrig ist. Eine Wiederholung des POCT-Tests ergibt dasselbe Ergebnis. Der Notfallarzt ordnet eine Bolusgabe von Dextrose 50 % an, die weder auf Station noch im Notfallwagen verfügbar ist. Die Patientin wird auf die Kinderintensivstation verlegt, wo ausreichend Vorräte und Personal vorhanden sind. Die Patientin erleidet einen hypoxischen Hirnschaden, der zu langfristigen Entwicklungsverzögerungen führt.

Prinzipien der zwischenmenschlichen Kommunikation

1. Kommunikation lässt sich nicht auf Teilprozesse reduzieren

❶ **Kommunikationsfehler der Suffizienz** (unvollständige Encodierung)
Die Pflegefachperson im Aufwachraum versäumt es, in ihrem Verlegungsbericht der Pflegefachperson auf Station mitzuteilen, dass die Ernährung der Patientin über die

Nasensonde um Mitternacht unterbrochen wurde und dass die Patientin während der Operation nur Ringer-Laktat-Lösung erhalten hat.

❷ Kommunikationsfehler der Suffizienz (unvollständige Encodierung)
Die Pflegefachperson des Aufwachraums ignoriert die Antwort der Mutter auf die Frage der Pflegefachperson der Station, dass die beidseitigen Zuckungen der oberen und unteren Extremitäten unüblich sind.

❺ Kommunikationsfehler der Suffizienz (unterlassene Encodierung)
Die Pflegefachperson der Station beschließt, nichts zu sagen.

❼ Kommunikationsfehler der Suffizienz (unvollständige Decodierung)
Der Arzt verlässt sich auf die Kommunikation der Pflegefachperson der Station, statt sich die Patientin selbst anzusehen und die Krankenakte zu überprüfen, bevor er die Behandlung anordnet.

2. Inhaltliche Redundanz durch direkte Kanäle fördert die Richtigkeit der kommunizierten Inhalte und deren Verständnis

❸ Kommunikationsfehler der Richtigkeit (fehlangewendete Encodierung)
Die Pflegefachperson im Aufwachraum schätzt die Zuckungen des Kindes fälschlicherweise als „nur ein Schluckauf" ein.

❹ Kommunikationsfehler der Richtigkeit (unterlassene transaktionale Kommunikation)
Die Pflegefachperson der Station bemüht sich nicht um eine Folgekommunikation mit der Pflegefachperson im Aufwachraum, um die Richtigkeit ihrer Behauptung, dass die Zuckungen des Kindes „nur ein Schluckauf" seien, zu validieren.

3. Kommunikation ist kontextgebunden

❹ Kommunikationsfehler der Kontextualisierung (unterlassene Encodierung)
Die Pflegefachperson der Station hinterfragt nicht die Behauptung der Pflegefachperson des Aufwachraums, dass die Zuckungen des Kindes „nur Schluckauf" seien, aufgrund ihrer hierarchischen Unterlegenheit gegenüber der Pflegefachperson des Aufwachraums (relationaler Kontext) und der Anwesenheit der Mutter im Zimmer (umgebungsspezifischer Kontext).

❻ Kommunikationsfehler der Kontextualisierung (übermäßige Decodierung)
Die Pflegefachperson der Station nimmt sich nicht die Zeit (chronologischer Kontext), die Krankenakte der Patientin hinsichtlich der Laborergebnisse zu überprüfen.

❽ Kommunikationsfehler der Kontextualisierung (fehlangewendete Encodierung)
Der Arzt verordnet die Verabreichung physiologischer Kochsalzlösung statt die Bolusgabe von Dextrose (funktionaler Kontext), die indiziert gewesen wäre, um die Blutzuckerwerte des hypoglykämischen Kindes wieder zu normalisieren.

⑨ **Kommunikationsfehler der Kontextualisierung** (fehlangewendete Encodierung)
Der Notfallarzt ordnet Lorazepam an – eine Medikation, die (1) nicht indiziert ist bei
dieser Patientin, bei der die Zuckungen durch eine Hypoglykämie verursacht sind und
nicht durch neurologische Ursachen, und (2) riskant ist für eine pädiatrische Hochrisikopatientin (funktionaler Kontext).

Diskussion

Dieser Fall demonstriert den grundlegenden Wert einer sicheren zwischenmenschlichen Kommunikation für eine akkurate, patientensichere Versorgung. Der Zustand
der Patientin in diesem Fall wird von den Pflegefachpersonen und Ärzten zu keiner Zeit richtig decodiert. Dies ist hauptsächlich auf zwei Ursachen zurückzuführen:
(1) auf die mangelhafte Kommunikation der Pflegefachperson im Aufwachraum, die
das Ernährungsproblem nicht in ihrem ersten Verlegungsbericht dokumentiert, und
(2) auf das Versäumnis der Beteiligten, sich um eine suffiziente Kommunikation miteinander zu bemühen, um ein gemeinsames Verständnis des Gesundheitszustands
der Patientin während der Verlegung auf Station zu erreichen. Diese Kommunikationsinsuffizienz löst eine Kette weiterer Kommunikationsereignisse aus, wie z. B. das
hierarchisch bedingte Schweigen und die Anordnung einer nicht indizierten Behandlung, die die pädiatrische Hochrisikopatientin letztendlich schwerwiegend schädigt.
Mehr und qualitativ hochwertigere Kommunikation zwischen allen Beteiligten wäre
der Weg gewesen, um ein umfassendes einheitliches Verständnis des Gesundheitszustands der Patientin zu schaffen und eine richtige Behandlung zu ermöglichen.
Es wäre auch der einzige Weg gewesen, dieses schwerwiegende Schadensereignis zu
verhindern.

   Die Pflegefachpersonen kommunizieren nicht genug miteinander und mit der
Mutter der Patientin und sie schöpfen das Potenzial ihrer Kommunikation nicht aus,
um eine sichere und akkurate Versorgung des Kindes sicherzustellen. Der Arzt sieht
sich die Patientin nicht an, er verlässt sich auf die fehlerhafte Kommunikation der
Pflegefachperson, um Entscheidungen für die Behandlung zu treffen. Diese Kette von
Kommunikationsmängeln veranschaulicht das Prinzip „Kommunikation lässt sich
nicht auf Teilprozesse reduzieren": Kommunikation ist mehr als die Summe von Informationen. Sie muss ausreichend etabliert werden, um zu einem gemeinsamen Verständnis zu führen und dadurch die Patientensicherheit zu optimieren. Die Akteure in
diesem Fall setzen ihre transaktionale Kommunikation miteinander zu keiner Zeit als
Validierungsprozess ein, um die Richtigkeit der Patientenversorgung sicherzustellen.
Die Pflegefachperson auf Station hätte sich sofort um eine derartige Kommunikation
mit der Pflegefachperson im Aufwachraum bemühen können, als notwendige Sicherheitsmaßnahme, um die Richtigkeit deren Aussage zu validieren, dass das Kind nur
einen Schluckauf habe – v. a. angesichts der Reaktion der Mutter, die klar und deut-

lich vermittelt, dass ihre Tochter *keinen* Schluckauf, sondern Krämpfe haben könnte, die dringend medizinisch behandelt werden müssten.

Dieser Prozess verbildlicht das Prinzip „Inhaltliche Redundanz durch direkte Kanäle fördert die Richtigkeit der kommunizierten Inhalte und deren Verständnis": Die zwischenmenschliche Kommunikation ist ein entscheidender Prozess, den die Beteiligten nutzen sollten, um eine akkurate Versorgung zu gewährleisten und damit die Sicherheit des Patienten zu priorisieren.

Kommunikationsstrategien nach Hannawa-SACCIA

Folgende Handlungsweisen hätten diesen Zwischenfall verhindern können:
– Die Pflegefachperson des Aufwachraums hätte das schwerwiegende Ereignis verhindern können, indem sie einen gründlichen Verlegungsbericht liefert – sie hätte mitteilen können, dass die Ernährung der Patientin über die Nasensonde um Mitternacht unterbrochen wurde und dass die Patientin während der Operation nur Ringer-Laktat-Lösung erhalten hat.
– Die Pflegefachperson des Aufwachraums hätte die Antwort der Mutter auf die Frage der Pflegefachperson auf Station beachten können, dass die Zuckungen der oberen und unteren Extremitäten ihrer Tochter unüblich sind. Sie hätte mehr Informationen abrufen und decodieren können, bevor sie statuiert, dass die Zuckungen des Kindes nur Schluckauf seien.
– Statt nichts zu sagen, hätte sich die Pflegefachperson der Station einen ungestörten Raum suchen können, um mit der Kollegin des Aufwachraums zu sprechen, sodass sie ihre hierarchischen Barrieren hätten überwinden und die Richtigkeit der Behauptung der Pflegefachperson des Aufwachraums, dass das Kind Schluckauf habe, validieren können.
– Beide Pflegefachpersonen hätten die Mutter als aktiven Partner in die Versorgung ihrer Tochter einbeziehen können.
– Der Arzt hätte auf die Krankenakte zugreifen und die Patientin erst in Augenschein nehmen können, bevor er Behandlungsentscheidungen für die Patientin fällt, statt sich nur auf die Kommunikation mit der Pflegefachperson der Station zu verlassen.
– Die Pflegefachperson der Station hätte den kritischen Zustand der Patientin als kontextualen Faktor für die Patientensicherheit erkennen und sich die nötige Zeit nehmen können, um die Krankenakte hinsichtlich der Laborergebnisse zu überprüfen.
– Der Arzt hätte sich um eine suffizientere Decodierung der Vorgeschichte und des Gesundheitszustands der Patientin bemühen können, und er hätte anschließend Dextrose statt Kochsalzlösung anordnen müssen.

– Der Notfallarzt hätte bemerken können, dass Lorazepam keine sichere Medikation im Zusammenhang mit dem Kindesalter und dem hohen Risiko der Patientin ist und dass das Problem eher auf eine Hypoglykämie zurückführt.

Kommunikationslehren für eine bessere Patientensicherheit und Versorgungsqualität

1 ○	2 ○	3 ○	4 ○	5 ○	6 ○	7 ○	8 ○	9 ○	10 ○
11 ○	12 ○	13 ○	14 ○	15 ○	16 ○	17 ○	18 ○	19 ○	20 ○
21 ○	22 ○	23 ○	24 ○	25 ○	26 ○	27 ○	28 ○	29 ○	30 ○

Wählen Sie aus den 30 Kommunikationslehrsätzen in Kapitel 9 diejenigen aus, die diesen Fall am treffendsten beschreiben und kreuzen Sie die entsprechenden Kästchen in dieser Checkliste an. Begründen Sie Ihre Wahl und erklären Sie, wie die einzelnen Lehrsätze mit diesem Fall zusammenhängen.

Fragen zur Diskussion und Übungen

1. Fassen Sie die Fehler zusammen, die die Pflegefachpersonen in diesem Fall gemacht haben und diskutieren Sie alle Änderungen, die in der Umgebung und im Versorgungsteam gemacht werden könnten, um eine Wiederholung derartiger Fehler in der Zukunft zu vermeiden.

2. Was hätten die Pflegefachpersonen tun können, um die Mutter als ein aktives Mitglied in das Versorgungsteam einzubinden?

3. Welche institutionellen Verfahren könnten implementiert werden, um ähnliche Fehler in Zukunft zu verhindern?

4. Wie könnte dieser Fall helfen, ausgebildeten Pflegefachpersonen eine sichere Patientenversorgung näher zu bringen?

5. Welche positiven Maßnahmen unternimmt die Pflegefachperson, um die Sicherheit des Patienten in diesem Fall zu schützen?

Fall 11: Keine Allergien ... oder doch?

Berufsübergreifende Kommunikation

Verspätete Diagnose, Zwischenfall mit harmlosem Schaden

Klinischer Kontext: Akutstationäre Aufnahme in eine chirurgische Station (unbekannte Funktionsstörung des Rektums/Kolons)

Kommunikationsrahmen: Interaktion zwischen Pflegefachpersonen, einem Chirurgen und einem Patienten

Ereignis: Unsichere Kommunikation, die zu einer verspäteten Diagnose führt

Ergebnis für die Patientensicherheit: Zwischenfall mit harmlosem Schaden

Fallbeschreibung von Anne Wendt, Ph.D., M.S.N., R.N.

Ein 38-jähriger Patient wird von seinem neuen Hausarzt auf eine chirurgische Station eines kleinen lokalen Krankenhauses für eine diagnostische Abklärung durch den Gastroenterologen im Zuge einer möglichen Darm-/Kolonoperation eingewiesen. Der Patient hatte einige Wochen lang Fieber und gastrointestinale Schmerzen.

❶ **Die elektronische Gesundheitsakte (eGA) enthält keine Informationen** über Allergien. Bei der Aufnahme ❷ **fragt die Aufnahmepflegefachperson den Patienten**, ob er allergisch auf Medikamente reagiert. ❸ **Der Patient sagt „Nein"** und ❹ **die Pflegefachperson notiert keine bekannten Allergien** in der elektronischen Gesundheitsakte (eGA).

Jedoch ❷ **fragte die Pflegefachperson nicht: „Haben Sie *irgendwelche* bekannten Allergien?"**, sondern nur nach Allergien gegen *Medikamente*. Der Patient ist allergisch gegen Schalentiere und Jod, ❺ **weshalb er einen Epi-Pen (Epinephrin-Autoinjektor) bei sich trägt.**

Das Gastrointestinalteam ordnet ein Computertomogramm des Abdomens mit einem jodbasierten intravenösen Kontrastmittel zu diagnostischen Zwecken an. Die Pflegefachperson auf der Station bereitet den Patienten für den Transport zur Untersuchung im Gastrointestinallabor vor, als ❻ **die Mutter des Patienten erwähnt**, dass der Patient eine Schalentier- und Jodallergie hat. ❼ **Die Pflegefachperson der Station**, die aufgrund ihres Migrationshintergrunds in der Landessprache nicht vollumfassend kompetent ist, ❽ **reagiert nicht auf die zum Ausdruck gebrachte Besorgnis der Mutter.** Die Pflegefachperson bringt den Patienten ins Labor. ❾ **Der Patient sagt nichts** zu der Pflegefachperson, weil er sie nicht verärgern will und nicht als überkritisch gelten möchte. Der Patient berichtet der medizinisch-technischen Assistentin (MTA) von seiner Allergie. Die MTA bricht die Untersuchung sofort ab und informiert die gastroenterologische Fachabteilung. Der zuständige Arzt ist besorgt, da die Testergebnisse eigentlich benötigen werden, um eine genaue Diagnose zu stellen. Das kleine Krankenhaus hat aber keine Ressourcen für andere diagnostische Tests.

Schließlich wird der Patient zur weiteren Untersuchung in ein großes regionales Krankenhaus überwiesen. Dies führt zu einer Verzögerung der Diagnose. Bei dem Patienten führt dies zu psychischem und physischem Stress, bis eine sichere Diagnose gestellt werden kann.

Prinzipien der zwischenmenschlichen Kommunikation

1. Kommunikation lässt sich nicht auf Teilprozesse reduzieren

❶ **Kommunikationsfehler der Suffizienz** (unvollständige transaktionale Kommunikation)
Das Klinikpersonal und der Patient kommunizieren unzureichend miteinander, um ein einheitliches Verständnis hinsichtlich der Schalentier- und Jodallergie des Patienten zu erreichen.

❸ **Kommunikationsfehler der Klarheit** (unvollständige transaktionale Kommunikation)
Die Aufnahmepflegefachperson und der Patient bemühen sich nicht genügend, eine ausreichende Kommunikation miteinander zu führen, um die Frage der Pflegefachperson und die Antwort des Patienten zu klären und ein gemeinsames Verständnis der Schalentier- und Jodallergie zu etablieren.

2. Kommunikation verankert Gedanke, Symbol und Referent

❷ **Kommunikationsfehler der Klarheit** (unvollständige Encodierung)
Die Aufnahmepflegefachperson ist in ihrer Frage zu unpräzise, ob der Patient allergisch gegen irgendwelche Medikamente sei. Sie hätte den Patienten umfassender fragen können, ob er irgendwelche bekannten Allergien hat.

3. Inhaltliche Redundanz durch direkte Kanäle fördert die Richtigkeit der kommunizierten Inhalte und deren Verständnis

❹ **Kommunikationsfehler der Richtigkeit** (unvollständige Encodierung)
Die Aufnahmepflegefachperson notiert falsch, dass der Patient keine bekannten Allergien hat.

❽ **Kommunikationsfehler der Suffizienz** (unvollständige Decodierung)
Die Pflegefachperson der Station vernachlässigt die von der Mutter geäußerten Bedenken.

➐ **Kommunikationsfehler der Klarheit** (unvollständige transaktionale Kommunikation)
Die Pflegefachperson der Station versäumt es, eine direkte Nachfolgekommunikation mit der Mutter des Patienten zu führen, um ihre Unsicherheit bezüglich des mangelnden Verstehens der geäußerten Allergiewarnhinweise der Mutter zu verringern.

4. Kommunikation ist kontextgebunden

➎ **Kommunikationsfehler der Kontextualisierung** (unterlassene transaktionale Kommunikation)
Die Pflegefachperson und der Patient versäumen es, gemeinsam über Allergien zu sprechen, unter Missachtung des Kontexts, dass der Patient einen Epi-Pen (Epinephrin-Autoinjektor) bei sich trägt (funktionaler Kontext).

➏ **Kommunikationsfehler der Kontextualisierung** (unterlassene Encodierung)
Die Mutter des Patienten erwähnt die Schalentier- und Jodallergie des Patienten zu spät (chronologischer Kontext), nur einmal und nur gegenüber einer Pflegefachperson, die nicht der Landessprache mächtig ist und ihre Bedenken offensichtlich nicht verstanden hat (funktionaler Kontext). Die Mutter hätte die Allergie des Patienten auch anderen Beteiligten vermitteln können, um sicherzustellen, dass das Versorgerteam informiert ist und die Allergie berücksichtigt.

➒ **Kommunikationsfehler der Kontextualisierung** (übermäßige Encodierung)
Der Patient erwähnt seine Allergie nicht gegenüber der Pflegefachperson, weil er davon ausgeht, dass er die Pflegefachperson kränken könnte, wenn er seine Bedenken äußert (relationaler Kontext) und dass diese Kränkung seine künftige Versorgungsqualität beeinträchtigen könnte (funktionaler Kontext).

Diskussion

Dieser Fall demonstriert, dass Kommunikation sich nicht auf Teilprozesse reduzieren lässt. Zudem zeigt er, wie die verbreitete Fehlannahme, dass Kommunikation einen simplen linearen Informationstransfer darstellt, die Sicherheit der Patientenversorgung erheblich beeinträchtigen kann. Denn Kommunikation enthält mehr als eine Ansammlung von Informationen. Die *Bedeutung* dieser Informationen und deren einheitliches Verständnis entsteht zwischen den Akteuren. Es muss also erst mithilfe eines komplexen zwischenmenschlichen Sinnfindungsprozesses etabliert und dann interaktiv abgeglichen werden. Das Endprodukt dieses Prozesses unterscheidet sich von den einzelnen Informationen, denn es entsteht erst aus dieser zwischenmenschlichen Interaktion.

Im Kontext des Gesundheitswesens, wo es über die Zeit hinweg viele verschiedene und immerzu wechselnde Versorgungsteilnehmer gibt, ist es insbesondere wichtig, Kommunikation als eine ganzheitlich sinngebende Aktivität zu verstehen. Diese Aktivität verfolgt in erster Instanz die Erschaffung eines **„common ground"**, auf dessen Basis dann ein einheitliches Verständnis etabliert werden kann. In diesem Zusammenhang müssen Informationstechnologien wie die elektronische Gesundheitsakte (eGA) mehr als reine Informationsquellen darstellen – sie müssen als Hilfsmittel für die Etablierung eines gemeinsamen Verständnisses zwischen allen derzeitigen und zukünftigen Beteiligten dienen, d. h. zwischen allen Versorgern, dem Patienten und dessen Angehörigen.

Dieser Fall veranschaulicht zudem das Kommunikationsprinzip „Kommunikation verankert Gedanke, Symbol und Referent". Die Aufnahmepflegefachperson ordnet ihren Gedanken und Referenten (keine bekannten Allergien) ein nicht genügend umfassendes Symbol zu („Allergien gegen Medikamente" anstatt „keine bekannten Allergien"). Das Symbol („Haben Sie Allergien gegen Medikamente?") wird zwar akkurat vom Patienten decodiert, aber nicht wie beabsichtigt verstanden, weil lediglich das Symbol, nicht aber das gesamte assoziative Dreieck, d. h. Gedanke-Symbol-Referent, an den Patienten vermittelt wurde. Es resultiert kein einheitliches Verständnis.

Das Prinzip „Inhaltliche Redundanz durch direkte Kanäle fördert die Richtigkeit der kommunizierten Inhalte und deren Verständnis" beschreibt, was die Pflegefachperson und der Patient hätten tun können, um das Potenzial ihrer zwischenmenschlichen Kommunikation auszuschöpfen und somit die Patientensicherheit zu optimieren: die Pflegefachperson und der Patient hätten sich um eine direkte und redundante Kommunikation miteinander bemühen können, um sicherzustellen, dass sie die vermittelten Botschaften des anderen richtig verstanden und ein ausreichendes gemeinsames Verständnis dieser Botschaften erreicht haben. Zusätzlich hätte sich die Pflegefachperson der Station um eine direkte und redundante Kommunikation mit der Mutter bemühen können, bis sie den Warnhinweis der Mutter, die Allergien des Patienten zu beachten, verstanden hätte. Letztendlich hätte auch die Mutter des Patienten direkte und redundante Kommunikation mit anderem Klinikpersonal nutzen können, um sicherzustellen, dass der Warnhinweis hinsichtlich der Allergie gehört wurde und entsprechend gehandelt wird. Eine derartige Redundanz durch möglichst direkte Kanäle wäre der einzige Weg gewesen, diesen harmlosen Schaden zu verhindern.

Zu guter Letzt zeigt dieser Fall, wie das Versäumnis der Beteiligten, ihre Decodierung, Encodierung und transaktionale Kommunikation in den Kontext der Versorgungsepisode einzugliedern, die Sicherheit der Patientenversorgung erheblich gefährden kann. In diesem Fall hätten die Pflegefachperson und der Patient beispielsweise allgemein miteinander über Allergien sprechen müssen, angesichts der Tatsache, dass der Patient einen Epi-Pen (Epinephrin-Autoinjektor) bei sich trägt. Die Mutter hätte angesichts der anstehenden diagnostischen Untersuchungen die

Jodallergie des Patienten sofort ansprechen können. Und der Patient hätte seine Befürchtung, dass die Pflegefachperson ihn schlechter versorgen würde, wenn er seine Bedenken äußert, als kontextuelle Einschränkung für eine sichere Pflegesituation erkennen können – und er hätte diese Einschränkung ansprechen können, um sie somit in ein Hilfsmittel für eine erfolgreiche Verständigung zu verwandeln. Eine derartige adäquatere Kontextualisierung der zwischenmenschlichen Kommunikation unter den Beteiligten hätte den harmlosen Schaden in diesem Fall verhindern können.

Kommunikationsstrategien nach Hannawa-SACCIA

Folgende Handlungsweisen hätten diesen Zwischenfall verhindern können:
- Das Klinikpersonal und der Patient hätten sich um eine suffizientere Kommunikation bemühen können, um ein gemeinsames Verständnis miteinander (und mit allen zukünftigen Versorgern) sicherzustellen bezüglich der Tatsache, dass der Patient unter einer Schalentier- und Jodallergie leidet.
- Die Aufnahmepflegefachperson und der Patient hätten sich um eine sicherere Kommunikation miteinander bemühen können, um die Frage der Pflegefachperson und die Antwort des Patienten miteinander abzugleichen.
- Die Aufnahmepflegefachperson hätte ihre Frage, ob der Patient allergisch auf Medikamente ist, präziser formulieren können – sie hätte den Patienten fragen können, ob der Patient irgendwelche bekannte Allergien hat.
- Die Aufnahmepflegefachperson hätte die Richtigkeit ihrer Schlussfolgerung, dass der Patient keine bekannten Allergien hat, in direkter Kommunikation mit dem Patienten validieren können, bevor sie dies in die elektronische Gesundheitsakte (eGA) einträgt.
- Die Pflegefachperson der Station hätte sich in direkter Kommunikation mit der Mutter des Patienten bemühen können, ein gemeinsames Verständnis über die Schalentier- und Jodallergie und deren Konsequenzen für die anstehenden diagnostischen Untersuchungen des Patienten zu etablieren.
- Die Pflegefachperson und der Patient hätten miteinander über Allergien vor dem Hintergrund kommunizieren können, dass der Patient einen Epi-Pen (Epinephrin-Autoinjektor) bei sich trägt.
- Die Mutter des Patienten hätte die Schalentier- und Jodallergie des Patienten früher und zu jemand anderem als der Pflegefachperson sagen können, da diese die Nachricht erwiesenermaßen linguistisch nicht verstanden hat.

Kommunikationslehren für eine bessere Patientensicherheit und Versorgungsqualität

1 ○	2 ○	3 ○	4 ○	5 ○	6 ○	7 ○	8 ○	9 ○	10 ○
11 ○	12 ○	13 ○	14 ○	15 ○	16 ○	17 ○	18 ○	19 ○	20 ○
21 ○	22 ○	23 ○	24 ○	25 ○	26 ○	27 ○	28 ○	29 ○	30 ○

Wählen Sie aus den 30 Kommunikationslehrsätzen in Kapitel 9 diejenigen aus, die diesen Fall am treffendsten beschreiben und kreuzen Sie die entsprechenden Kästchen in dieser Checkliste an. Begründen Sie Ihre Wahl und erklären Sie, wie die einzelnen Lehrsätze mit diesem Fall zusammenhängen.

Fragen zur Diskussion und Übungen

1. Was hätten die Pflegefachpersonen in diesem Fall sagen oder tun können, um die Familie und den Patienten aktiv in die Versorgung einzubinden?

2. Welche persönlichen Eigenschaften der Pflegefachpersonen könnten das Fehlerrisiko in diesem Fall erhöht haben?

3. Was hätten Sie in diesem Fall getan oder gesagt, um den harmlosen Schaden zu vermeiden?

4. Welche Faktoren der Prozessumgebung könnten zu diesem harmlosen Schaden beigetragen haben?

5. Schreiben Sie eine Richtlinie oder Verfahrensanweisung, die implementiert werden könnten, um die in diesem Fall aufgetretenen Fehlertypen künftig zu verhindern.

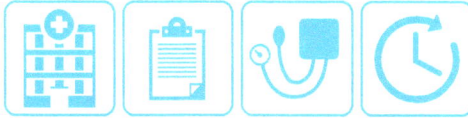

Fall 12: Diskette unlesbar

Interinstitutionelle Kommunikation

Inadäquate Übergabe, verspätete Diagnose, Zwischenfall mit harmlosem Schaden

Klinischer Kontext: Akutstationäre Verlegung zwischen Einrichtungen (Fraktur)
Kommunikationsrahmen: Unvollständige interinstitutionelle Patientenübergabe
Ereignis: Unsichere Kommunikation, die zu einer verspäteten Diagnose und verlängertem Krankenhausaufenthalt führt
Ergebnis für die Patientensicherheit: Zwischenfall mit harmlosem Schaden

Fallbeschreibung von Barbara Wojnowski, B.S., R.N. und Anne Wendt, Ph.D., M.S.N., R.N.

Ein 78-jähriger männlicher Patient wird von der Notaufnahme eines kommunalen Krankenhauses in ein größeres regionales Krankenhaus verlegt. Die Pflegefachperson des aufnehmenden Krankenhauses ❶ **erhält einen mündlichen Bericht** von den Sanitätern und einen ❷ **telefonischen Bericht** der verlegenden Pflegefachperson der Notaufnahme; beide erklären, dass der Patient eine Hüftfraktur rechts hat. ❸ **Der Verlegungsbericht weist darauf hin**, dass der Patient die Fraktur der rechten Hüfte durch einen Sturz erlitten hat und eine Diskette, die digitale Kopien der Röntgenaufnahmen beinhaltet, ist beigefügt. Das aufnehmende Krankenhaus hat keine Ausrüstung, die es ermöglicht, die Diskette mit den Röntgenaufnahmen einzusehen. Die Pflegefachperson der Notaufnahme versorgt den Patienten nach Plan und fordert Labor, Elektrokardiogramm und Röntgen der rechten Hüfte an (posterior, anterior und laterale Hüfte und frontales Becken). Der Patient wird in die orthopädische Abteilung zur präoperativen Voruntersuchung und zur Festlegung der orthopädischen Behandlung verlegt. Der orthopädische Chirurg sichtet die neuen Röntgenbilder und entdeckt eine Beckenfraktur, die neben der Hüftfraktur nicht vom verlegenden Krankenhaus an die aufnehmende Pflegefachperson übermittelt wurde. Diese unvollständige Information im Verlegungsbericht und dem Ausrüstungsmangel des aufnehmenden Krankenhauses, um die Diskette des kommunalen Krankenhauses auslesen zu können, hat die Diagnosestellung der Beckenfraktur im aufnehmenden Krankenhaus verzögert und einen verlängerten Krankenhausaufenthalt verursacht. Es gab keine langfristigen negativen Auswirkungen für den Patienten, aber der Patient verlor das Vertrauen in das Gesundheitssystem.

Prinzip der zwischenmenschlichen Kommunikation

1. Inhaltliche Redundanz durch direkte Kanäle fördert die Richtigkeit der kommunizierten Inhalte und deren Verständnis

❶ ❷ ❸ **Kommunikationsfehler der Suffizienz** (unvollständige Encodierung)
Die Sanitäter, die verlegende Pflegefachperson der Notaufnahme und die Klinikärzte, die den Verlegungsbericht geschrieben haben, haben unvollständige Informationen während der Patientenverlegung kommuniziert – sie haben es versäumt mitzuteilen, dass der Patient zusätzlich zur Fraktur der rechten Hüfte eine Beckenfraktur hat.

Diskussion

Dieser Fall veranschaulicht, inwiefern die *Suffizienz* des kommunizierten Informationsgehalts eine grundlegende Voraussetzung für eine sichere, erfolgreiche Versorgung darstellt. Die Sanitäter, die verlegende Pflegefachperson der Notaufnahme und die Unterlagen kommunizieren genau denselben Inhalt. Somit vermitteln sie Gewissheit an das Personal, dass das Problem eine Fraktur der rechten Hüfte des Patienten ist. Nur eine dieser Informationsquellen liefert zusätzliche Informationen: dass der Bruch mit einem Sturz in Verbindung steht. Es werden jedoch keine weiteren Informationen übermittelt.

Diese Verlegungskommunikation ist insuffizient, weil ihr ein wesentliches Informationselement fehlt: die Tatsache, dass der Patient zusätzlich eine Beckenfraktur hat. In diesem Fall bleibt es unklar, warum dieses wichtige Informationselement nicht in irgendeinem Verlegungsbericht übermittelt wurde. Möglicherweise sind die Quellen davon ausgegangen, dass das aufnehmende Klinikpersonal diese zusätzliche Fraktur von der Diskette ablesen würde oder vielleicht hatten alle drei Quellen eine kognitive Versäumnis („lapse") und vergaßen schlichtweg, die Beckenfraktur zu erwähnen. Dies illustriert das zwischenmenschliche Kommunikationsprinzip „Inhaltliche Redundanz durch direkte Kanäle fördert die Richtigkeit der kommunizierten Inhalte und deren Verständnis" aus einem anderen Blickwinkel: Die Hüftfraktur wurde drei Mal (d. h. redundant) über verschiedene Kommunikationskanäle erwähnt: von Angesicht zu Angesicht durch die Sanitäter, am Telefon durch die verlegende Pflegefachperson der Notaufnahme und schriftlich im Verlegungsbericht. Trotz dieser Redundanz verursachen alle drei einen schweren Kommunikationsfehler, der in einen harmlosen Schaden für den Patienten mündet: Sie versäumen es, in ihrem Verlegungsbericht zu erwähnen, dass der Patient auch eine Beckenfraktur hat. Mit anderen Worten bedeutet dies, dass Redundanz der Richtigkeit *nicht* zuträgt, wenn die Information, die wiederholt wird, unvollständig ist.

Dieser Fall demonstriert zudem die Gefahr, die entsteht, wenn sich die Beteiligten für eine verbesserte Kommunikation ausschließlich auf Informationstechnologien verlassen. In diesem Fall ist ein wesentliches Informationselement nur auf einer digitalen Diskette enthalten, denn die Akteure gehen davon aus, dass jederzeit auf diese Diskette zugegriffen, sie decodiert und wie beabsichtigt verstanden werden kann. Der Decodierungsprozess, seine Richtigkeit und das daraus resultierende gemeinsame Verständnis wird also an ein technologisches Tool delegiert. Diese Fehlannahme verbildlicht den **Common-Ground-Trugschluss**: Die Kliniker nehmen an, dass ein gemeinsames Verständnis der Informationen auf der Diskette durch das bloße Senden der Diskette etabliert würde. Sie beachten jedoch nicht die Tatsache, **dass der Decodierungsprozess nach dem Senden einer Nachricht an den Empfänger niemals allein gelassen werden darf, sondern dass eine transaktionale Kommunikation miteinander erforderlich ist, um ein gemeinsames Verständnis der gesendeten Informationen sicherzustellen**.

Zusammenfassend bedeutet dies, dass zwischen dem Senden einer Nachricht und dem Erreichen eines gemeinsamen Verständnisses ein langer Weg liegt. Auf diesem Weg befinden sich komplexe und fehleranfällige Prozesse. Wenn diese Prozesse der Zwischenmenschlichkeit beraubt und an Informationstechnologien delegiert werden, dann führt das häufig dazu, dass Nachrichten nicht ankommen oder nicht wie beabsichtigt verstanden werden. In diesem Fall beeinträchtigt eine strukturelle Systeminsuffizienz den zwischenmenschlichen Verständigungsprozess. Die Diskette bleibt ungelesen und die beabsichtigte Kommunikation somit erfolglos. Dies führt zu einer verspäteten Diagnose und einem verlängerten Krankenhausaufenthalt für den Patienten. Die Lektion dieses Falls liegt in der Erkenntnis, dass die zwischenmenschliche Kommunikation schwerwiegend beeinträchtigt wird, wenn man sie an Technologien delegiert, und dass die **zwischenmenschliche Kommunikation** – die in der klinischen Praxis häufig lediglich als Soft Skill bezeichnet wird – in der Tat eine **essenzielle Hardware für eine erfolgreiche, sicherere Patientenversorgung** darstellt.

Kommunikationsstrategien nach Hannawa-SACCIA

Folgende Handlungsweisen hätten diesen Zwischenfall verhindern können:
- Die Sanitäter, die verlegende Pflegefachperson der Notaufnahme und die Klinikärzte, die den Verlegungsbericht geschrieben haben, hätten einen vollständigeren Informationsbericht in ihrer Verlegungskommunikation mit den aufnehmenden Klinikern verfassen können.
- Die Sanitäter, die verlegende Pflegefachperson der Notaufnahme und die Klinikärzte hätten wesentliche Informationsinhalte nicht an die Diskette delegieren sollen. Sie hätten keinen „common ground" voraussetzen können, um mithilfe einer sicheren Kommunikation eine sichere Versorgungssituation sicherzustellen.

Kommunikationslehren für eine bessere Patientensicherheit und Versorgungsqualität

1 ○	2 ○	3 ○	4 ○	5 ○	6 ○	7 ○	8 ○	9 ○	10 ○
11 ○	12 ○	13 ○	14 ○	15 ○	16 ○	17 ○	18 ○	19 ○	20 ○
21 ○	22 ○	23 ○	24 ○	25 ○	26 ○	27 ○	28 ○	29 ○	30 ○

Wählen Sie aus den 30 Kommunikationslehrsätzen in Kapitel 9 diejenigen aus, die diesen Fall am treffendsten beschreiben und kreuzen Sie die entsprechenden Kästchen in dieser Checkliste an. Begründen Sie Ihre Wahl und erklären Sie, wie die einzelnen Lehrsätze mit diesem Fall zusammenhängen.

Fragen zur Diskussion und Übungen

1. Was sind die Vorteile und Grenzen von Informationstechnologien, um das Risiko eines Schadens für den Patienten zu reduzieren?

2. Welche Empfehlungen könnten Sie machen, um solche Fehlertypen in Zukunft zu verhindern?

3. Wenn Sie über diesen Fall nachdenken, überlegen Sie, wie Sie eine Sicherheitskultur in der Organisation schaffen könnten, in der dieser Fall aufgetreten ist.

4. Welche positiven Maßnahmen unternimmt die Pflegefachperson, um die Sicherheit des Patienten in diesem Fall zu schützen?

Phase 3: Behandlungs- und Pflegeplanung

Die **Behandlungsplanung** ist der Prozess, in dem Ärzte, Patienten, Pflegende und andere beteiligte Personen darüber diskutieren und letztlich gemeinsam entscheiden, wie sie ein diagnostiziertes medizinisches Problem behandeln wollen. In der **Pflegeplanung** wird im gemeinsamen Entscheidungsprozess ein Pflegeziel definiert und entschieden, mit welchen pflegerischen Maßnahmen das Ziel erreicht werden soll. Für jede Pflegemaßnahme wird die konkrete Maßnahme (wenn möglich in Anlehnung an standardisierte und evidenzbasierte Vorgaben, individuell an den Pflegeempfänger angepasst), deren Häufigkeit sowie der angemessene Zeitpunkt festgelegt. Die Ressourcen des Pflegeempfängers werden in der Planung berücksichtigt.

https://doi.org/10.1515/9783110562699-012

Fall 13: Aua, das tut weh

Pflegende-Pflegeempfänger-Kommunikation

Behandlungsverzögerung, unerwünschtes Ereignis

Klinischer Kontext: Akute Notaufnahme (Oberschenkelhalsfraktur)
Kommunikationsrahmen: Interaktion zwischen Pflegefachpersonen und Patientin
Ereignis: Unsichere Kommunikation, die zu einer Behandlungsverzögerung führt
Ergebnis für die Patientensicherheit: Unerwünschtes Ereignis

Fallbeschreibung von Nadine Joisten R.N., Lehrerin für Pflege und Gesundheit, M.A., Diplom-Berufspäd-
agogin

Eine 83-jährige Patientin wird vom Rettungsdienst in ein kleines Krankenhaus ein-
geliefert. Sie war in einer gerontopsychiatrischen Einrichtung, in der sie wegen eines
hirnorganischen Psychosyndroms (HOPS) aufgrund einer Demenz behandelt wird, gestürzt. Die Patientin schreit „Aua, das tut weh" und die Sanitäter berichten, dass sie
die ganze Zeit nichts anderes sage. In der Eile wurde kein Verlegungsbericht aus der
gerontopsychiatrischen Einrichtung mitgegeben.

Es wird eine Schenkelhalsfraktur rechts diagnostiziert, die sofort operativ versorgt wird. Auf der orthopädischen Station ist die Versorgung der Patientin von Beginn an schwierig, ❶ **da sie weiterhin stets nur „Aua, ihr tut mir weh" schreit**. Die
Pflegefachperson, die die Patientin am ersten Morgen versorgt, ❷ **übergibt die Patientin als „aggressiv gegenüber dem Personal"**. So gestaltet sich auch der weitere
Verlauf des stationären Aufenthalts: die Patientin schreit immer dasselbe, sobald sie
jemand anfasst, sei es zur Grundpflege, der Unterstützung bei der Nahrungsaufnahme
oder der Mobilisation. Keine der Pflegefachpersonen der Station will sie versorgen, da
die Patientin auch nach dem Personal schlägt. ❷ **Niemand hinterfragt das Verhalten der Patientin**, da diese ein diagnostiziertes hirnorganisches Psychosyndrom hat
und aus „der Klapse" kommt. Auch ❸ **fragt keiner in der gerontopsychiatrischen
Einrichtung nach**, wie das Verhalten der Patientin vor dem Sturzereignis war.

Am 12. post-operativen Tag, an dem die Patientin nach dem letzten Kontrollrönt-
gen zurückverlegt werden soll, wird sie morgens von einem neuen Oberkursschüler
versorgt. Dieser verabreicht ihr nach der Übergabe, in der er die Geschichte der Patientin hört, und in Rücksprache mit der für ihn zuständigen Pflegefachperson erstmalig
zusätzlich ein Schmerzmittel aus der Bedarfsmedikation. Während der Grundpflege
ist die Patientin das erste Mal ruhiger und schreit und schlägt nicht.

Die Patientin wird anschließend zum Röntgen gebracht. Das Ergebnis: Die Patientin hat eine Fraktur am rechten Oberschenkel, die während des stationären Aufenthalts entstanden sein muss, denn sie liegt ein kleines Stück unterhalb der ersten Bruchlinie. Sie muss erneut operiert werden und für weitere zwei Wochen in stationärer Behandlung bleiben.

Prinzipien der zwischenmenschlichen Kommunikation

1. Kommunikation beruht auf subjektiven Vorannahmen und Wahrnehmungen

❶ **Kommunikationsfehler der Kontextualisierung** (übermäßige Decodierung)
Die behandelnden Fachkräfte deuten die Aussagen und Verhaltensweisen der Patientin übermäßig im Rahmen ihres hirnorganischen Psychosyndroms (funktionaler Kontext).

❶ **Kommunikationsfehler der Richtigkeit** (fehlangewendete Decodierung)
Die behandelnden Fachkräfte decodieren das Verhalten der Patientin falsch – sie deuten es als aggressiv statt schmerzempfindlich.

❶ **Kommunikationsfehler der zwischenmenschlichen Anpassung** (unvollständige transaktionale Kommunikation)
Die behandelnden Pflegefachpersonen nehmen die Schmerzempfindlichkeit der Patientin nicht ernst und gehen nicht auf ihr Bedürfnis ein, die Schmerzen medikamentös zu lindern und den Grund der Schmerzen herauszufinden.

2. Inhaltliche Redundanz durch direkte Kanäle fördert die Richtigkeit der kommunizierten Inhalte und deren Verständnis

❷ **Kommunikationsfehler der Richtigkeit** (unvollständige transaktionale Kommunikation)
Die Fachkräfte verwenden ihre Kommunikation miteinander nicht genügend als Validierungsprozess, um das Verhalten der Patientin zu hinterfragen und den Erfolg ihrer Behandlung sicherzustellen.

❸ **Kommunikationsfehler der Kontextualisierung** (unterlassene Decodierung)
Keiner fragt in der gerontopsychiatrischen Einrichtung nach (funktionaler Kontext), wie das Verhalten der Patientin vor dem Sturzereignis war (chronologischer Kontext).

Diskussion

Dieser Fall zeigt, **dass die *zwischenmenschliche Anpassungsfähigkeit* nicht nur der Patientenzufriedenheit dient, sondern ganz essenziell zu einer sicheren Versorgung beiträgt**. Die Patientin wird aufgrund ihres hirnorganischen Psychosyndroms als aggressiv bezeichnet und fortan nur in diesem Rahmen gesehen. Die subjektiven Vorannahmen der Beteiligten deaktivieren ihre sichere Kommunikation miteinander. Ihre Kommunikation dient also nicht mehr als Sicherheitsmaßnahme, sondern nur noch, um den etablierten Status quo einer „schwierigen Patientin" beizubehalten. Die Schnittstellenkommunikation dient in diesem Fall mehr der Sicherheit der Versorger (da die Patientin psychisch bedingt aggressiv und gefährlich sei) statt der Sicherheit der Patientin, d. h. der sofortigen Schmerzlinderung und Behandlung des Bruchs. Den Fachkräften entgeht dabei, dass die Patientin in der Tat schwere Schmerzen empfindet, denen eine neue Oberschenkelfraktur zugrunde liegt. Es dauert fast zwei Wochen, bis sich endlich ein Oberkursschüler findet, der den Schmerz der Patientin ernst nimmt und ihr, nach Rücksprache mit seiner Vorgesetzten, die indizierte Schmerzmedikation verabreicht. Erst dies lindert letztendlich die Schmerzen und die Aggressivität der Patientin und führt dazu, dass der Bruch diagnostiziert und operiert wird. Die unsichere zwischenmenschliche Kommunikation in diesem Fall zieht also schwere Konsequenzen nach sich – eine verzögerte Behandlung der neuen Oberschenkelfraktur am 12. post-operativen Tag und eine vermeidbare, zwei Wochen lange stationäre Behandlung. Eine sichere Kommunikation mit der Patientin und unter den Fachkräften wäre in diesem Fall das *Vehikel* für eine rechtzeitige, patientensichere Behandlung gewesen.

Kommunikationsstrategien nach Hannawa-SACCIA

Folgende Handlungsweisen hätten diesen Zwischenfall verhindern können:
- Die behandelnden Fachkräfte hätten das Schmerzempfinden der Patientin außerhalb des Kontexts ihres hirnorganischen Psychosyndroms deuten können.
- Die Fachkräfte hätten in der gerontopsychiatrischen Einrichtung nachfragen können, wie das Verhalten der Patientin vor dem Sturzereignis war.
- Die behandelnden Fachkräfte hätten zeitnah Rücksprache miteinander halten können, um gemeinsam zu hinterfragen und zu eruieren, warum die Patientin sich aggressiv verhält und kontinuierliche Schmerzen zu haben scheint.
- Die Fachkräfte hätten ihre Kommunikation miteinander als Validierungsprozess einsetzen können, um das Verhalten der Patientin und den Erfolg der Behandlung zu hinterfragen.
- Die behandelnden Fachkräfte hätten auf das Bedürfnis der Patientin eingehen können, die Schmerzen medikamentös zu lindern und den Grund der Schmerzen in Erfahrung zu bringen.

Kommunikationslehren für eine bessere Patientensicherheit und Versorgungsqualität

1 ○	2 ○	3 ○	4 ○	5 ○	6 ○	7 ○	8 ○	9 ○	10 ○
11 ○	12 ○	13 ○	14 ○	15 ○	16 ○	17 ○	18 ○	19 ○	20 ○
21 ○	22 ○	23 ○	24 ○	25 ○	26 ○	27 ○	28 ○	29 ○	30 ○

Wählen Sie aus den 30 Kommunikationslehrsätzen in Kapitel 9 diejenigen aus, die diesen Fall am treffendsten beschreiben und kreuzen Sie die entsprechenden Kästchen in dieser Checkliste an. Begründen Sie Ihre Wahl und erklären Sie, wie die einzelnen Lehrsätze mit diesem Fall zusammenhängen.

Fragen zur Diskussion und Übungen

1. Wie könnten die am Prozess beteiligten Pflegefachpersonen und Ärzte in diesem Fall dafür sorgen, dass genügend Zeit eingeräumt wird, um den Erhalt der Nachricht und ein einheitliches Verständnis ihres Inhalts sicherzustellen? Welche Instrumente der Teamarbeit könnten dabei hilfreich sein?

2. Identifizieren Sie die wesentlichen Momente, in denen die subjektiven Vorannahmen bezüglich der Patientin verhindert haben, dass man umfassender nach einer Ursache für das Verhalten der Patientin gesucht hat.

3. Gibt es für Sie eine Erklärung, warum der Schüler in der Lage war, das Verhalten der Patientin nicht ausschließlich kontextgebunden zu beurteilen?

4. Bereiten Sie eine Praxisanleitungssituation für den Schüler vor und spielen Sie im Rollenspiel die Nachbesprechung nach. Wie erfahren Sie die stattgefundenen Fehler mit dem schwerwiegenden Schaden für die Patientin?

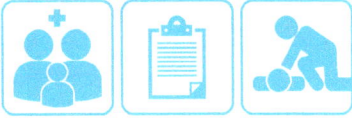

Fall 14: Eine frustrierte Familie

Pflegende-Begleitpersonen-Kommunikation

Nicht dokumentierter „Do-Not-Resuscitate"-Status, unerwünschtes Ereignis

Klinischer Kontext: Akute Patientenverlegung in ein Hospiz (Krebs)

Kommunikationsrahmen: Insuffiziente Kommunikation zwischen der Familie des Patienten, einer Pflegefachperson und dem Transportteam

Ereignis: Unsichere Kommunikation, die zu einer nicht indizierten Reanimation und vermeidbaren Schmerzen führt

Ergebnis für die Patientensicherheit: Unerwünschtes Ereignis

Fallbeschreibung von Rhonda Malone Wyskiel, M.S.N., R.N. und Anne Wendt, Ph.D., M.S.N., R.N.

Eine 75-jährige Patientin, bei der Pankreaskrebs im Endstadium diagnostiziert wurde, wird aus einem akuten Versorgungssetting in ein Hospiz verlegt. ❶ **Die Patientin und die Familie haben einen Do-Not-Resuscitate(DNR)-Status diskutiert und festgelegt**, während sie im Krankenhaus waren. Als die Verlegung ansteht, hat die ❷ **verlegende Pflegefachperson** weder diesen DNR-Status in den Verlegungspapieren des Transportteams dokumentiert, ❸ **noch hat die verlegende Pflegefachperson diesen mündlich dem Transportteam kommuniziert**. Während die Patientin für den Transport in den Krankenwagen gebracht wird, wird sie apnoisch und reagiert nicht mehr. ❹ **Das Transportteam beginnt mit der Wiederbelebung** und bringt die Patientin über die Notaufnahme zurück ins Krankenhaus.

Die Familie, die im Hospiz wartet, wird über das Ereignis informiert und fährt schnell in die Notaufnahme des Krankenhauses, wo sie die Patientin intubiert und sediert vorfindet. Die Angehörigen sind wütend und frustriert über den Mangel an Kommunikation hinsichtlich des DNR-Status und darüber, dass ihr Behandlungsplan nicht befolgt wurde. Wegen der Intubation und Sedierung kann die Familie nicht mit der Patientin kommunizieren, was ihnen weiteren Kummer bereitet. Die Patientin wird wieder in das Krankenhaus aufgenommen. Die unterstützenden Maßnahmen werden zwölf Stunden später abgestellt und die Patientin stirbt, ohne vorher das Bewusstsein wiederzuerlangen.

Prinzipien der zwischenmenschlichen Kommunikation

1. Kommunikation ist kontextgebunden

❶ **Kommunikationsfehler der Kontextualisierung** (unvollständige transaktionale Kommunikation)
Die Pflegefachperson und die Familie der Patientin stellen im Krankenhaus nicht sicher, dass alle derzeitigen und zukünftigen Versorgungsteilnehmer ein gemeinsames Verständnis hinsichtlich des DNR-Status der Patientin haben (funktionaler Kontext).

2. Inhaltliche Redundanz durch direkte Kanäle fördert die Richtigkeit der kommunizierten Inhalte und deren Verständnis

❷ **Kommunikationsfehler der Suffizienz** (unterlassene Encodierung)
Die verlegende Pflegefachperson dokumentiert den DNR-Status der Patientin nicht in den Papieren für das Transportteam.

❸ **Kommunikationsfehler der Suffizienz** (unvollständige Encodierung)
Die verlegende Pflegefachperson kommuniziert den DNR-Status der Patientin während der Übergabe nicht verbal an das Transportteam.

❹ **Kommunikationsfehler der Richtigkeit** (unterlassene Encodierung)
Das Transportteam validiert den DNR-Status der Patientin nicht – weder durch Zugriff auf die Patientenakte, noch durch direkte Kommunikation mit der Pflegefachperson oder der Familie der Patientin, bevor sie mit der Wiederbelebung beginnen.

3. Kommunikation lässt sich nicht auf Teilprozesse reduzieren

❺ **Kommunikationsfehler der Suffizienz** (unterlassene transaktionale Kommunikation)
Die verlegende Pflegefachperson und das Transportteam versäumen es, während der Übergabe ein gemeinsames Verständnis des DNR-Status der Patientin zu schaffen.

Diskussion

Dieser Fall zeigt, dass die zwischenmenschliche Kommunikation im Gesundheitswesen der einzig verfügbare Prozess ist, um sicherheitsbeeinträchtigende Wahrnehmungsdifferenzen zwischen den Akteuren zu eliminieren. Die Kommunikation ist das Mittel zur Etablierung eines **„common ground"**, auf dem die Beteiligten ein gemeinsames Verständnis aufbauen können – um sicherzustellen, dass ihre encodierten und decodierten Nachrichteninhalte richtig sind und wie beabsichtigt verstanden wurden.

In diesem Fall kommt es zu einem unerwünschten Ereignis, weil die Beteiligten nicht ausreichend miteinander kommunizieren. Größtenteils interagieren sie auf der Basis von Fehlannahmen. Sie versäumen es, ihre Kommunikation miteinander dafür zu nutzen, um ein gemeinsames Verständnis zu schaffen. Beispielsweise geht die verlegende Pflegefachperson davon aus, dass das Transportteam im unwahrscheinlichen Fall eines akuten DNR-relevanten Zwischenfalls auf die Patientenakte zugreifen würde. Daher gibt sie dem Transportteam keine Informationen bezüglich der Patientenverfügung mit. Gleichzeitig geht das Transportteam davon aus, dass die Pflegefachperson es informiert hätte, wenn die Patientin einen DNR-Status hat und sieht daher keine Notwendigkeit, wichtige Zeit zu verschwenden, um die Patientenakte zu konsultierten oder jemanden anderen zu kontaktieren, um den DNR-Status der Patientin zu validieren, bevor es mit der Wiederbelebung beginnt.

Diese Ereignisse demonstrieren, warum und wie Kommunikation ein wesentlicher Aspekt der Patientensicherheit ist. Suffiziente und qualitativ hochwertige Kommunikation ist das Medium, mit dem die Beteiligten gemeinsam eine sichere Versorgung erreichen können. Wenn sie vollständig genutzt wird, verbindet Kommunikation alle involvierten Beteiligten zu einem starken, resilienten Team, in dem die einzelnen Akteure die Versorgung des Patienten miteinander koordinieren und eine sicherheitsrelevante Alarmfunktion erfüllen, indem sie die Richtigkeit der ausgeführten Aufgaben und Funktionen gegenseitig validieren – denn **mehr Augen sehen mehr Fehler** und tragen somit zu einer akkuraten Versorgung bei.

In diesem Fall spielt die Familie der Patientin eine entscheidende Rolle – sie stellt eine wichtige Ressource für die Patientensicherheit dar, denn sie könnte das unerwünschte Schadensereignis verhindern. Während die Pflegefachperson unter Zeitdruck steht und sich um mehrere Patienten gleichzeitig kümmern muss, ist die Familie am Bett der Patientin. Die Familie könnte unterstützend sicherstellen, dass die DNR-Dokumentation vollständig ist und erfolgreich an alle derzeitigen und zukünftigen Versorger vermittelt wird. Dies zeigt abermals, wie wichtig es ist, dass Patienten und deren Angehörige als aktive Partner für eine sichere und qualitativ hochwertige Versorgung einbezogen werden. Wenn Kommunikation sicher durchgeführt wird, kann sie alle Beteiligten befähigen, gemeinsam eine sichere Versorgungssituation zu erschaffen – weil sie sie zu einem stärkeren, resilienteren Versorgungsteam verbindet.

Kommunikationsstrategien nach Hannawa-SACCIA

Folgende Handlungsweisen hätten diesen Zwischenfall verhindern können:
- Die Pflegefachperson und die Familie der Patientin hätten sich im Krankenhaus miteinander um eine suffizientere Kommunikation bemühen können, um sicherzustellen, dass alle derzeitigen (und zukünftigen) Versorger ein gemeinsames Verständnis hinsichtlich des DNR-Status der Patientin haben.
- Die verlegende Pflegefachperson hätte den DNR-Status der Patientin in den Unterlagen des Transportteams dokumentieren können.

- Die verlegende Pflegefachperson und das Transportteam hätten ihre Kommunikation miteinander während der Übergabe dafür nutzen können, ein gemeinsames Verständnis des DNR-Status der Patientin zu schaffen.
- Die verlegende Pflegefachperson hätte den DNR-Status der Patientin während der Übergabe an das Transportteam verbal kommunizieren können.
- Das Transportteam hätte die Richtigkeit des angenommenen DNR-Status der Patientin validieren können, bevor sie mit der Wiederbelebung begannen – entweder durch Zugriff auf die Patientenakte oder durch direkten Kontakt zu der Pflegefachperson oder zur Familie der Patientin.

Kommunikationslehren für eine bessere Patientensicherheit und Versorgungsqualität

1 ○	2 ○	3 ○	4 ○	5 ○	6 ○	7 ○	8 ○	9 ○	10 ○
11 ○	12 ○	13 ○	14 ○	15 ○	16 ○	17 ○	18 ○	19 ○	20 ○
21 ○	22 ○	23 ○	24 ○	25 ○	26 ○	27 ○	28 ○	29 ○	30 ○

Wählen Sie aus den 30 Kommunikationslehrsätzen in Kapitel 9 diejenigen aus, die diesen Fall am treffendsten beschreiben und kreuzen Sie die entsprechenden Kästchen in dieser Checkliste an. Begründen Sie Ihre Wahl und erklären Sie, wie die einzelnen Lehrsätze mit diesem Fall zusammenhängen.

Fragen zur Diskussion und Übungen

1. Wenn Sie über den Fall nachdenken: was hätten Sie tun können, um die Sicherheitsrisiken zu senken und die Versorgungsqualität für die Patientin und ihre Familie zu steigern?

2. Wie hätten die Kommunikationsfehler in diesem Fall verhindert werden können?

3. Welche Richtlinien könnten implementiert werden, um solche Fehlertypen, wie sie in diesem Fall aufgetreten sind, künftig zu vermeiden?

4. Was haben Sie aus diesem Fall gelernt und wie könnten Sie das Gelernte nutzen, um andere aus- oder fortzubilden?

Fall 15: Entlassung entgegen ärztlichen Rat

Teamkommunikation

Irrtümliche Entlassung, Zwischenfall mit Beinaheschaden

Klinischer Kontext: Stationäre Aufnahme ins Krankenhaus wegen eines Schubs (chronische Demenz und akutes Delir)
Kommunikationsrahmen: Interaktion zwischen Allgemeinmediziner und Stationsarzt im Nachtdienst
Ereignis: Unsichere Kommunikation, die zu einer irrtümlichen Entlassung führt
Ergebnis für die Patientensicherheit: Zwischenfall mit Beinaheschaden

Abdruck aus dem Englischen mit Genehmigung von AHRQ WebM&M. Erstabdruck des Falls in Hwang SW. Discharge against medical advice. AHRQ WebM&M [serial online]. Mai 2005, https://psnet.ahrq.gov/ webmm/case/96.

Ein 50-jähriger Mann mit der Vorgeschichte einer Alkoholabhängigkeit und alkoholinduzierter Demenz wird mit milden Alkoholentzugserscheinungen in die Klinik eingewiesen. Es wird eine proximale Oberarmfraktur festgestellt und der Orthopäde rät zur Operation. Der Patient wird im Rahmen des Alkoholentzugs mit Benzodiazepin behandelt und bleibt klinisch stabil. Nachdem er von den Ärzten über die Risiken und Heilungschancen des operativen Eingriffs aufgeklärt wird, lehnt er die Operation ab.

In Anbetracht der chronischen Demenz und des akuten Delirs durch den Alkoholentzug wird ein kognitiver Statustest durchgeführt. Dabei kommt heraus, dass der Patient nicht fähig ist, medizinische Entscheidungen für sich selbst zu treffen. Eine psychiatrische Konsultation bestätigt diese Einschätzung. Der Patient wird daher gerichtlich unter Betreuung gestellt.[1]

Am vierten Tag seines stationären Aufenthaltes, gegen Mitternacht, ❶ **äußert der Patient gegenüber der für ihn zuständigen Pflegefachperson, dass er die Klinik verlassen möchte.** Die Pflegefachpersonen auf Station wissen nichts von der Entscheidungsunfähigkeit des Patienten. Sie kontaktieren die Stationsärztin im Nachtdienst und teilen ihr mit, dass der Patient die Klinik verlassen möchte. ❷ **Die Stationsärztin wirft einen kurzen Blick auf die Gesundheitsakte,** ❸ **stellt dem Patienten ein paar Fragen** und ❹ **erlaubt ihm, gegen ärztlichen Rat zu gehen.**

---

1 Die Autoren haben den gerichtlichen Betreuungsbescheid inhaltlich ergänzt, damit der Fall auf den deutschsprachigen Kulturkreis anwendbar ist.

Das zuständige klinische Team wird am folgenden Morgen über die Entlassung des Patienten informiert. ➏ **Sie haben keine Kontaktdaten für den Patienten** und können ihn nicht ausfindig machen. Es ist unbekannt, was weiterhin mit ihm geschah.

Prinzipien der zwischenmenschlichen Kommunikation

1. Kommunikation lässt sich nicht auf Teilprozesse reduzieren

➊ **Kommunikationsfehler der Suffizienz** (unterlassene Decodierung)
Das Nachtdienstpersonal greift nicht auf die Patientenakte zu und decodiert somit nicht die aktenkundige Entscheidungsunfähigkeit des Patienten.

➊ **Kommunikationsfehler der Suffizienz** (unterlassene transaktionale Kommunikation)
Das zuständige klinische Team stellt nicht sicher, dass das Nachtschichtpersonal über die Entscheidungsunfähigkeit des Patienten informiert ist.

➋ **Kommunikationsfehler der Suffizienz** (unvollständige Decodierung)
Die Stationsärztin wirft nur einen kurzen (statt genauen) Blick in die Patientenakte. Ein gründlicheres Lesen der Akte hätte eine einheitliche Verständnisfindung ermöglicht und wäre somit für eine patientensicherheitszentrierte Entscheidung notwendig gewesen.

➎ **Kommunikationsfehler der Suffizienz** (unvollständige Encodierung)
Bei der Einweisung des Patienten hat das Personal unzureichend mit dem Patienten kommuniziert – es hat versäumt, seine Kontaktdaten aufzunehmen.

2. Kommunikation beinhaltet mehr als nur Worte

➍ **Kommunikationsfehler der Suffizienz** (unvollständige Decodierung)
Die Stationsärztin verlässt sich ausschließlich auf die mündliche Kommunikation mit dem Patienten und erfasst seinen Zustand somit unvollständig.

➎ **Kommunikationsfehler der Richtigkeit** (fehlangewendete Decodierung)
Die Stationsärztin decodiert den Zustand des Patienten falsch.

Diskussion

Dieser Fall zeigt, wie die gemeinsame Verständnisfindung in der Gesundheitsversorgung ein komplexer Vorgang ist, der sich *zwischen* Personen abspielt. Die Stationsärztin in diesem Fall verlässt sich zu sehr auf eine einzige Kommunikationsquelle und entnimmt der Patientenakte rasch und nur bruchstückhaft wenige Informationen, die sie für wichtig hält. Sie stellt dem Patienten daraufhin nur ein paar Fragen, die ihren kurzen Eindruck vom Inhalt der Akte bestätigen. Die Stationsärztin schöpft somit nicht das Potenzial der zwischenmenschlichen Kommunikation aus, um ein valides einheitliches Verständnis des Gesundheitszustandes des Patienten zu gewährleisten. Die Gesundheitsakte bleibt ihre einzige Informationsquelle. Keiner der medizinischen Fachkräfte im vorliegenden Fall ist sich bewusst, dass die direkte Kommunikation miteinander und mit dem Patienten ein wechselseitiger bedeutungserschaffender Prozess gewesen wäre, der die Patientensicherheit priorisiert.

Kommunikationsstrategien nach Hannawa-SACCIA

Folgende Handlungsweisen hätten diesen Zwischenfall verhindern können:
- Das Nachtdienstpersonal hätte die aktenkundigen Aufzeichnungen des zuständigen klinischen Teams aufmerksamer lesen können.
- Das Team hätte die Information über die mangelnde Entscheidungsfähigkeit des Patienten direkter an das Nachtdienstpersonal vermitteln können, idealerweise im unmittelbaren Gespräch.
- Die Stationsärztin hätte den Gesundheitszustand des Patienten umfassender einschätzen können – sie hätte die Akte eingehender lesen und dem nonverbalen Patientenverhalten mehr Aufmerksamkeit schenken können, um seine Entscheidungsunfähigkeit akkurat zu decodieren.

Kommunikationslehren für eine bessere Patientensicherheit und Versorgungsqualität

1 ○	2 ○	3 ○	4 ○	5 ○	6 ○	7 ○	8 ○	9 ○	10 ○
11 ○	12 ○	13 ○	14 ○	15 ○	16 ○	17 ○	18 ○	19 ○	20 ○
21 ○	22 ○	23 ○	24 ○	25 ○	26 ○	27 ○	28 ○	29 ○	30 ○

Wählen Sie aus den 30 Kommunikationslehrsätzen in Kapitel 9 diejenigen aus, die diesen Fall am treffendsten beschreiben und kreuzen Sie die entsprechenden Kästchen in dieser Checkliste an. Begründen Sie Ihre Wahl und erklären Sie, wie die einzelnen Lehrsätze mit diesem Fall zusammenhängen.

Fragen zur Diskussion und Übungen

1. Wenn Patienten eine mangelnde Entscheidungsfähigkeit gerichtlich attestiert wird, sollte das Pflegepersonal dann weiterhin die Schaffung eines einheitlichen Verständnisses mit dem Patienten anstreben?

2. Wie können nonverbale Zeichen im Kontext eines engmaschigen Zeitplans zur Vermeidung medizinischer Irrtümer beitragen?

3. Welche Maßnahmen hätte das medizinische Personal in diesem Fall treffen können, um den Zustand des Patienten anhand seiner nonverbalen Verhaltensweise besser zu erfassen?

4. Zeichnen Sie für den beschriebenen Fall ein Flussdiagramm, aus dem hervorgeht, auf welchen subjektiven Vorannahmen die jeweiligen Handlungen der Akteure beruhen.

5. Beschreiben Sie, was das zuständige klinische Team hätte tun können, damit die Entscheidungsunfähigkeit des Patienten erfolgreich an das Nachtdienstpersonal vermittelt wird.

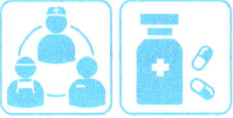

Fall 16: Eptifibatid-Epilog

Interprofessionelle Kommunikation

Arzneimittelunterdosierung, unerwünschtes Ereignis

Klinischer Kontext: Akutstationäre Aufnahme (Koronarsyndrom)
Kommunikationsrahmen: Interaktion zwischen Assistenzarzt, Krankenhausapotheker und drei Pflegefachpersonen
Ereignis: Unsichere Kommunikation, die zu einer Fehlmedikation führt
Ergebnis für die Patientensicherheit: Unerwünschtes Ereignis

Abdruck aus dem Englischen mit Genehmigung von AHRQ WebM&M. Erstabdruck des Falls in Churchill WW, Fiumara K. Eptifibatide epilogue. AHRQ WebM&M [serial online]. April 2009, https://psnet.ahrq.gov/webmm/case/198.

Ein 62-jähriger Mann wird an einem Samstag um 23 Uhr mit Verdacht auf akutes Koronarsyndrom stationär aufgenommen. Es folgt eine laborchemische serielle Untersuchung auf Marker, die auf einen Herzinfarkt hindeuten, und er wird mit Betablocker, Enoxaparin und einem Statin behandelt.

Am Sonntagmorgen um 6 Uhr steigt der Troponin-T-Wert des Patienten und die Diagnose wird auf NSTEMI („non-ST segment elevation myocardial infarction") geändert. Unter Benutzung des computergestützten Bestellsystems verschreibt der Assistenzarzt Eptifibatid (einen starken Thrombozytenaggregationshemmer) intravenös über Infusionslösung, angesichts des angesetzten koronarangiographischen Eingriffs, der am darauffolgenden Montagmorgen ansteht.

Der Assistenzarzt gibt die gewichtsbasierte Dosierung des Eptifibatid korrekt in die Bestellmaske ein (Menge im Infusionsbeutel, gefolgt von gleichmäßiger Infusion von 2 µg/kg/min). Weil die Eingabemaske es erfordert, muss er die dauerhafte Infusionsrate außerdem in Milliliter pro Stunde angeben (ml/h). Er ist sich bei der Kalkulation unsicher und ❶ **trägt daher willkürlich 0,5 ml/h ein.** ❷ **Er geht davon aus,** dass der zuständige Krankenhausapotheker die Infusionsrate noch anpassen wird.

Die elektronische Verschreibung wird zur Verarbeitung an die Krankenhausapotheke weitergeleitet. ❸ **Der Apotheker verarbeitet das Rezept genauso wie es angegeben wurde,** und das Eptifibatid wird zur Verabreichung in die entsprechende Abteilung geschickt.

Die ❹ **Pflegefachperson im Dienst steht unter Zeitdruck,** weil sie statt der gewöhnlichen vier Patienten an diesem Tag sechs Patienten versorgen muss. Sie verabreicht die Infusionsmenge nach Plan und stellt sie auf 0,5 ml – das Medikament ist also um mehr als das 40-Fache unterdosiert. Die Pflegefachperson im Nachtdienst setzt die Infusion bei dieser Rate fort, genauso wie die Pflegefachperson am darauffolgenden Tag.

Die Pflegende im Tagesdienst ❺ **stutzt über die niedrige Dosierung und befragt den Assistenzarzt** – wird dabei jedoch von zusätzlichen pflegerischen Pflichten abgelenkt.

Der Patient wird am darauffolgende Montag um 14 Uhr zur perkutanen Koronarintervention (PCI) in das Labor gebracht. Zu der Zeit waren seine Troponinwerte, nachdem sie in die Höhe gestiegen waren, bereits wieder am Sinken. Im PCI-Labor fällt der Infusionsfehler mit dem Eptifibatid sofort auf. Der Patient wird daraufhin einer Angioplastie unterzogen und ein Koronarstent wird eingesetzt. Es lässt sich nicht sagen, ob die Unterdosierung des blutverdünnenden Mittels zu weiterem Koronarschaden geführt hat.

Prinzipien der zwischenmenschlichen Kommunikation

1. Inhaltliche Redundanz durch direkte Kanäle fördert die Richtigkeit der kommunizierten Inhalte und deren Verständnis

❶ **Kommunikationsfehler der Richtigkeit** (nicht gebotene Encodierung)
Der Assistenzarzt bestellt die falsche Infusionsrate unter der Annahme, dass seine Angabe vom Apotheker nur als Platzhalter aufgefasst und noch berichtigt wird.

❸ **Kommunikationsfehler der Richtigkeit** (unterlassene transaktionale Kommunikation)
Der Assistenzarzt und der Apotheker kommen nicht miteinander ins Gespräch, um gemeinsam die Richtigkeit der verschriebenen Infusionsrate zu validieren.

Diese beiden Fehler verdeutlichen, dass einerseits die *inhaltliche Redundanz* – hier die fehlende Wiederholung der Aussage, dass die angegebene Infusionsrate willkürlich ist – und andererseits die *Reichhaltigkeit des Kanals* (d. h. direkte Kommunikation statt elektronischen Datentransfers) für eine erfolgreiche Verständnisfindung und die Sicherheit des Patienten grundlegend gewesen wären.

2. Kommunikation beruht auf subjektiven Vorannahmen und Wahrnehmungen

❷ **Kommunikationsfehler der zwischenmenschlichen Anpassung** (unvollständige Encodierung)
Der Assistenzarzt geht bei seiner Verschreibung nur unzureichend auf das Informationsbedürfnis des Apothekers ein – er nimmt einfach stillschweigend an, dass der Apotheker die willkürlich eingetragene Infusionsrate noch berichtigen wird.

Der Apotheker hingegen geht davon aus, dass die bestellte Dosis bereits richtig kalkuliert ist. Dieser Prozess führt vor Augen, wie wichtig die Erkenntnis ist, dass individuelle Wahrnehmungen sich grundsätzlich voneinander unterscheiden und eine erfolgreiche zwischenmenschliche Kommunikation das einzige Mittel für eine Überwindung dieser Wahrnehmungsdifferenzen ist.

3. Kommunikation ist kontextgebunden

❹ **Kommunikationsfehler der Kontextulisierung** (unvollständige Decodierung)
Die diensthabende Pflegefachperson und die Pflegefachperson im Nachtdienst nehmen sich nicht die Zeit (*chronologischer* Kontext), um die Infusionsrate im Rahmen der Diagnose und des beabsichtigten Behandlungsziels zu decodieren (*funktionaler* Kontext).

❺ **Kommunikationsfehler der Kontextulisierung** (unvollständige Encodierung)
Die Pflegefachperson im Tagesdienst nimmt sich nicht die Zeit (*chronologischer* Kontext), um der eigenen Intuition zu folgen und gemeinsam mit dem Assistenzarzt ein gemeinsames Verständnis der Infusionsrate zu erschaffen (*funktionaler* Kontext).

Diese beiden Kommunikationsfehler veranschaulichen, wie wichtig es für die Patientensicherheit ist, dass die zwischenmenschliche Kommunikation stets auf den gegebenen Kontext bezogen wird.

Diskussion

Das Schlüsselthema für die Patientensicherheit besteht in diesem Fall in der *Richtigkeit* der kommunizierten Informationsinhalte. Wenn mehrere Fachkräfte an der Versorgung eines Patienten beteiligt sind, kann die einheitliche Verständnisfindung erschwert und dadurch die Patientensicherheit beeinträchtigt werden. Gleichzeitig kann die Beteiligung *mehrerer* Fachkräfte eine *validierende* Funktion erfüllen – jedoch nur, wenn die zwischenmenschliche Kommunikation dieses Ziel bewusst verfolgt und sie kompetent durchgeführt wird. Im vorliegenden Fall hätte eine sichere Kommunikation zwischen dem Personal das unerwünschte Ereignis abwenden und zur Genesung des Patienten beitragen können.

Kommunikationsstrategien nach Hannawa-SACCIA

Folgende Handlungsweisen hätten diesen Zwischenfall verhindern können:
– Die Pflegefachpersonen hätten miteinander sprechen können, um die Richtigkeit der Infusionsrate gemeinsam zu validieren.
– Der Assistenzarzt hätte jemanden bitten können, ihm dabei zu helfen, die korrekte Infusionsrate zu ermitteln.

– Der Assistenzarzt hätte telefonische Rücksprache mit der Krankenhausapotheke halten können, um darauf hinzuweisen, dass er nicht weiß, wie die exakte Infusionsrate berechnet wird und der von ihm eingetragene Wert willkürlich ist.

Kommunikationslehren für eine bessere Patientensicherheit und Versorgungsqualität

1 ◯	2 ◯	3 ◯	4 ◯	5 ◯	6 ◯	7 ◯	8 ◯	9 ◯	10 ◯
11 ◯	12 ◯	13 ◯	14 ◯	15 ◯	16 ◯	17 ◯	18 ◯	19 ◯	20 ◯
21 ◯	22 ◯	23 ◯	24 ◯	25 ◯	26 ◯	27 ◯	28 ◯	29 ◯	30 ◯

Wählen Sie aus den 30 Kommunikationslehrsätzen in Kapitel 9 diejenigen aus, die diesen Fall am treffendsten beschreiben und kreuzen Sie die entsprechenden Kästchen in dieser Checkliste an. Begründen Sie Ihre Wahl und erklären Sie, wie die einzelnen Lehrsätze mit diesem Fall zusammenhängen.

Fragen zur Diskussion und Übungen

1. Wie könnte das Krankenhauspersonal in diesem Fall dafür sorgen, dass genügend Zeit eingeräumt wird, um den Erhalt der Nachricht und ein einheitliches Verständnis ihres Inhalts sicherzustellen?

2. Erläutern Sie drei Wege, wie das Krankenhauspersonal sicherstellen könnte, dass die Informationen korrekt vermittelt wurden.

3. Verfassen Sie einen alternativen Handlungsablauf mit einem zielführenden Dialog für den Zeitpunkt, an dem der Assistenzarzt feststellt, dass er sich über die korrekte Infusionsrate unsicher ist. Beginnen Sie vor Punkt 1.

4. Schreiben Sie zwei Interaktionen auf, die unterbinden könnten, dass die Folgen des Kommunikationsfehlers den Patienten erreichen. Diese Interaktionen sollten jeweils nicht länger als 60 Sekunden dauern.

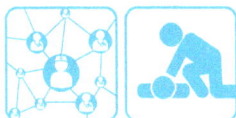

Fall 17: Reanimationsalarm – wohin?

Berufsübergreifende Kommunikation

Versehentliche Intubation, Zwischenfall mit Beinaheschaden

Klinischer Kontext: Akutstationäre Aufnahme (Halluzinationen und Angstzustände)
Kommunikationsrahmen: Interaktion zwischen Internist, PJ-Student, zwei Anästhesisten, Pflegefachpersonen der Intensivpflege und der Psychiatrie
Ereignis: Unsichere Kommunikation, die beinahe zu einer nicht gebotenen Intubation führt
Ergebnis für die Patientensicherheit: Zwischenfall mit Beinaheschaden

Abdruck aus dem Englischen mit Genehmigung von AHRQ WebM&M. Erstabdruck des Falls in Adams BD.
Code blue—where to? AHRQ WebM&M [serial online]. Oktober 2007, https://psnet.ahrq.gov/webmm/
case/162.

Ein 80-jähriger Mann mit bestehender koronarer Herzkrankheit, Hypertonie und Schizophrenie wird wegen Halluzinationen und Angstzuständen in die psychiatrische Station eingewiesen. Am zweiten Tag der Hospitalisierung hat er einen spontanen Schub von Verwirrung, Bradykardie und Hypotonie. Er verliert das Bewusstsein und der Reanimationsalarm wird ausgelöst.

Die psychiatrische Station ist an ein großes Lehrkrankenhaus angeschlossen. ❶ **Das Reanimationsteam im Hauptgebäude wird alarmiert**, bestehend aus einem Oberarzt, einem PJ-Studenten, zwei Anästhesisten und einer Pflegefachperson der Intensivpflege. Die Nachricht tönt aus dem Lautsprechersystem: „Reanimationsalarm, vierte Etage, Psychiatrie. Reanimationsalarm, vierte Etage, Psychiatrie."

Der verantwortliche Oberarzt und der PJ-Student haben noch nie die psychiatrische Abteilung besucht. „Wie kommen wir in die Psychiatrie?", fragt der PJ-Student panisch andere Kollegen. „Wie man dort hinkommt, weiß ich nicht. Ich weiß nur, dass man hinausgehen muss, durch den Haupteingang", antwortet ein Kollege. Der Oberarzt und der PJ-Student laufen zahlreiche Treppen hinab, durch den Haupteingang hinaus, in das nächste Gebäude, gelangen in die Psychiatrie und hasten die Stufen zur vierten Etage hinauf (die beiden Gebäude wären über die vierte Etage miteinander verbunden gewesen).

Als die beiden eintreffen, hat bei dem Patienten bereits Atemstillstand eingesetzt und er ist ohne Puls. Die Pflegefachpersonen der Station haben dem Patienten eine Sauerstoffmaske aufgesetzt, Beatmung und Brustkompression fanden jedoch noch nicht statt.

Der verantwortliche Oberarzt und der PJ-Student ❷ **beginnen mit der Herz-Lungen-Wiederbelebung** mithilfe von Brustkompression und Beutel-Masken-Beatmung. Als die Pflegefachperson der Intensivstation und das restliche Reanimationsteam eintreffen, versuchen sie, den Patienten an ihren mitgebrachten EKG-Kontrollmonitor anzuschließen. Die Ableitungskabel am Gerät sind jedoch inkompatibel mit den aufgeklebten Elektroden. Die Elektroden stammen von der psychiatrischen Station und sind über zehn Jahre alt. Das Team hat nicht die nötigen Kabel dabei, um den Monitor anzuschließen und schickt eine Pflegefachperson zurück in das Hauptgebäude, um kompatible Klebeelektroden zu holen.

Der Patient hat noch immer keinen Puls und einen unstetigen Herzrhythmus. Obwohl er mittels Beutelmaske beatmet wird, bleibt die Sättigungsrate bei unter 80 %. Mehrere Minuten lang wird nach dem Grund gesucht, bis sich schließlich herausstellt, dass die Maske zwar an die Sauerstoffversorgung in der Wand angeschlossen ist, aber die Pfleger den Hahn nicht aufgedreht hatten. Die Sauerstoffzufuhr wird aktiviert, die Sättigungswerte steigen und der Anästhesist ❷ **bereitet die Intubation des Patienten vor.** Die Brustkompression wird fortgesetzt.

Zu diesem Zeitpunkt betritt eine Pflegefachperson den Raum, erkennt den Patienten und ❸ **ruft: „Stopp! Stopp! Er hat einen No-Code!"** [No-Code bedeutet in den USA, dass der Patient per Verfügung alle Wiederbelebungsmaßnahmen untersagt]. Verwirrung entsteht. ❹ **Einige im Team brechen die Maßnahmen ab, während andere sie fortsetzen.** Die Patientenakte wird überprüft, aber ❺ **es findet sich darin kein Hinweis zu den Wiederbelebungsmaßnahmen.** Die Wiederbelebung wird daraufhin fortgesetzt. Der Oberarzt telefoniert währenddessen mit dem Sohn des Patienten. Dieser bestätigt den Patientenwillen, dass er nicht wiederbelebt werden möchte. Die Maßnahmen werden abgebrochen und der Patient verstirbt kurz darauf.

Prinzipien der zwischenmenschlichen Kommunikation

1. **Inhaltliche Redundanz durch direkte Kanäle fördert die Richtigkeit der kommunizierten Inhalte und deren Verständnis**

❶ **Kommunikationsfehler der Richtigkeit** (nicht gebotene Encodierung)
Das psychiatrische Stationsteam ruft irrtümlich das Reanimationsteam zu Hilfe – angesichts der Patientenverfügung war diese Handlung nicht geboten.

2. Kommunikation ist kontextgebunden

❷ **Kommunikationsfehler der Richtigkeit** (unterlassene transaktionale Kommunikation)
Das Reanimationsteam erkundigt sich nicht nach der Patientenverfügung, bevor es mit den lebenserhaltenden Maßnahmen beginnt.

❺ **Kommunikationsfehler der Suffizienz** (unterlassene Encodierung)
Die Stationspflegefachperson der Psychiatrie hatte es versäumt, die Patientenverfügung der Patientenakte beizulegen.

❸ **Kommunikationsfehler der Suffizienz** (unvollständige Encodierung)
Die Stationspflegefachperson begründet ihre Anweisung nicht hinreichend, als sie Stopp! ruft, und verursacht damit Verwirrung.

❹ **Kommunikationsfehler der Klarheit** (fehlangewendete Encodierung)
Das Reanimationsteam kommuniziert nicht zielführend mit der Stationspflegefachperson, als die widersprüchlichen Angaben zur Wiederbelebung im Zimmer geklärt werden müssen.

❸ **Kommunikationsfehler der Kontextualisierung** (unvollständige Encodierung)
Die Stationspflegefachperson von der Psychiatrie schreitet nicht schnell genug ein, als das Reanimationsteam herbeigerufen wird (*chronologischer* Kontext), um die Patientenverfügung zu vermitteln und die nicht gebotene Reanimation des Patienten zu verhindern.

❺ **Kommunikationsfehler der Kontextualisierung** (unvollständige Decodierung)
Erst *nachdem* der Patient zur Intubation vorbereitet wurde, informiert sich das Fachpersonal über die Patientenverfügung (*chronologischer* Kontext).

Diskussion

An diesem Fall wird deutlich, dass eine sichere zwischenmenschliche Kommunikation den Weg für eine koordinierte Versorgung ebnet. Bei diesem Vorfall verlassen sich zunächst alle Fachkräfte auf den Reanimationsalarm und nehmen an, dass alles Mögliche unternommen werden müsse, um den Patienten am Leben zu erhalten. Diese Fehlbehandlung lässt sich mehrfach auf *unsichere Kommunikation* zurückführen. Beispielsweise wurde der Patientenwille nicht in den Unterlagen dokumentiert. Die Reanimation wird nicht rechtzeitig von der Pflegefachperson abgebrochen, d. h. *bevor* der Patient zur Intubation vorbereitet wird. Für das Versorgerteam bleibt die Patientenverfügung über die Wiederbelebung so lange unklar, bis der Oberarzt schließlich die Initiative ergreift und den Sohn des Patienten anruft.

Die Fehlbehandlung hätte jedoch schon viel früher durch eine sicherere Kommunikation unter den Beteiligten *vermieden* werden können. Was die Patientenverfügung betrifft, hätte eine angemessene inhaltliche Redundanz die mehrdeutigen Angaben und die damit verbundene Unsicherheit reduzieren und ein einheitliches Verständnis der akkuraten Informationen ermöglichen können. Hier ein paar Beispiele: Bevor es den Alarm auslöst, hätte das Stationsteam der Psychiatrie ermitteln können, was die Patientenverfügung zur Wiederbelebung vorsieht. Die Fachkräfte hätten miteinander das direkte Gespräch suchen können, um ihre Unsicherheit bezüglich der gewünschten Wiederbelebungsmaßnahmen des Patienten zu klären. Die Stationspflegefachperson hätte ihr plötzliches Rufen nach einem Stopp! der Wiederbelebung besser begründen und damit die darauffolgende Verwirrung vermeiden können.

Zugegebenermaßen ist dieser Fall zeitlich eng umgrenzt und lässt somit wenig Raum für Ad-hoc-Diskussionen. Wichtig ist jedoch zu erkennen, dass diese zeitliche Begrenzung wirklich erst durch den anfänglichen Kommunikationsfehler entstand – denn wäre vom ersten Moment an kompetent miteinander kommuniziert worden, dann hätte sich das ganze Dilemma unterbinden lassen.

Kommunikationsstrategien nach Hannawa-SACCIA

Folgende Handlungsweisen hätten diesen Zwischenfall verhindern können:
- Das Stationsteam der Psychiatrie hätte das Reanimationsteam erst rufen können, *nachdem* es überprüft hat, ob die Patientenverfügung eine Wiederbelebung gestattet. Wahlweise hätte dies auch noch unmittelbar *nach* dem Senden des Notrufs geschehen können.
- Der Oberarzt, der PJ-Student und die Anästhesisten hätten während der Vorbereitung der lebenserhaltenden Maßnahmen miteinander sprechen können, um zu verifizieren, ob der Patient die Herz-Lungen-Wiederbelebung tatsächlich wünscht.
- Die pyschiatrische Pflegefachperson hätte im Zuge der stationären Aufnahme die Patientenverfügung mit in die Patientenakte aufnehmen können.
- Die pyschiatrische Pflegefachperson hätte ihre Aufforderung, die Maßnahmen abzubrechen, mit einer Erklärung ergänzen können.
- Das Reanimationsteam hätte zielführender miteinander und mit der Pflegefachperson sprechen können, um die widersprüchlichen Anweisungen zur Wiederbelebung im Raum zu klären.
- Die pyschiatrische Pflegefachperson hätte sofort eingreifen können, nachdem das Reanimationsteam alarmiert wurde, oder sie hätte bei seiner Ankunft gleich vor Ort sein können, um die Patientenverfügung zu vermitteln und eine nicht gebotene Intubation zu vermeiden.
- Das Reanimationsteam hätte während der Vorbereitung auf die Intubation die Patientenakte ansehen und die Patientenverfügung besprechen können.

Kommunikationslehren für eine bessere Patientensicherheit und Versorgungsqualität

1◯	2◯	3◯	4◯	5◯	6◯	7◯	8◯	9◯	10◯
11◯	12◯	13◯	14◯	15◯	16◯	17◯	18◯	19◯	20◯
21◯	22◯	23◯	24◯	25◯	26◯	27◯	28◯	29◯	30◯

Wählen Sie aus den 30 Kommunikationslehrsätzen in Kapitel 9 diejenigen aus, die diesen Fall am treffendsten beschreiben und kreuzen Sie die entsprechenden Kästchen in dieser Checkliste an. Begründen Sie Ihre Wahl und erklären Sie, wie die einzelnen Lehrsätze mit diesem Fall zusammenhängen.

Fragen zur Diskussion und Übungen

1. Nennen Sie zwei Maßnahmen, die Einrichtungen ergreifen könnten, um bei Notrufen die zwischenmenschliche Kommunikation zu verbessern – als ein Mittel, um Unklarheiten zu reduzieren.

2. Nennen Sie drei verschiedene Kommunikationskanäle, die in diesem Fall eine bessere Patientensicherheit und Versorgungsqualität gefördert hätten.

3. Lesen Sie den Fall noch einmal durch. Identifizieren Sie die Punkte, an denen die Beteiligten den Empfang einer Botschaft und ein einheitliches Verständnis signalisieren könnten. Beschreiben Sie für jeden dieser Punkte eine zielführende Handlung.

4. Formulieren Sie eine abteilungsübergreifende Leitlinie, die in diesem Fall eine durchgängige kommunikative Klarheit bezüglich der Patientenverfügung gewährleistet hätte.

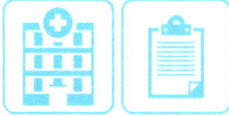

Fall 18: Inadäquate Übergabe

Interinstitutionelle Kommunikation

Inadäquate Übergabe, Zwischenfall mit harmlosem Schaden

Klinischer Kontext: Akutstationäre Verlegung in eine spezialisierte Pflegeeinrichtung (komplexe gastrointestinale Chirurgie)
Kommunikationsrahmen: Inadäquate interinstitutionelle Übergabekommunikation
Ereignis: Unsichere Kommunikation, die zu einer verzögerten Behandlung führt
Ergebnis für die Patientensicherheit: Zwischenfall mit harmlosem Schaden

Fallbeschreibung von Rhonda Malone Wyskiel, M.S.N., R.N. und Anne Wendt, Ph.D., M.S.N., R.N. Modifiziert für den deutschsprachigen Raum.

Eine 46-jährige Frau, die eine komplexe gastrointestinale Operation benötigt, muss für die spezialisierte Behandlung in ein nahegelegenes akademisches medizinisches Zentrum verlegt werden. Das kommunale Krankenhaus, in dem sie derzeit versorgt wird, ist nicht dafür ausgerüstet, ihrem komplexen und sich verschlechternden Zustand zu entsprechen. Die Pflegefachperson, die die Patientin auf die Intensivstation des aufnehmenden Krankenhauses verlegt, berichtet mündlich der Intensivpflegefachperson, dass die Patientin aufmerksam und orientiert zu Person, Ort und Zeit ist und dass die Patientin hämodynamisch labil sei, aber auf Flüssigkeitsgabe reagiert und keine Vasopressoren benötigt. ❶ **Die verlegende Pflegefachperson berichtet weiterhin, dass die Patientin einen zentralvenösen Zugang hat**, für den Fall, dass dieser während des Transports oder während der Ankunft in der neuen Einrichtung benötigt wird.

Die Intensivpflegefachperson des aufnehmenden Krankenhauses sagt zu der verlegenden Pflegefachperson, dass es ein freies Bett in ein bis zwei Stunden geben wird, wenn ein anderer Patient verlegt worden sei. Die verlegende Pflegefachperson antizipiert, dass der Patiententransport etwa zwei Stunden dauern wird, bis die Patientin tatsächlich im aufnehmenden Krankenhaus ankommt und dass dann das Bett frei wäre. Deshalb ❷ **sieht die verlegende Pflegefachperson nicht den Bedarf, der aufnehmenden Intensivpflegefachperson zu sagen, dass die Patientin bereits unterwegs ist**. Die verlegende Pflegefachperson ❸ **informiert auch nicht eine weitere zuständige Kollegin** von ihrer eigenen Station über die von der aufnehmenden Pflegefachperson gegebenen Information bezüglich der Verfügbarkeit eines Betts, da die Patientin schon unterwegs ist und nichts mehr daran geändert werden kann. Deshalb wird der verantwortliche Rettungsassistent im Transport zu keiner Zeit darüber informiert, dass das aufnehmende Krankenhaus noch ein bis zwei Stunden benötigt, um für die Patientin vorbereitet zu sein. Dreißig Minuten später kommt der Transport mit der Patientin, die nun hämodynamisch instabil ist, auf der aufnehmenden Intensivstation des Krankenhauses an. Die aufnehmende Intensivfachperson ist nicht auf die Patientin vorbereitet und es ist auch kein Bett verfügbar. Die Patientin dekompensiert weiter mit niedrigem arteriellen Blutdruck im unteren 60er-Bereich und erhält eine Volumentherapie auf dem Gang, während auf ein Bett gewartet wird. ❶ **Im Gegensatz zu dem, was die verlegende Pflegefachperson geäußert hat,** hat die Patientin nur einen Jugularis-Katheter und keinen zentralen Venenkatheter. Das Personal verabreicht mehrere Flüssigkeitsboli durch den einlumigen 16-Gauge-Jugularvenen-Katheter, kann jedoch nicht für eine ausreichende Volumentherapie sorgen. Nachdem das Zimmer verfügbar ist und die Patientin einen Zentralvenenkatheder gelegt bekommen hat, ist es den Intensivpflegefachpersonen möglich, die Patientin zu stabilisieren. Die Patientin wird durch diesen Vorfall nicht nachhaltig geschädigt.

Prinzipien der zwischenmenschlichen Kommunikation

1. Kommunikation verankert Gedanke, Symbol und Referent

❶ **Kommunikationsfehler der Richtigkeit** (fehlangewendete Decodierung)
Die verlegende Pflegefachperson gibt während der Verlegung an, dass die Patientin einen suffizienten zentralvenösen Zugang hat. Damit verweist sie irrtümlicherweise auf einen externen Zugang zur V. jugularis.

2. Kommunikation beruht auf subjektiven Vorannahmen und Wahrnehmungen

❷ **Kommunikationsfehler der Kontextualisierung** (fehlangewendete Decodierung)
Die verlegende Pflegefachperson interpretiert die Nachricht der Intensivpflegefachperson, dass ein Bett in ein bis zwei Stunden verfügbar sei, im fehlangenommenen Kontext, dass der Transport auch ein bis zwei Stunden dauern würde und bis dahin ein Bett für die Patientin verfügbar sei (chronologischer Kontext).

❷ **Kommunikationsfehler der Kontextualisierung** (fehlangewendete Decodierung)
Die verlegende Pflegefachperson decodiert die Nachricht der Intensivpflegefachperson, dass ein Bett in ein bis zwei Stunden verfügbar sei, im fehlangenommenen Kontext, dass sowieso nichts getan werden könne, da die Patientin schon unterwegs ist (funktionaler Kontext).

3. Kommunikation lässt sich nicht auf Teilprozesse reduzieren

❷ **Kommunikationsfehler der Suffizienz** (unterlassene Encodierung)
Die verlegende Pflegefachperson informiert die aufnehmende Intensivpflegefachperson nicht, dass die Patientin bereits unterwegs ist.

❸ **Kommunikationsfehler der Suffizienz** (unterlassene Encodierung)
Die verlegende Pflegefachperson informiert die Verlegungspflegefachperson des überweisenden Krankenhauses nicht darüber, dass die aufnehmende Station noch nicht bereit für die Patientin ist und dass der zuständige Rettungsassistent im Transport darüber informiert werden muss.

Diskussion

Dieser Fall zeigt, wie unpräzise Kommunikation zu potenziell fatalen Konsequenzen für Patienten führen kann. Der inakkurate Hinweis der Pflegefachperson auf den suffizienten zentralvenösen Zugang, was nur ein externer Zugang zur V. jugularis ist, nötigt das Team des aufnehmenden Krankenhauses dazu, den antizipierten Behandlungsplan einer schnellen Volumentherapie über den Zentralvenenkatheder spontan hin zu mehreren Flüssigkeitsboli anzupassen, die über den einlumigen 16-Gauge-Jugularvenen-Katheter verabreicht werden, was eine insuffiziente Volumentherapie verursacht. Das Team hätte besser vorbereitet sein können und hätte schneller reagieren können, wenn sie dieses Problem erwartet hätten, was eine akkuratere Kommunikation der verlegenden Pflegefachperson bedingt hätte. Der Richtigkeitsfehler der Pflegefachperson liegt in dem Prinzip „Kommunikation verankert Gedanke, Symbol und Referent" begründet: Die Pflegefachperson hat einen Referenten (die V. jugularis extrema, auf die sie schaut) einem Gedanken (Zentralvenenkatheder) zugeschrieben und eine inakkurate Darstellung (zentralvenöser Katheter) dafür genutzt. Eine sicherere Kommunikation zwischen den verlegen und aufnehmenden Pflegefachpersonen hätte diese Ungenauigkeit aufdecken und korrigieren können und sie wäre der Weg zur Etablierung eines gemeinsamen Verständnisses gewesen.

Dieser Fall demonstriert ebenso die Wichtigkeit der kontextbezogenen Kommunikation für eine patientensichere Versorgung, nicht nur während der Encodierung von Nachrichten, sondern auch in ihrer Decodierung. In diesem Fall interpretiert die Pflegefachperson beispielsweise die Kommunikation der Intensivpflegefachperson im gegebenen Kontext falsch. Erstens geht sie davon aus, dass der Transport sowieso ein bis zwei Stunden benötigen würde. Daher informiert sie die aufnehmende Intensivpflegefachperson nicht, dass die Patientin bereits unterwegs ist. Zweitens nimmt sie fälschlicherweise an, dass der Patiententransport zu diesem Zeitpunkt nicht mehr gestoppt werden könne, weil die Patientin bereits unterwegs ist. Sie teilt daher weder der Verlegungspflegefachperson noch dem Leiter des Transportdiensts mit, dass das Bett erst in ein bis zwei Stunden verfügbar sei. Diese zwei falsch kontextualisierten Decodierungsprozesse verursachen eine kritische Wartezeit für die Patientin, in der sie keine richtige medizinische Beachtung erfährt und hätte sterben können. Eine suffiziente transaktionale Kommunikation unter den Beteiligten wäre der einzige Weg gewesen, diese Wahrnehmungsdifferenzen zu überwinden und eine sichere Versorgung für die Patientin zu gewährleisten.

Zuletzt veranschaulicht dieser Fall das Prinzip „Kommunikation lässt sich nicht auf Teilprozesse reduzieren". Die verlegende Pflegefachperson decodiert nur Bruchteile der verfügbaren Informationen. Sie behält diese Informationen für sich und bemüht sich nicht, die verfügbaren Informationen zu einem einheitlichen zwischenmenschlichen Verständnis zusammenzuführen. Hätte sie diese Bruchteile an Informationen mithilfe einer sicheren transaktionalen Kommunikation mit den anderen Beteiligten zusammengeführt, dann hätte ein einheitliches Verständnis zwischen den Beteiligten entstehen können, und die Beteiligten hätten die Richtigkeit der kommunizierten Informationen miteinander validieren können. *Mehr* und *bessere* Kommunikation wäre also der Weg zu einer pünktlicheren und besseren Versorgung der Patientin gewesen. Jedoch wird eine solche sichere Kommunikation niemals etabliert und die Patientin wird als direktes Ergebnis (glücklicherweise nur leicht) geschädigt.

Kommunikationsstrategien nach Hannawa-SACCIA

Folgende Handlungsweisen hätten diesen Zwischenfall verhindern können:
- Die verlegende Pflegefachperson hätte akkurater in ihrer Verlegungskommunikation in Bezug auf die V. jugularis externa und nicht einem Zentralvenenkatheder sein können.
- Die verlegende und die aufnehmende Pflegefachperson hätten die Ungenauigkeit der Aussage der Pflegefachperson, die einen suffizienten zentralen Zugang anzeigte, durch transaktionale Kommunikation entdecken können und suffiziente Kommunikation mit einander nutzen können, um ein gemeinsames Verständnis über den verfügbaren Zentralvenenkatheder vs. den Zugang zur V. jugularis externa etablieren können.
- Die verlegende Pflegefachperson hätte die Intensivpflegefachperson im aufnehmenden Krankenhaus darüber informieren können, dass die Patientin bereits unterwegs ist.
- Die verlegende Pflegefachperson hätte die Verlegungspflegefachperson informieren können, dass das aufnehmende Krankenhaus in den nächsten ein bis zwei Stunden noch nicht auf die Patientin vorbereitet ist und dass der Leiter des Transportdiensts informiert werden muss.
- Die verlegende Pflegefachperson hätte durch transaktionale Kommunikation mit ihrer Verlegungspflegefachperson und dem Leiter des Transportdiensts validie-

ren statt annehmen können, ob der Patiententransport tatsächlich ein bis zwei Stunden dauern würde.

– Die verlegende Pflegefachperson hätte durch transaktionale Kommunikation mit ihrer Verlegungspflegefachperson und dem Leiter des Transportdiensts validieren statt annehmen können, ob es tatsächlich zu spät sei, die Patientin für weitere ein bis zwei Stunden in der derzeitigen Einrichtung zu behalten, bis ein Bett in der aufnehmenden Einrichtung verfügbar ist.

Kommunikationslehren für eine bessere Patientensicherheit und Versorgungsqualität

1 ○	2 ○	3 ○	4 ○	5 ○	6 ○	7 ○	8 ○	9 ○	10 ○
11 ○	12 ○	13 ○	14 ○	15 ○	16 ○	17 ○	18 ○	19 ○	20 ○
21 ○	22 ○	23 ○	24 ○	25 ○	26 ○	27 ○	28 ○	29 ○	30 ○

Wählen Sie aus den 30 Kommunikationslehrsätzen in Kapitel 9 diejenigen aus, die diesen Fall am treffendsten beschreiben und kreuzen Sie die entsprechenden Kästchen in dieser Checkliste an. Begründen Sie Ihre Wahl und erklären Sie, wie die einzelnen Lehrsätze mit diesem Fall zusammenhängen.

Fragen zur Diskussion und Übungen

1. Schreiben Sie eine Empfehlung, die Kommunikationsfehler wie in diesem Fall in Zukunft verhindern könnten.

2. Was würden Sie anders machen, wenn Sie die verlegende Pflegefachperson in diesem Fall gewesen wären, um die Sicherheit und Qualität der Versorgung zu optimieren?

3. Welche Richtlinien oder Verfahren könnten implementiert werden, um Fehlertypen wie in diesem Fall zu verhindern?

4. Wie könnten Sie diesen Fall nutzen, um andere Pflegefachpersonen hinsichtlich Patientensicherheit und Qualität zu schulen?

Phase 4: Brückenzeit

Die **Brückenzeit** umfasst alle Prozesse, die zwischen der *Entscheidung* und der *Durchführung* eines Behandlungs- oder Pflegeplans stattfinden. Damit schließt die Brückenzeit viele zwischenmenschliche Aktionen ein, deren Erfolg eine sichere Kommunikation erfordern – sowohl zwischen Pflegefachpersonen und Pflegeempfängern als auch unter Pflegeberuflern und zwischen Versorgungsteams, innerhalb und zwischen verschiedenen Einrichtungen, in ambulanter Betreuung, in Apotheken etc. Der Begriff Brückenzeit („storage") wird im deutschsprachigen Raum kaum verwendet. Dennoch stellt sie eine wichtige Versorgungsphase dar, die häufig die Sicherheit und Qualität der Gesundheitsversorgung gefährdet. Häufige genannte Sicherheitsthemen sind hierbei Übergabesituationen („handoffs") und die Herausforderung einer rechtzeitigen Versorgung („timeliness of care").

https://doi.org/10.1515/9783110562699-013

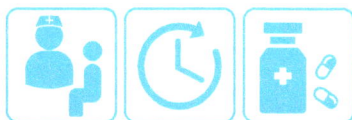

Fall 19: Keine Schmerztropfen

Pflegende-Pflegeempfänger-Kommunikation

Behandlungsverzögerung, Zwischenfall mit harmlosem Schaden

Klinischer Kontext: Stationäre Altenhilfe
Kommunikationsrahmen: Interaktionen zwischen Pflegefachpersonen und Bewohnerin
Ereignis: Unsichere Kommunikation, die zu einer Behandlungsverzögerung führt
Ergebnis für die Patientensicherheit: Zwischenfall mit harmlosem Schaden

Fallbeschreibung von Judith Oberbillig (R.N., Altenpflegerin), B. Hansen (R.N., Gesundheits- und Krankenpflegerin, PDL) und Sandra Postel (R.N., Gesundheits- und Krankenpflegerin, MSc Pflegewissenschaft).

Aufgrund einer Coxarthrose, Gonarthrose und eines Lendenwirbelsäulen(LWS)-Syndroms erhält eine Bewohnerin in einer Einrichtung der stationären Langzeitpflege, vom Hausarzt verschrieben, eine Schmerztherapie mit den Komponenten Fentanyl-Pflaster sowie Novaminsulfon (viermal täglich in Tablettenform) als Regelmedikation. Der Schmerzzustand der Bewohnerin stabilisiert sich unter der Einnahme und sie erhält über Jahre diese Schmerztherapie.

Nach über zwei Jahren versucht der Hausarzt mit Erfolg, die Novaminsulfon-Tabletten von der Regelmedikation auf Bedarfsmedikation zu setzen. Die Bewohnerin kommt fast ein Jahr mit der reduzierten Medikation gut zurecht. Als sich die Schmerzen der Bewohnerin wieder verstärken, setzt der Hausarzt das Medikament Novaminsulfon nach Absprache mit den Pflegefachpersonen des Spätdiensts wieder als Regelmedikation an, diesmal in Tropfenform, und behält die Bedarfsmedikation Novaminsulfon in Tablettenform bei.

Diese Medikamentenänderung wird im EDV-Dokumentationssystem festgehalten. In der Einrichtung ist es üblich, neben der digitalen Dokumentation eine kurze Zusammenfassung mit den wesentlichsten Veränderungen in einem Übergabebuch zu vermerken. ❶ **Letzteres geschieht jedoch nicht.** Bei der Übergabe an den Nachtdienst ❷ **wird die Medikamentenänderung nicht erwähnt.** Ebenso erfolgt ❸ **keine Notiz für den Frühdienst**, sodass die Bewohnerin die Tropfen am nächsten Morgen und Mittag ❹ **nicht erhält.**

Die Fachkraft, die die Tropfen nach digitaler Dokumentation im Allgemeinen richtet, richtet an diesem Morgen die Tropfen ❺ **aus dem Gedächtnis.** Dementsprechend erhält die Bewohnerin nicht die angeordneten Tropfen. Sie wendet sich an die dienst-habende Pflegefachperson, dass sie weiterhin unter Schmerzen leidet. Die Pflegende ❻ **nimmt die Schmerzäußerung auf, verabreicht aber weiter keine Medikamente.** Die Bewohnerin ❼ **berichtet nicht** über den Besuch des Hausarztes und die Anordnung der Medikation.

In der darauffolgenden Übergabe an den Spätdienst berichtet die Pflegefachperson des Frühdiensts, dass die Bewohnerin über Schmerzen geklagt hatte. Die zuständige Pflegefachperson des Spätdiensts ist dieselbe Person wie am Tag zuvor, sodass sie sich an die Medikamentenanordnung des Hausarztes erinnert und die Medikationsänderung anspricht. Am Abend des gleichen Tages erhält die Bewohnerin die angeordneten Schmerztropfen.

Prinzipien der zwischenmenschlichen Kommunikation

1. Inhaltliche Redundanz durch direkte Kanäle fördert die Richtigkeit der kommunizierten Inhalte und deren Verständnis

❶ **Kommunikationsfehler der Suffizienz** (unvollständige Encodierung)
Die Medikamentenänderung wird zwar im EDV-Dokumentationssystem festgehalten, aber nicht zusätzlich im Übergabebuch vermerkt.

❷ **Kommunikationsfehler der Suffizienz** (unterlassene Encodierung)
Die Medikamentenänderung wird bei Übergabe an den Nachtdienst nicht erwähnt.

2. Kommunikation lässt sich nicht auf Teilprozesse reduzieren

❷ **Kommunikationsfehler der Suffizienz** (unvollständige transaktionale Kommunikation)
Die Beteiligten verwenden im Rahmen des Schichtwechsels ihre Kommunikation miteinander unzureichend dafür, um ein einheitliches Verständnis der relevanten Informationen (inklusive der Medikamentenänderung) zu etablieren und die Vollständigkeit der vermittelten Informationen sicherzustellen.

❸ **Kommunikationsfehler der Suffizienz** (unterlassene Encodierung)
Das zuständige Personal hinterlässt dem Frühdienst keine Notiz bezüglich der Medikamentenänderung.

❸ **Kommunikationsfehler der Suffizienz** (unterlassene transaktionale Kommunikation)
Die Übergabe an den Frühdienst erfolgt kontaktlos – ohne jegliche Kommunikation, die für ein einheitliches Verständnis der Medikationsänderung notwendig wäre.

➏ **Kommunikationsfehler der Suffizienz** (unterlassene transaktionale Kommunikation)
Die Pflegefachperson nimmt die Schmerzäußerung der Bewohnerin auf, vermittelt diese Information jedoch nicht an den Hausarzt, um ihn darüber zu informieren und sich diesbezüglich mit ihm abzustimmen.

➐ **Kommunikationsfehler der Kontextualisierung** (unterlassene Encodierung)
Die Bewohnerin geht davon aus, dass die Pflegenden über die Schichtwechsel hinaus über den Besuch des Hausarztes informiert wurden und berichtet ihnen daher nicht über den geänderten Medikationsplan.

3. Kommunikation beruht auf subjektiven Vorannahmen und Wahrnehmungen

➍ **Kommunikationsfehler der Suffizienz** (unvollständige Decodierung)
Das zuständige Personal greift nicht auf die Informationen im EDV-Dokumentationssystem zu, um den aktuellsten Medikationsplan der Bewohnerin in Erfahrung zu bringen.

➎ **Kommunikationsfehler der Richtigkeit** (unvollständige Decodierung)
Die Pflegefachperson verlässt sich auf ihr Gedächtnis, statt die aktuellsten Informationen bezüglich der Medikation der Bewohnerin dem EDV-Dokumentationssystem zu entnehmen.

Diskussion

Dieser Fall veranschaulicht, wie ein übermäßiger Kontextbezug die patientensicherheitsfördernde Wirksamkeit des Redundanzprinzips annullieren kann. Der Informationsaustausch ist in der genannten Altenhilfeeinrichtung so genormt, dass sich die Fachkräfte zunehmend auf Eintragungen im Übergabebuch verlassen und das EDV-Dokumentationssystem nicht mehr ausreichend benutzen. Der Wert des Redundanzprinzips läge darin, dass die Informationen gleichermaßen durch beide Kanäle (d. h. durch das Übergabebuch und das EDV-System) vermittelt werden. Die Annullierung dieses Werts geschieht hingegen, wenn die Informationen in den beiden Kanälen nicht deckungsgleich sind und die Beteiligten ihre Kommunikation auf nur einen der Kanäle beschränken. In diesem Fall ist es der Kanal mit dem geringeren Informationsgehalt. Das richtigkeitsfördernde Redundanzprinzip kann also erst greifen, wenn die kommunizierten Informationen in den verschiedenen Kanälen vollständig sind und wenn die Beteiligten diese Kanäle auch verwenden. Diese Grundlage ist in dem beschriebenen Fall nicht gegeben. Die Beteiligten verlassen sich auf subjektive Vorannahmen (z. B. auf ihr Gedächtnis oder auf verkürzte Informationen im Übergabebuch) statt auf eine sichere zwischenmenschliche Verständigung. Daraus entstehen Kommunikationsfehler im Rahmen jedes Schichtwechsels, die ein gemeinsames Verständnis unter den Beteiligten verhindern und letztendlich zu einer verzögerten Schmerzbehandlung der Bewohnerin führen.

Dieser Fall veranschaulicht ebenso den Wert einer Einbeziehung von Patienten und deren Begleitpersonen als aktive Partner für eine sichere Versorgung. Die Bewohnerin geht davon aus, dass die Fachkräfte sich abgestimmt haben und über die Schichtwechsel hinaus über den Besuch des Hausarztes und der geänderten Medikation informiert sind. Zusätzlich zu den verfügbaren Informationsquellen (d. h. dem EDV-System und dem Übergabebuch) hätte das Pflegepersonal seine Kommunikation mit der Bewohnerin dafür verwenden können, um den Stand und die Richtigkeit der Medikation mit ihr zu validieren. Gleichermaßen hätte die Bewohnerin – spätestens als sie bemerkt, dass ihre Schmerzen anhalten – ihre Kommunikation mit dem Pflegepersonal dafür einsetzen können, um sicherzugehen, dass ihr die geänderte Medikation auch verabreicht wurde. **Patientensicherheit ist also keine Einbahnstraße** – sie bedingt einen gegenseitigen Austausch an jedem Treffpunkt unter den Beteiligten, um dort, an diesem Punkt, jedes Mal mithilfe SACCIA-sicherer Kommunikationspraxis eine einheitliche Verständnisfindung zu priorisieren.

Kommunikationsstrategien nach Hannawa-SACCIA

Folgende Handlungsweisen hätten diesen Zwischenfall verhindern können:
-   Die Medikamentenänderung hätte zusätzlich zu ihrer Dokumentation im EDV-System auch (wie in diesem Hause üblich) im Übergabebuch vermerkt werden können.
-   Die Medikamentenänderung hätte während der Übergaben an den Nachtdienst und an den Frühdienst direkt kommuniziert werden können, um ein einheitliches Verständnis sicherzustellen.
-   Die Beteiligten hätten ihre Kommunikation miteinander und mit der Bewohnerin dafür einsetzen können, um ein einheitliches Verständnis der relevanten Informationen miteinander zu etablieren und die Vollständigkeit der vermittelten Informationen zu überprüfen.
-   Die Fachkräfte könnten stets auf die aktuellsten Informationen im EDV-Dokumentationssystem zugreifen, statt sich auf ihr Gedächtnis oder kurze Notizen im Übergabebuch zu verlassen, um eine sichere Versorgung der Bewohnerin zu gewährleisten.
-   Die Pflegefachperson hätte die Schmerzäußerung der Bewohnerin an den Hausarzt vermitteln und sich diesbezüglich mit ihm abstimmen können.
-   Die Bewohnerin hätte sich aktiv absichern können, indem sie sich als Teil des Versorgerteams einbringt und sicherstellt, dass die Pflegenden in der neuen Schicht über den Besuch des Hausarztes und der verordneten Medikationsänderung informiert sind – insbesondere angesichts ihrer anhaltenden Schmerzen.

Kommunikationslehren für eine bessere Patientensicherheit und Versorgungsqualität

1 ○	2 ○	3 ○	4 ○	5 ○	6 ○	7 ○	8 ○	9 ○	10 ○
11 ○	12 ○	13 ○	14 ○	15 ○	16 ○	17 ○	18 ○	19 ○	20 ○
21 ○	22 ○	23 ○	24 ○	25 ○	26 ○	27 ○	28 ○	29 ○	30 ○

Wählen Sie aus den 30 Kommunikationslehrsätzen in Kapitel 9 diejenigen aus, die diesen Fall am treffendsten beschreiben und kreuzen Sie die entsprechenden Kästchen in dieser Checkliste an. Begründen Sie Ihre Wahl und erklären Sie, wie die einzelnen Lehrsätze mit diesem Fall zusammenhängen.

Fragen zur Diskussion und Übungen

1. Welche Schritte in der Übergabe hätten unterstützen können, dass die Medikamentenveränderung von den Pflegenden des nachfolgenden Dienstes wahrgenommen wird?

2. Welche weiteren Maßnahmen hätten erfolgen müssen?

3. Bereiten Sie eine Nachbesprechung des Zwischenfalls sowie eine Kurzfortbildung zum Thema Umgang mit digital zu dokumentierenden Medikamentenveränderungen vor.

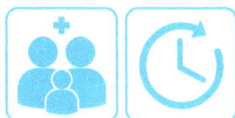

Fall 20: Keine Nahrung bei Schienbeinfraktur

Pflegende-Begleitpersonen-Kommunikation
Behandlungsverzögerung, Zwischenfall mit harmlosem Schaden

Klinischer Kontext: Akute Notaufnahme (Schienbeinfraktur)
Kommunikationsrahmen: Interaktion zwischen Personal der Notaufnahme und Mutter des Patienten
Ereignis: Unsichere Kommunikation, die zu einer Behandlungsverzögerung führt
Ergebnis für die Patientensicherheit: Zwischenfall mit harmlosem Schaden

Fallbeschreibung von Annegret F. Hannawa, Ph.D. und Sandra Hwang, MSPH

Ein sechsjähriger Junge wird morgens um 11.30 Uhr von seiner Mutter in die Notaufnahme gebracht. Nach einem Unfall auf dem Spielplatz hat er stechende Schmerzen im rechten Bein und kann nicht mehr richtig laufen. Der Patient steht augenscheinlich unter Schock, aber am Bein ist keine Schwellung zu sehen. ❶ **Nach zwei Stunden Wartezeit** wird ein Röntgenbild angefertigt. Während die Mutter den Befund abwartet, bemerkt sie, dass ihr Sohn immer blasser wird. Sie tritt in den Flur und bittet eine Pflegefachperson um ein Glas Wasser oder Saft. Sie sagt, ihr Sohn habe nicht zu Mittag gegessen und kein Wasser getrunken und sein Blutzuckerspiegel sei offensichtlich gesunken. ❷ **Die Pflegefachperson lehnt die Bitte der Mutter ab** und weist darauf hin, dass der Patient bei Verdacht auf Beinbruch Essen und Trinken meiden müsse, weil eventuell eine Operation anstünde.

⬥ **Etwa eine Stunde später** liegt der Röntgenbefund vor. Er weist auf einen Bruch des rechten unteren Schienbeinknochens hin. Das Fachpersonal entscheidet sich gegen eine Operation und empfiehlt einen Gipsverband. ❸ **Der Patient hat noch immer kein Wasser getrunken** und die Mutter bemerkt, wie seine Augen driften. Sie betritt den Flur und bittet erneut um etwas zu Trinken. Aufgrund eines ❹ **Ansturms neuer Fälle in der Notaufnahme** ❺ **weist das Personal ihre Frage zurück** und ❻ **bittet sie, im Behandlungszimmer zu bleiben**, weil ❼ **bald jemand käme**, um ihrem Sohn den Gipsverband anzulegen.

Eine weitere Stunde vergeht und der Patient verliert das Bewusstsein. Die Mutter ruft um Hilfe und eine Pflegefachperson eilt hinzu. Der Patient erlangt das Bewusstsein innerhalb weniger Minuten wieder. Er erhält einen Fruchtsaft. Der Gipsverband wird angelegt und der Patient wird mit schmerzlindernden Mitteln entlassen.

Prinzipien der zwischenmenschlichen Kommunikation

1. Kommunikation ist kontextgebunden

❶ **Kommunikationsfehler der Kontextualisierung** (unvollständige Decodierung)
Das Personal der Notaufnahme nimmt bei der Decodierung nicht hinreichend Rücksicht auf die Begleitumstände des Vorfalls: Der Patient wird zur Mittagszeit in die Notaufnahme gebracht und hat demzufolge bereits seit einiger Zeit nichts gegessen oder getrunken (*chronologischer* Kontext). Außerdem führt die lange Behandlungsverzögerung (*chronologischer* Kontext) dazu, dass der Blutzuckerspiegel des Patienten drastisch sinkt (*funktionaler* Kontext).

❷ **Kommunikationsfehler der Kontextualisierung** (unvollständige Decodierung)
Die Pflegefachperson der Notaufnahme erkennt nicht, dass der alarmierende Kommunikationsversuch der Mutter ernst zu nehmen ist. Die Mutter weiß um die gesamte Vorgeschichte des Patienten (*relationaler* Kontext) und sie erkennt durch diesen Bezug ungewöhnliche Anzeichen oder Symptome (*funktionaler* Kontext), die für jemanden ohne denselben relationalen Bezug zum Patienten nicht unbedingt erkennbar wären. Eine Decodierung der mütterlichen Kommunikation in diesem Kontext hätte den Zwischenfall vermeiden können.

❹ **Kommunikationsfehler der Kontextualisierung** (unvollständige Decodierung)
Das Personal der Notaufnahme räumt im Kontext einer überfrachteten Notaufnahme dem Warnhinweis der Mutter (*funktionaler* Kontext) nicht genügend Zeit ein (*chronologischer* Kontext).

❼ **Kommunikationsfehler der Kontextualisierung** (unvollständige Encodierung)
Das Personal der Notaufnahme macht der Mutter ungenügende Angaben zur etwaigen Wartezeit (*chronologischer* Kontext), die es antizipiert, bis eine Fachkraft kommt, um ihrem Sohn den Gipsverband anzulegen (*funktionaler* Kontext).

2. Kommunikation vermittelt Fakten und definiert zwischenmenschliche Verhältnisse

❶❺ **Kommunikationsfehler der zwischenmenschlichen Anpassung** (unvollständige Decodierung)
Das Personal in der Notaufnahme geht nicht genügend auf das physische Unwohlsein des Patienten ein – insbesondere angesichts einer möglichen anstehenden Operation, die die Wartezeit für den geschwächten Patienten noch verschlimmern würde.

❸ **Kommunikationsfehler der zwischenmenschlichen Anpassung** (unvollständige Encodierung)
Das Personal in der Notaufnahme passt sich nicht genügend an das explizit geäußerte Bedürfnis der Mutter an, dem Patienten etwas zu trinken zu geben, nachdem das Team sich gegen eine Operation entschieden hat.

⑥ **Kommunikationsfehler der zwischenmenschlichen Anpassung** (unvollständige Encodierung)
Das Personal in der Notaufnahme geht nicht hinreichend auf die Versuche der Mutter ein, dass dem Bedürfnis ihres Kindes mehr Aufmerksamkeit geschenkt wird.

3. Inhaltliche Redundanz durch direkte Kanäle fördert die Richtigkeit der kommunizierten Inhalte und deren Verständnis

⑤ **Kommunikationsfehler der Richtigkeit** (fehlangewendete Decodierung)
Das Personal in der Notaufnahme fasst das besorgte Verhalten der Mutter als nörglerisch auf statt als ernst zu nehmenden Warnhinweis.

Diskussion

Dieser Fall veranschaulicht drei Prinzipien der zwischenmenschlichen Kommunikation und zeigt, wie diese mit einer sicheren und hochwertigen Gesundheitsversorgung zusammenhängen.

Erstens wird an diesem Fall deutlich, dass Kommunikation auf mehreren kontextuellen Ebenen eingebunden ist. Besonders augenfällig ist, inwiefern jede Behandlung *chronologisch* verankert ist, d. h. wie der *Zeitpunkt*, die *Dauer*, die *Rechtzeitigkeit* und die *zeitliche Planung* der Kommunikation den Erfolg einer einheitlichen Verständnisfindung direkt beeinflussen. Ob die Versorgung angemessen und effektiv verläuft, hängt essenziell von dieser chronologischen Kontextualisierung ab. Zudem können die zwischenmenschlichen Verhältnisse unter den Akteuren (*relationaler* Kontext) den Erfolg der Kommunikation entweder begünstigen oder erschweren. Beispielsweise können zwischenmenschliche Hierarchieunterschiede durch Beruf oder sozialen Status direkt die Sicherheit des Patienten beeinträchtigen, wenn sie nicht durch kompetente Kommunikation überbrückt werden.

Zweitens hebt der Fall hervor, dass jegliche zwischenmenschliche Kommunikation sowohl *faktische* als auch *relationale* Informationen vermittelt, die nicht einmal unbedingt verbal formuliert sein müssen. Relationale Botschaften werden stärker in nonverbaler als in verbaler Kommunikation wahrgenommen. Im vorliegenden Beispiel werden diese relationalen Botschaften unter anderem dadurch vermittelt, dass das Personal nicht hinreichend darauf eingeht, was die Mutter und ihr Sohn brauchen und erwarten. Hieran wird deutlich, dass die zwischenmenschliche Anpassung nicht nur subjektive Behandlungsergebnisse fördert (z. B. Patientenzufriedenheit). Wie in diesem Fall deutlich wird, kann sie auch ein unerwünschtes Ereignis hervorrufen. Spontan und flexibel auf die Bedürfnisse und Erwartungen seines Gegenübers einzugehen, ist also eine kommunikative Fähigkeit, die sich entscheidend auf die Patientensicherheit auswirkt und positive Behandlungsergebnisse begünstigt.

Drittens illustriert dieser Fall, wie eine angemessene inhaltliche Redundanz die *Richtigkeit* vermittelter Informationen und deren Verständnis fördert. Dieser Fall hebt sich jedoch von den anderen Fällen ab, weil hier aufgezeigt wird, welche *negativen* Folgen sich aus einer *übermäßigen* Redundanz ergeben können. Redundanz ist also als ein zweischneidiges Schwert zu betrachten: Wird sie als *zu viel* wahrgenommen, kann sie einem einheitlichen Verständnis im Wege stehen. *Übermäßige* Redundanz kann sich zudem darauf auswirken, für wie kompetent man selbst gehalten wird – auch hierarchische Unterschiede zwischen den Beteiligten spielen dabei eine große Rolle. Deshalb wird in diesem Fall die übermäßig redundante Kommunikation der Mutter (als medizinische Laiin) vom Personal in der Notaufnahme (als Experten) als störend empfunden. Das Personal vertraut eher seiner eigenen medizinischen Kompetenz als den laienhaften Urteilen der Mutter – obwohl es darum geht, den Zustand des Patienten einzuschätzen, was die Mutter aufgrund ihrer relationalen Kenntnis des Sohnes hätte unterstützen können.

Kommunikationsstrategien nach Hannawa-SACCIA

Folgende Handlungsweisen hätten diesen Zwischenfall verhindern können:
- Das Personal in der Notaufnahme hätte zur Kenntnis nehmen können, dass der Patient *zur Mittagszeit* in die Notaufnahme kommt. Es hätte ihn zeitiger behandeln können, damit er aufgrund der langen Wartezeit nicht ohnmächtig wird.
- Die Pflegefachperson der Notaufnahme hätte aus dem Gespräch mit der Mutter die Notwendigkeit erkennen können, die Schmerzen des Patienten zeitnah zu lindern und die Fraktur zu behandeln.
- Das Personal in der Notaufnahme hätte dem Patienten gleich nach der Entscheidung gegen eine Operation schmerzstillende Mittel und etwas zu trinken geben können.
- Das Personal in der Notaufnahme hätte in seiner Kommunikation mehr auf die Bedürfnisse und Erwartungen der Mutter eingehen können.
- Das Personal in der Notaufnahme hätte der Mutter klarer sagen können, in welchem anvisierten Zeitraum eine Fachkraft kommen wird, um dem Patienten den Gipsverband anzulegen.

Kommunikationslehren für eine bessere Patientensicherheit und Versorgungsqualität

1 ◯	2 ◯	3 ◯	4 ◯	5 ◯	6 ◯	7 ◯	8 ◯	9 ◯	10 ◯
11 ◯	12 ◯	13 ◯	14 ◯	15 ◯	16 ◯	17 ◯	18 ◯	19 ◯	20 ◯
21 ◯	22 ◯	23 ◯	24 ◯	25 ◯	26 ◯	27 ◯	28 ◯	29 ◯	30 ◯

Wählen Sie aus den 30 Kommunikationslehrsätzen in Kapitel 9 diejenigen aus, die diesen Fall am treffendsten beschreiben und kreuzen Sie die entsprechenden Kästchen in dieser Checkliste an. Begründen Sie Ihre Wahl und erklären Sie, wie die einzelnen Lehrsätze mit diesem Fall zusammenhängen.

Fragen zur Diskussion und Übungen

1. Welche drei Kontextebenen beeinträchtigen in diesem Fall den Erfolg der zwischenmenschlichen Kommunikation unter den Beteiligten und gefährden dadurch die Patientensicherheit?

2. Was ist ein Kommunikationsfehler der zwischenmenschlichen Anpassung? Wie lässt er sich auf diesen Fall beziehen?

3. Verfassen Sie für die Interaktion zwischen der Pflegefachperson und der Mutter von Punkt 1 bis Punkt 2 ein alternatives Skript, das eine erfolgreiche Kommunikation veranschaulicht.

4. Verfassen Sie für die Interaktion zwischen dem Personal der Notaufnahme und der Mutter ein alternatives Skript, in dem die Kommunikation gelingt (d. h. ein einheitliches Verständnis erzielt wird). Beginnen Sie bei Punkt 3.

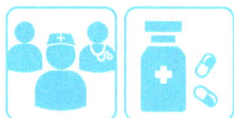

Fall 21: Zimmer ohne Regeln

Teamkommunikation

Fehlmedikation, unerwünschtes Ereignis

Klinischer Kontext: Akutstationäre Aufnahme (Chemotherapie)
Kommunikationsrahmen: Interaktionen zwischen drei Pflegefachpersonen beim Schichtwechsel
Ereignis: Unsichere Kommunikation, die zu einer Fehlmedikation führt
Ergebnis für die Patientensicherheit: Unerwünschtes Ereignis

Abdruck aus dem Englischen mit Genehmigung von AHRQ WebM&M. Erstabdruck des Falls in Vogelsmeier A, Despins L. A room without orders [Spotlight]. AHRQ WebM&M [serial online]. Januar 2016, https://psnet.ahrq.gov/webmm/case/365.

Ein 56-jähriger Mann mit akuter lymphoblastischer Leukämie (ALL) und Diabetes mellitus wird zum vereinbarten chemotherapeutischen Zyklus ins Krankenhaus eingewiesen. Er hat keine akuten Beschwerden. Der Patient wartet in der Abteilung, in der momentan Hochbetrieb herrscht, auf sein Zimmer.

Zum Schichtwechsel ist sein Zimmer bereit, doch die Pflegefachperson, die ihn anfangs begrüßt hatte, hat den Dienst inzwischen an eine andere Pflegefachperson übergeben. ❶ **Diese bringt den Patienten auf sein Zimmer**. Die gewöhnlichen Aufnahmepapiere erledigt die Pflegefachperson erst später am Abend. Sie ❷ **kontaktiert hierfür jedoch nicht den einweisenden Facharzt**, da sie davon ausgeht, dass dieser Kontakt bereits vor Stunden stattgefunden hatte. Somit wird keine Verordnung für die Aufnahme des Patienten geschrieben.

Der Patient verbringt die Nacht im Krankenhaus und nimmt selbstständig das Insulin ein, das er von zu Hause mitgebracht hat. Er erhält kein Abendessen und ❸ **denkt, dass diese ausgelassene Mahlzeit bereits zu seiner chemotherapeutischen Behandlung gehört.** Daher ❹ **stellt er es nicht in Frage**. Da er unter keinen Symptomen leidet und zu Hause nur wenige Medikamente einnimmt, ❺ **macht er während dieser Nacht mit keinerlei Forderungen auf sich aufmerksam.**

Am nächsten Morgen bemerkt eine andere Pflegefachperson – es ist inzwischen die dritte –, dass der Patient schwer zu wecken ist. Sie macht sich daran, die vorhandenen Anweisungen zu prüfen und stellt fest, dass sie gänzlich fehlen. Sie ruft den Bereitschaftsdienst, der den Patienten sofort untersucht. Die symptomatische Hypoglykämie des Patienten wird erfolgreich behandelt. Sie wurde beim Patienten durch die Insulineinnahme bei ausgelassener Nahrungsaufnahme hervorgerufen. Der Fall zieht eine formelle Untersuchung nach sich. Neben der Tatsache, dass eine vermeidbare hypoglykämische Episode auftrat, musste der Zeitpunkt der chemotherapeutischen Behandlung verlegt werden.

Prinzipien der zwischenmenschlichen Kommunikation

1. Kommunikation beruht auf subjektiven Vorannahmen und Wahrnehmungen; Kommunikation beinhaltet mehr als nur Worte

Den Pflegenden und dem Patienten unterlaufen fünf entscheidende Kommunikationsfehler, die die Patientensicherheit in diesem Fall beeinträchtigen. Ihre Fehlannahme, dass einer erfolgreichen Kommunikation lediglich ein verbaler Informationsaustausch zugrunde liegt, führt dazu, dass sie ihre Wahrnehmungsdifferenzen nie überwinden.

❶ **Kommunikationsfehler der Suffizienz** (unvollständige transaktionale Kommunikation)
Während die zweite Pflegefachperson den Patienten aufs Zimmer bringt, nutzt sie nicht die Gelegenheit, im direkten Gespräch mit dem Patienten ein einheitliches Verständnis der versorgungsrelevanten Informationen zu etablieren.

❷ **Kommunikationsfehler der Suffizienz** (unterlassene Encodierung)
Die zweite Pflegefachperson sucht während der stationären Aufnahme nicht das Gespräch mit dem einweisenden Facharzt, um seine Verordnung für die Einweisung des Patienten zu ermitteln und zu dokumentieren.

❸ **Kommunikationsfehler der Richtigkeit** (fehlangewendete Decodierung)
Der Patient deutet die Tatsache falsch, dass er kein Abendessen erhält – er schließt daraus, dies sei ein beabsichtigter Teil seiner Chemotherapie und vernachlässigt dabei seine Rolle als aktiver Partner für eine sichere und hochwertige Versorgung.

❹ **Kommunikationsfehler der Richtigkeit** (unterlassene transaktionale Kommunikation)
Der Patient nimmt keinen Kontakt mit der Pflegefachperson auf, um zu prüfen, ob er wirklich kein Abendessen erhalten sollte.

❺ **Kommunikationsfehler der Richtigkeit** (unterlassene transaktionale Kommunikation)
Der Patient hält keine Rücksprache mit dem Personal, ob er nachts tatsächlich keine Medikamente erhalten sollte und spritzt sich selber sein Insulin, ohne erst nachzufragen.

Diskussion

Auch wenn Menschen dasselbe Bezugsobjekt im Sinn haben, haben sie dazu häufig unterschiedliche Ansichten und Wahrnehmungen. Um diese zwischenmenschlichen

Diskrepanzen zu neutralisieren, ist es wichtig, einen „common ground" zu schaffen. Nur auf diesem Fundament kann dann eine sichere Kommunikation auf den Weg gebracht werden, die ein einheitliches Verständnis verfolgt.

Im vorliegenden Fall geschieht das Gegenteil: Die Pflegefachperson unterlässt den entscheidenden Austausch mit dem aufnehmenden Arzt – unter der Fehlannahme, dass dieser notwendige Austausch bereits mit der vorherigen Pflegefachperson stattgefunden hat. Folglich werden keine Verordnungen für die Patienteneinweisung formuliert. Des Weiteren unterlässt die Pflegefachperson das entscheidende Gespräch mit dem Patienten, als sie ihm sein Zimmer zuweist. Sie geht stattdessen weiterhin fest davon aus, dass die notwendige Kommunikation bereits stattgefunden hat. Sie unternimmt keinen Versuch, diese Annahme zu validieren.

Durch dieses Fallbeispiel wird zudem deutlich, wie wichtig eine sichere Kommunikationskultur ist, in der Patienten als aktive Partner für ihre eigene Versorgung einbezogen werden. Der Patient in diesem Fall vertraut darauf, dass kein Essen ein fester Bestand seiner Chemotherapie ist. Er deutet diese Nichtkommunikation also falsch und lässt das entscheidende klärende Gespräch mit dem Fachpersonal aus – was letztlich zu seiner Hypoglykämie führt. Er kommuniziert nicht mit den Pflegenden, weil er davon überzeugt ist, dass die Medikamente, die er zu Hause einnimmt, gut für ihn sind. Ein kulturelles Umfeld, das Patienten darin bestärkt, in einer solchen Situation das Wort zu ergreifen, um ihre Wahrnehmungen interaktiv zu validieren, ist ein wichtiger Grundstein für eine bessere Patientensicherheit und Versorgungsqualität.

Abschließend ist zu sagen, dass sowohl die Pflegefachpersonen als auch der Patient in diesem Fall am Informationsaustausch miteinander scheitern, weil sie von folgenden *Fehlannahmen* über die zwischenmenschliche Kommunikation ausgehen:

1. **Kommunikation entspricht den gesprochenen Worten:** Alle Beteiligten unterschätzen die bedeutungstragende Rolle eines *unterlassenen* Gesprächs, das sich in diesem Fall im fehlenden Abendessen manifestiert.

2. **Kommunikation geschieht *in* Menschen, nicht *zwischen* ihnen:** Die Beteiligten unterschätzen, wie grundlegend eine *zwischenmenschliche* Verständnisfindung für eine sichere und hochwertige Gesundheitsversorgung ist.

3. **Information wird von einer Person zur anderen weitergegeben:** In diesem Fall wird Kommunikation als Mittel für eine lineare Informationsübertragung verstanden – nicht jedoch als ein vielschichtiger, interaktiver Prozess der gemeinsamen Verständnisfindung.

4. **Andere werden schon verstehen, was man denkt:** Die Akteure unterliegen in ihrem Handeln dem Common-Ground-Trugschluss.

Mittels eines direkten Gesprächs, in dem sie sichere Kommunikation im Sinne der Hannawa-SACCIA-Kernkompetenzen manifestieren, hätten die Beteiligten ihre Wahrnehmungsdifferenzen überwinden und das unerwünschte Ereignis vermeiden können.

Kommunikationsstrategien nach Hannawa-SACCIA

Folgende Handlungsweisen hätten diesen Zwischenfall verhindern können:
- Die Beteiligten hätten sicherheitshalber davon ausgehen können, dass Kommunikation noch nicht stattgefunden hat und somit noch durchzuführen ist.
- Die zweite Pflegefachperson hätte mit der ersten Pflegefachperson die Details der vorangegangenen Schicht besprechen können, um sich darüber zu informieren, welche Maßnahmen bereits getroffen wurden und welche noch ausstehen.
- Die Pflegefachperson hätte während der Aufnahmeprozedur direkt mit dem verantwortlichen Arzt sprechen können.
- Der Patient hätte die Pflegefachperson auf sein nicht vorhandenes Abendessen und die nicht gegebenen Medikamente ansprechen können, um seinen Eindruck zu überprüfen, dass dies tatsächlich ein geplanter Bestand seiner Chemotherapie ist.
- Diesem Fall liegt zudem ein offensichtlicher latenter Kommunikationsfehler während der Diabetesschulung zugrunde, der dazu führt, dass der Diabetespatient sich selbst sein Insulin ohne Zufuhr von Kohlenhydraten verabreicht – ohne vorerst mit der zuständigen Pflegefachperson darüber zu sprechen.

Kommunikationslehren für eine bessere Patientensicherheit und Versorgungsqualität

1○	2○	3○	4○	5○	6○	7○	8○	9○	10○
11○	12○	13○	14○	15○	16○	17○	18○	19○	20○
21○	22○	23○	24○	25○	26○	27○	28○	29○	30○

Wählen Sie aus den 30 Kommunikationslehrsätzen in Kapitel 9 diejenigen aus, die diesen Fall am treffendsten beschreiben und kreuzen Sie die entsprechenden Kästchen in dieser Checkliste an. Begründen Sie Ihre Wahl und erklären Sie, wie die einzelnen Lehrsätze mit diesem Fall zusammenhängen.

Fragen zur Diskussion und Übungen

1. An welchen beiden Punkten stützen sich die Akteure in diesem Fall auf Fehlannahmen, die sie mittels sicherer Kommunikation validieren könnten?

2. Das Pflegepersonal in einem Krankenhaus wechselt mehrmals täglich. Wie kann das Krankenhauspersonal bei einem Schichtwechsel, bei Übergaben und bei der Übertragung medizinischer Aufgaben dafür sorgen, dass die zwischenmenschliche Kommunikation erfolgreich verläuft (d. h. ein einheitliches Verständnis unter allen Beteiligten erzielt)?

3. Schreiben Sie eine Anleitung für Patienten, die sie erfolgreich darüber informiert, was sie erwartet, wenn sie zur Chemotherapie ins Krankenhaus eingewiesen werden.

4. Verfassen Sie ein neues Skript, in dem der Patient aktiv an der Vermeidung des unerwünschten Ereignisses mitwirkt. Beginnen Sie bei Punkt 1.

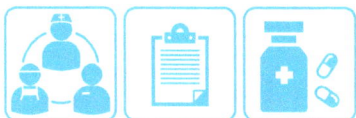

Fall 22: Inhaltsleere Übergabe

Interprofessionelle Kommunikation

Medikamentenfehlgebrauch, Zwischenfall mit harmlosem Schaden

Klinischer Kontext: Stationäre Aufnahme wegen einer Beinwunde in die Allgemeinchirurgie, Diabetes mellitus Typ I

Kommunikationsrahmen: Interaktion zwischen einer Pflegefachperson, einem Transportassistenten, einer Operationspflegefachperson und einem Anästhesisten

Ereignis: Unsichere Kommunikation, die zu einem Medikamentenfehlgebrauch des Klinikteams führt

Ergebnis für die Patientensicherheit: Zwischenfall mit harmlosem Schaden

Abdruck aus dem Englischen genehmigt von AHRQ WebM&M. Goldman A, Catchpole K. Empty handoff. AHRQ WebM&M [serial online]. September 2012, https://psnet.ahrq.gov/webmm/case/279.

Ein 29-jähriger Mann mit Diabetes mellitus Typ I und starken Blutzuckerschwankungen (im Fall bezeichnet als Brittle-Diabetes) wurde auf eine chirurgische Abteilung zur Inzision und Drainage einer Beinwunde aufgenommen. Die Krankenvorgeschichte des Mannes beinhaltete chronisches Nierenversagen, Bluthochdruck und einen älteren Schlaganfall nach einem hypoglykämischen Zwischenfall. Vor der Operation, als er noch auf der Station war, sank der Blutzuckerspiegel des Patienten rapide ab, nachdem er Insulin verabreicht bekommen hatte, sodass mehrere Gaben Glukose erforderlich waren. Aus Gründen der Arbeitsbelastung hat die Pflegefachperson den Patienten nicht in den Operationssaal gebracht. Stattdessen ❶ **informiert die Pflegefachperson den Transportassistenten** über die extreme Empfindlichkeit gegenüber Insulin.

❷ **Der Transportassistent gibt diese Information nicht** an die OP-Pflegefachperson oder den Anästhesisten im Operationssaal **weiter**. Die elektronische Gesundheitsakte (eGA) gibt die Blutzuckerwerte nicht an, da das Blutzuckermessgerät am Bett nicht angeschlossen ist, so wird diese ❸ **Information nicht** für die Sichtung durch den Arzt oder die Pflegefachperson **in die elektronische Gesundheitsakte (eGA) hochgeladen**.

Der Patienten hat 90 Minuten im Operationssaal verbracht und wurde dann in den Aufwachraum gebracht, wo der Blutzuckerwert bei 15 mg/dl lag, was durch wiederholte Tests bestätigt wurde. Glücklicherweise hat sich der Patient schnell erholt, nachdem er Glukose i.v. erhalten hat.

Prinzipien der zwischenmenschlichen Kommunikation

1. Kommunikation lässt sich nicht auf Teilprozesse reduzieren

❶ **Kommunikationsfehler der Suffizienz** (unvollständige Decodierung)
Die Pflegefachperson informiert lediglich den Transportassistenten über die extreme Insulinempfindlichkeit des Patienten, aber sie versäumt es, den Transportassistenten zu instruieren, diese Information an die Operationsfachkraft oder den Anästhesisten im Operationssaal weiterzugeben.

2. Inhaltliche Redundanz durch direkte Kanäle fördert die Richtigkeit der kommunizierten Inhalte und deren Verständnis

❶ **Transaktionaler Kommunikationsfehler der Suffizienz** (Fehler der Unterlassung)

Die Pflegefachperson verifiziert nicht, dass die Operationspflegefachperson oder der Anästhesist im Operationssaal diese wichtige Nachricht erhalten und ihre Implikationen für die bevorstehende Operation verstanden haben.

❸ **Transaktionaler Kommunikationsfehler der Suffizienz** (Fehler der Unterlassung)

Der Anästhesist und die Operationspflegefachperson verlassen sich auf die elektronische Gesundheitsakte (eGA), ohne die Vollständigkeit der eGA mit den Stationsärzten oder dem Pflegepersonal zu verifizieren.

3. Kommunikation ist kontextgebunden

❷ **Kommunikationsfehler der Kontextualisierung** (unvollständige Decodierung)
Der Transportassistent decodiert die Information der Pflegefachperson über die Insulinintoleranz des Patienten unzureichend im Kontext der bevorstehenden Operation (funktionaler Kontext).

❷ **Kommunikationsfehler der Kontextualisierung** (unvollständige Encodierung)
Der Transportassistent vermittelt die Information der Pflegefachperson über die Insulinintoleranz des Patienten nicht der Operationspflegefachperson und dem Anästhesisten (funktionaler Kontext).

Diskussion

Dieser Fall veranschaulicht, wie wichtige Teile einer Botschaft verloren gehen können, wenn die Botschaft durch andere an den beabsichtigten Empfänger übermittelt wird – und wie dies vermeidbaren Patientenschaden verursachen kann. Drei Prinzipien der zwischenmenschlichen Kommunikation vermitteln Lektionen für eine sicherere Versorgung, die aus diesem relativ harmlosen Schadensfall gelernt werden können.

Die erste Lektion bezieht sich auf die Fehlannahme der Pflegefachperson, dass der Transportassistent ihre Nachricht der Operationspflegefachperson oder dem Anästhesisten ausrichten würde, ohne dass sie ihn ausdrücklich dazu auffordern müsse. Die Pflegefachperson geht davon aus, dass ihre Kommunikation an dem von ihr beabsichtigten Ziel ankommt – d. h. dass die Empfänger ihre Nachricht wie von ihr beabsichtigt vollumfänglich verstehen und interpretieren werden und dass sie die notwendigen klinischen Anpassungen für die anstehende Operation durchführen würden. In anderen Worten nimmt die Pflegefachperson – durch bloßes Encodieren – an, dass ein gegenseitiges Verständnis mit dem Transportassistenten etabliert wurde und dass die Mitarbeiter des OP informiert sind und wissen, wie sie diese Information in der Praxis berücksichtigen können. Die Pflegefachperson versteht die Kommunikation also *nicht* als einen komplexen interpersonalen Sinnfindungsprozess, der fehleranfällig ist und allen Beteiligten qualifizierte Beiträge abverlangt; sie versteht die Kommunikation als eine robuste lineare Informationsübermittlung.

Die zweite Lektion, die wir aus diesem Zwischenfall lernen können, bezieht sich auf das Prinzip „Kommunikation ist kontextgebunden". Klinische Kommunikation findet in hochkomplexen Versorgungssettings statt, in dem viele Menschen mit unterschiedlichen professionellen Hintergründen interagieren, die unter enormem Druck und zeitlichen Zwängen arbeiten. Unter den Beteiligten werden täglich viele wichtige Informationen ausgetauscht, von denen unmöglich alle behalten werden können. Zwangsläufig müssen Ärzte und das Pflegepersonal entscheiden, welche Informationen sie für jede Versorgungssituation im Kopf behalten können. Der Transportassistent in diesem Fall muss diese Entscheidung ebenfalls treffen, als die Pflegefachperson ihn über die schwere Insulinempfindlichkeit des Patienten informiert. Er sieht sich nicht als zuständig oder interpretiert diese Information nicht als entscheidend wichtig für die bevorstehende OP des Patienten (*funktionaler* Kontext), und vermittelt sie deshalb nicht an das OP-Team.

Die dritte Lektion bezieht sich auf das Prinzip „Inhaltliche Redundanz durch direkte Kanäle fördert die Richtigkeit der kommunizierten Inhalte und deren Verständnis". Die Fachkräfte im OP-Team verlassen sich auf die elektronische Gesundheitsakte (eGA) des Patienten, ohne die Vollständigkeit und Aktualität der Informationen in der eGA zu hinterfragen. Aus vorherigen Erfahrungen hätten sie wissen müssen, dass nicht alle Informationen in Echtzeit hochgeladen werden. Dies stellt ein allgemeines Sicherheitsrisiko im Gesundheitswesen dar, weil es auf der Fehlannahme beruht, dass die Digitalisierung einen sicheren Austausch von Informationen in der Versorgung unterstützt oder sogar erst ermöglicht. Weltweit verlassen sich Gesundheitssysteme zunehmend auf diesen Mythos. Das unbestrittene Vertrauen auf die elektronische Gesundheitsakte (eGA) als die Lösung für den endemischen Mangel an Informationsaustausch ist jedoch ein großes Problem. Denn es ist nicht ein *Mangel an Informationen*, sondern ein *Mangel an einheitlichem Verständnis* dieser Informationen, der häufig vermeidbare Patientensicherheitsereignisse verursacht.

Elektronische Gesundheitsakten (eGA) enthalten lediglich Informationen. Die Digitalisierung von Informationen erleichtert jedoch nicht automatisch die Etablierung eines *gemeinsamen Verständnisses* dieser Informationen zwischen den Beteiligten. Tatsächlich *verhindern* sie häufig, wie in diesem Fall, die Etablierung eines gemeinsamen Verständnisses, anstatt es zu unterstützen – sei es aufgrund von neuen strukturellen Herausforderungen (beispielsweise die Gestaltung der digitalen Benutzerschnittstelle, die Decodierungsfehler erleichtert) oder von Prozesselementen (beispielsweise Patientenakten, die nicht immer gleich aktuell sind wie die Gedanken des Versorgers). Elektronische Gesundheitsakten (eGA) bieten also zusätzliche Möglichkeiten, dass Informationen durch das Raster fallen oder Empfänger nicht erreichen. So lange wir den Kommunikationsprozess als „in Menschen" und nicht als „zwischen Menschen" betrachten, wird dieses Problem weiterhin ein ernsthaftes Sicherheitsrisiko für die Patientenversorgung darstellen.

Kommunikationsstrategien nach Hannawa-SACCIA

Folgende Handlungsweisen hätten diesen Zwischenfall verhindern können:
- Die Pflegefachperson hätte den Transportassistenten informieren können, dass die extreme Insulinempfindlichkeit des Patienten eine wesentliche Information darstellt, die hinsichtlich der bevorstehenden OP unbedingt an das OP-Team vermittelt werden muss.
- Die Pflegefachperson hätte nicht davon ausgehen können, dass die Operationspflegefachperson und der Anästhesist die Information erhalten und verstanden haben – sie hätte mit Ihnen Kontakt aufnehmen können, um den Erhalt der Nachricht und das Verständnis der Bedeutung der Insulinintoleranz des Patienten für die anstehende Operation zu verifizieren.
- Der Anästhesist und die Pflegefachperson hätten sich nicht einzig und allein auf die elektronische Gesundheitsakte (eGA) verlassen können – sie hätten die Vollständigkeit der eGA mit den verlegenden Ärzten und/oder Pflegepersonal verifizieren können.

Kommunikationslehren für eine bessere Patientensicherheit und Versorgungsqualität

1 ◯	2 ◯	3 ◯	4 ◯	5 ◯	6 ◯	7 ◯	8 ◯	9 ◯	10 ◯
11 ◯	12 ◯	13 ◯	14 ◯	15 ◯	16 ◯	17 ◯	18 ◯	19 ◯	20 ◯
21 ◯	22 ◯	23 ◯	24 ◯	25 ◯	26 ◯	27 ◯	28 ◯	29 ◯	30 ◯

Wählen Sie aus den 30 Kommunikationslehrsätzen in Kapitel 9 diejenigen aus, die diesen Fall am treffendsten beschreiben und kreuzen Sie die entsprechenden Kästchen in dieser Checkliste an. Begründen Sie Ihre Wahl und erklären Sie, wie die einzelnen Lehrsätze mit diesem Fall zusammenhängen.

Fragen zur Diskussion und Übungen

1. Im Kontext der hohen Arbeitslast und des Zeitdrucks, die in diesem Fall geschildert werden: Wie könnten die Beteiligten sicherstellen, dass die Vorgeschichte des Patienten einheitlich verstanden wurde und das gesamte klinische Personal dementsprechend handelt?

2. Wie können interprofessionelle Teams sicherstellen, dass die elektronische Gesundheitsakte (eGA) als nützliches *Hilfsmittel* dient, statt als unwirksamer Ersatz für eine direkte zwischenmenschliche Kommunikation?

3. Welche Faktoren haben in diesem Fall das Risiko für Kommunikationsfehler erhöht?

4. Was hätte die Pflegefachperson in diesem Fall anders machen können, um eine sicherere Patientenversorgung zu gewährleisten?

5. Welches ein Hilfsmittel könnte entwickelt werden, um den harmlosen Schaden in diesem Fall Zukunft zu verhindern? Wie könnte dieses Hilfsmittel implementiert werden?

6. Was haben Sie aus diesem Fall gelernt?

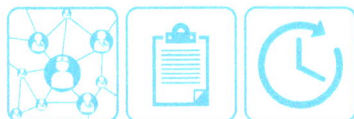

Fall 23: Dreifache Übergabe

Berufsübergreifende Kommunikation

Unvollständige Übergabe, Behandlungsverzögerung, Zwischenfall mit harmlosem Schaden

Klinischer Kontext: Stationäre Aufnahme (Implantation eines Herzschrittmachers)
Kommunikationsrahmen: Interaktionen zwischen Kardiologe, Herzchirurg, Pflegefachpersonen, Praktikant im Bereitschaftsdienst, Assistenzarzt im Nachtdienst und Radiologe
Ereignis: Unsichere Kommunikation, die zu einer unvollständigen Übergabe und Behandlungsverzögerung führt
Ergebnis für die Patientensicherheit: Zwischenfall mit harmlosem Schaden

Abdruck aus dem Englischen mit Genehmigung von AHRQ WebM&M. Erstabdruck des Falls in Vidyarthi A. Triple handoff [Spotlight]. AHRQ WebM&M [serial online]. September 2006, https://psnet.ahrq.gov/webmm/case/134.

Ein 83-jähriger Mann mit der Vorgeschichte eines COPD (chronisch obstruktive Lungenerkrankung), Refluxösophagitis und anfallartigem Vorhofflimmern bei Sick-Sinus-Syndrom wird in einem Lehrkrankenhaus aufgenommen. Der Patient soll mit dem Antiarrhythmikum Dofetilid behandelt werden und einen permanenten Herzschrittmacher eingesetzt bekommen.

Dem Patienten wird um 14.30 Uhr der Herzschrittmacher über der Vena subclavia eingesetzt. Gemäß dem postoperativen Standard wird einmal geröntgt und auf dem Röntgenbild erscheint kein Pneumothorax. Der Patient wird auf die Intensivstation verlegt und über Nacht beobachtet.

Um 17 Uhr klagt der Patient über Atemnot und verlangt nach seinem COPD-Inhalator. Er weist außerdem auf Rückenschmerzen auf der linken Seite hin. Die Pflegefachperson stellt fest, dass die Pulsoxymetrie einen Sauerstoffabfall von 95 % auf 88 % zeigt. Es wird zusätzlicher Sauerstoff zugeführt und die Pflegefachperson bittet den diensthabenden Arzt, nach dem Patienten zu sehen.

Der Patient wird von einer Pflegenden aus der Leiharbeit betreut, die nicht zum Krankenhauspersonal gehört. Nach ihrem Dienstschluss ist der diensthabende Assistenzarzt verantwortlich für den Patienten. Dieser ❶ **hatte noch nie Kontakt mit dem Patienten**. Er untersucht ihn und stellt fest, dass es ihm bereits bessergeht und die Sauerstoffsättigung durch die zusätzliche Zufuhr zufriedenstellend ist.

Die Pflegende schlägt vor, den Patienten aufgrund der kürzlich erfolgten Operation sofort zu röntgen. Der Assistenzarzt stimmt zu und innerhalb von 30 Minuten wird mit dem portablen Röntgengerät das Bild angefertigt. Etwa eine Stunde später fragt die Pflegefachperson den verantwortlichen Assistenzarzt, ob er sich das Bild angeschaut hat. ❷ **Der Assistenzarzt antwortet, dass er die Begutachtung des Röntgenbilds der Stationsärztin überlassen wird**, die ihn um 20 Uhr zum Nachtdienst ablöst.

Inzwischen geht es dem Patienten, abgesehen von leichten Rückenschmerzen, wieder besser. Die Pflegefachperson verabreicht ihm wie verschrieben Paracetamol und überwacht weiterhin den Puls und die Atmung.

Um 22 Uhr hat die Pflegefachperson noch immer keine Nachricht über das Röntgenbild erhalten und geht zur Stationsärztin. Die Stationsärztin war bis dahin mit einem Notfall beschäftigt, aber ❸ **sie verspricht, sich das Röntgenbild anzusehen** und die Pflegefachperson über eventuelle Auffälligkeiten zu informieren.

Um Mitternacht endet der Dienst der Pflegefachperson. Sie ❹ **erwähnt bei der Übergabe die Symptome des Patienten**, und dass die Stationsärztin offenbar keine schlechten Nachrichten hat, weil sie ihn nicht angerufen habe.

Am nächsten Morgen begutachtet der Radiologe das Röntgenbild und kontaktiert die Abteilung, weil darauf ein großer Pneumothorax auf der linken Seite zu sehen ist. Die Herzchirurgie wird um Rat gebeten. Um 14.30 Uhr, fast 23 Stunden nach dem ersten Röntgenbild, wird eine Pleuradrainage gelegt. Glücklicherweise trägt der Patient keine bleibenden Schäden durch die Verzögerung davon.

Später erfährt das Team, dass die Stationsärztin statt des Röntgenbilds von 16 Uhr irrtümlich die Aufnahme von kurz nach der Operation begutachtet hatte. Deshalb war ihr der große Pneumothorax nicht aufgefallen.

Prinzipien der zwischenmenschlichen Kommunikation

1. Kommunikation ist kontextgebunden

❶ **Kommunikationsfehler der Kontextualisierung** (fehlangewendete Decodierung) Der Assistenzarzt begeht einen Decodierungsfehler, indem er annimmt (statt verifiziert), dass sich der Zustand des Patienten verbessert habe. Er berücksichtigt dabei nicht, dass er den Patienten noch nie zuvor gesehen hatte (*relationaler* Kontext) und dass ihm somit die Grundlage für eine solche Schlussfolgerung fehlt. Der Pfleger unterbindet die Konsequenzen dieses Fehlers, indem er der Beurteilung des Assistenzarztes einen Rahmen verleiht: Er bezieht sich auf den Kontext der vorangegangenen Operation und empfiehlt dem Assistenzarzt, den Patienten zu röntgen (*funktionaler* Kontext).

❸ **Kommunikationsfehler der Kontextualisierung** (unterlassene transaktionale Kommunikation)
Die Pflegefachpersonen des Tages- und Nachtdiensts tauschen sich nicht mit der Stationsärztin aus, um sicherzugehen, dass sie sich das Röntgenbild angesehen hat – insbesondere angesichts der Tatsache, dass der Nachtdienst aufgrund eines Notfalls überlastet ist (*umgebungsspezifischer* Kontext), ein möglicher negativer Befund dringliche Folgen für die Gesundheit des Patienten hätte (*chronologischer* Kontext) und an diesem Tag zwei Röntgenbilder vom selben Patienten angefertigt wurden, was zu einer Verwechslung der Röntgenbilder führen könnte (*funktionaler* Kontext).

2. Kommunikation lässt sich nicht auf Teilprozesse reduzieren

❷ **Kommunikationsfehler der Suffizienz** (unvollständige transaktionale Kommunikation)
Der Assistenzarzt vollzieht keine hinreichende Übergabe an die Ärztin im Nachtdienst. Er überprüft nicht zureichend, ob die Ärztin die Krankengeschichte des Patienten vollständig verstanden hat – hinzu kommt die Tatsache, dass im Abstand weniger Stunden zwei Röntgenbilder gemacht wurden und der Befund für das spätere noch aussteht.

❸ **Kommunikationsfehler der Suffizienz** (unvollständige Encodierung)
Die Pflegefachperson teilt dem Nachtdienst bei der Übergabe lediglich mit, dass die anwesende Stationsärztin keine schlechten Neuigkeiten habe. Dadurch bleiben dem Nachtdienst andere wichtige Informationen vorenthalten, z. B. dass es zwei Röntgenbilder von dem Patienten gibt, was konkret die schlechten Neuigkeiten wären und dass eine Rücksprache mit der Stationsärztin noch aussteht.

3. Inhaltliche Redundanz durch direkte Kanäle fördert die Richtigkeit der kommunizierten Inhalte und deren Verständnis

❸❹ **Kommunikationsfehler der Richtigkeit** (unterlassene transaktionale Kommunikation)
Die Pflegefachpersonen suchen keine Rücksprache mit der Stationsärztin, um sicherzugehen, dass sie sich das richtige Röntgenbild angesehen hat.

Diskussion

Dieser Fall illustriert, wie anspruchsvoll eine sichere zwischenmenschliche Kommunikation ist – insbesondere in einem Kontext, in dem Zeitdruck und berufliche Hierarchien eine gemeinsame Verständnisfindung erschweren. Die zwischenmenschlichen Prozesse in diesem Fallbeispiel zeigen, dass *Suffizienz* das Fundament für eine erfolgreiche Kommunikation darstellt. Sie dient als Grundvoraussetzung für das gemeinsame Erschaffen eines einheitlichen Verständnisses. Somit ist es entscheidend, dass alle Beteiligten für einen hinreichenden Informationsaustausch mit ihren Kollegen sorgen – trotz und gerade *wegen* der kontextuellen Zusammenhänge, in denen das Gespräch stattfindet.

Im vorliegenden Fall sind die Pflegefachpersonen damit konfrontiert, dass sie sich hinreichend miteinander und auch mit der Stationsärztin verständigen müssen, um mittels einer angemessenen inhaltlichen Redundanz für eine richtige Kommunikation zu sorgen. Kommunikative Redundanz mit einer hierarchisch überlegenen Stationsärztin könnte jedoch zu zwischenmenschlichen Konflikten führen, wenn sie von der Ärztin als unangemessen empfunden wird. Gleichzeitig ist die Redundanz das Mittel, um sicherzustellen, dass die Ärztin im Sinne der Patientensicherheit handelt und das richtige Röntgenbild zeitnah begutachtet.

Dieses Fallbeispiel zeigt zudem, dass jede kontextuelle Ebene den Erfolg der zwischenmenschlichen Kommunikation sowohl *behindern* als auch *begünstigen* kann. Machen sich die Beteiligten die Rahmenbedingungen ihrer Interaktion bewusst, dann können sie ihre verbalen und nonverbalen Verhaltensweisen daran ausrichten und somit eine einheitliche Verständnisfindung fördern. Mit einer Kontextualisierung ihrer zwischenmenschlichen Kommunikation können die Beteiligten also die einschränkenden Eigenschaften des Kontexts in ein *Hilfsmittel* für eine erfolgreiche, einheitliche Verständnisfindung transformieren.

Kommunikationsstrategien nach Hannawa-SACCIA

Folgende Handlungsweisen hätten diesen Zwischenfall verhindern können:
– Der Assistenzarzt hätte bei der Einschätzung des Gesundheitszustandes des Patienten beachten können, dass er den Patienten noch nie zuvor gesehen hat und somit über keine Basis für die Beurteilung eines verbesserten Zustands verfügt.
– Die Pflegefachpersonen hätten mit der Ärztin im Nachtdienst Rücksprache halten können, um sicherzugehen, dass sie das richtige Röntgenbild begutachtet. Dabei hätten sie vermitteln können, dass der Patient tagsüber zweimal geröntgt wurde und um welche Konsequenzen es sich bei dem Patienten handeln könnte.
– Als die Stationsärztin ihren Nachtdienst antrat, hätten sowohl der Assistenzarzt als auch die Pflegefachperson mit ihr sprechen und überprüfen können, ob sie ein einheitliches Verständnis der Versorgungssituation des Patienten miteinander teilen.

Kommunikationslehren für eine bessere Patientensicherheit und Versorgungsqualität

1 ○	2 ○	3 ○	4 ○	5 ○	6 ○	7 ○	8 ○	9 ○	10 ○
11 ○	12 ○	13 ○	14 ○	15 ○	16 ○	17 ○	18 ○	19 ○	20 ○
21 ○	22 ○	23 ○	24 ○	25 ○	26 ○	27 ○	28 ○	29 ○	30 ○

Wählen Sie aus den 30 Kommunikationslehrsätzen in Kapitel 9 diejenigen aus, die diesen Fall am treffendsten beschreiben und kreuzen Sie die entsprechenden Kästchen in dieser Checkliste an. Begründen Sie Ihre Wahl und erklären Sie, wie die einzelnen Lehrsätze mit diesem Fall zusammenhängen.

Fragen zur Diskussion und Übungen

1. Was führte in diesem Fall dazu, dass das falsche Röntgenbild begutachtet wurde? Was könnte unternommen werden, dass ein derartiger Fehler in Zukunft nicht noch einmal auftritt?

2. Was bedeutet umgebungsspezifischer Kontext? Warum ist er für die zwischenmenschliche Kommunikation in der Gesundheitsversorgung so bedeutsam?

3. Lesen Sie noch einmal die Fallbeschreibung durch. Notieren Sie, an welchen Punkten die Akteure gewährleisten könnten, dass die vermittelten Inhalte angekommen sind und darüber hinaus ein einheitliches Verständnis erschaffen wurde. Beschreiben Sie für jeden Punkt eine Handlung, die dieses Ziel fördert.

4. Verfassen Sie ein neues Skript. Wählen Sie eine Person des therapeutischen Teams aus, die in diesem Fall gegen den Strom schwimmt und dadurch eine einheitliche Verständnisfindung gewährleistet.

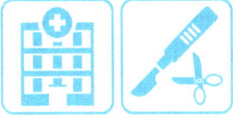

Fall 24: Probleme bei der Überweisung

Interinstitutionelle Kommunikation

Riskante Operation, schwerwiegendes Ereignis

Klinischer Kontext: Akutstationäre Aufnahme für einen orthopädisch-chirurgischen Eingriff (Schenkelhalsfraktur)

Kommunikationsrahmen: Interaktionen zwischen verschiedenen medizinischen Fachkräften in unterschiedlichen Einrichtungen

Ereignis: Unsichere Kommunikation, die zu einer riskanten Operation führt

Ergebnis für die Patientensicherheit: Schwerwiegendes Ereignis

Abdruck aus dem Englischen mit Genehmigung von AHRQ WebM&M. Erstabdruck des Falls in Hains IM. Transfer troubles [Spotlight]. AHRQ WebM&M [serial online]. Juni 2012, https://psnet.ahrq.gov/webmm/ case/269.

Von einem Bezirkskrankenhaus aus kontaktiert ein Orthopäde den Notarzt eines großen Lehrkrankenhauses, weil er eine Patientin dorthin verlegen will. Das Lehrkrankenhaus verfährt mit externen Krankenhäusern standardmäßig so, dass alle verlegten Patienten erst in der Notaufnahme gesehen und dann eingestuft werden.

Der überweisende Orthopäde ❶ **schildert dem Notarzt kurz den Fall** der 92-jährigen Patientin, die unter Demenz leidet und deren linker Schenkelhals gebrochen ist. Er sagt, sie sei in den Operationssaal gebracht worden, wo ihr Blutdruck sank. Deshalb sähen die Anästhesisten von der Behandlung im Bezirkskrankenhaus ab.

Der Orthopäde ❷ **spricht außerdem mit dem Unfallchirurgen der anderen Klinik und schildert den Fall noch einmal in Kürze. ❸ Dabei kommen nur geringfügig andere medizinische Details zur Sprache.** Die Patientin wird in das große Lehrkrankenhaus verlegt und ist bei der Ankunft in der Notaufnahme stabil. Abgesehen von demografischen Informationen über die Patientin ❹ **kommen vom überweisenden Krankenhaus weder Aufzeichnungen noch die Patientenakte an. ❺ Die Frau wird sofort an den orthopädischen Oberarzt übergeben** und ❻ **zur Operation für den folgenden Tag vorbereitet.**

Früh am nächsten Morgen wird die Patientin in den OP-Saal gebracht, wo ihre Schenkelhalsfraktur operiert werden soll. Als die Anästhesie eingeleitet wird, sinkt der Blutdruck der Patientin rapide und Vasopressoren werden eingesetzt. Das OP-Team fährt mit seiner Tätigkeit fort, diese wird jedoch durch signifikante Kreislaufinstabilität erschwert. Die Patientin überlebt die Operation, jedoch leidet sie danach ohne feststellbare Ursache unter persistierender postoperativer Hypotension

(Schock-Syndrom). Deshalb wird sie weiterhin künstlich beatmet. Schließlich wird die Behandlung beendet und sie stirbt wenige Tage nach der Operation.

❼ Am zweiten Tag nach der Operation trifft die Patientenakte vom überweisenden Krankenhaus ein und die Aufzeichnungen der Anästhesisten werden begutachtet. Sie sind handschriftlich abgefasst und ❽ **nur schwer lesbar.** Jedoch wird darin die schwere Hypotension während der ursprünglichen Operation erwähnt und auch, dass die Patientin eigentlich einen Herzstillstand erlitten hatte. Dies war wie folgt notiert worden: kein messbarer Blutdruck ... kein Puls fühlbar ... Behandlung abgebrochen, Verlegung in Aufwachraum. In den Aufzeichnungen befinden sich keine weiteren Details über den Herzstillstand der Patientin.

Prinzipien der zwischenmenschlichen Kommunikation

1. Kommunikation lässt sich nicht auf Teilprozesse reduzieren

❶ **Kommunikationsfehler der Suffizienz** (unvollständige Encodierung)
Der überweisende Orthopäde beschreibt die Vorgeschichte der Patientin nur kurz und erwähnt ihren Herzstillstand weder gegenüber dem Notarzt noch gegenüber dem diensthabenden Orthopäden.

❸❺ **Kommunikationsfehler der Suffizienz** (unvollständige transaktionale Kommunikation)
Die beiden aufnehmenden Ärzte etablieren im Gespräch mit dem überweisenden Arzt ein unzureichendes einheitliches Verständnis der klinischen Details.

❹ **Kommunikationsfehler der Suffizienz** (unvollständige Encodierung)
Das überweisende Krankenhaus übermittelt dem aufnehmenden Krankenhaus einen unzureichenden Überblick über den Gesundheitszustand der Patientin (lediglich demografische Informationen).

❻ **Kommunikationsfehler der Richtigkeit** (nicht gebotene Encodierung)
Dieser entscheidende Fehler folgt aus den vorherigen Kommunikationsfehlern: Es wird verordnet, dass die Patientin zur Operation vorbereitet wird, obwohl sie niemals dafür zugelassen werden sollte. Für die Patientin führt dieser entscheidende Kommunikationsfehler zum Tod.

2. Kommunikation ist kontextgebunden

❶❼ **Kommunikationsfehler der Kontextualisierung** (unvollständige Encodierung)
Das überweisende Krankenhaus lässt sich bei der Übermittlung der nötigen Aufzeichnungen zu viel Zeit (*chronologischer* Kontext).

❼ **Kommunikationsfehler der Kontextualisierung** (unvollständige transaktionale Kommunikation)
Die Ärzte beider Einrichtungen warten *zu lange*, um miteinander in Kontakt zu treten, und vernachlässigen dadurch die Dringlichkeit der Versorgungssituation (*chronologischer* Kontext). In Vorbereitung auf den chirurgischen Eingriff müsste der Anästhesist umgehend die Patientenakte lesen, diese wird jedoch überhaupt nicht zurate gezogen und trifft erst *nach* der Operation ein.

3. Kommunikation beruht auf subjektiven Vorannahmen und Wahrnehmungen

❽ **Kommunikationsfehler der Klarheit** (nicht gebotene Encodierung)
Das überweisende Krankenhaus schickt dem aufnehmenden Krankenhaus nur schwer leserliche handschriftliche Notizen. Dies zeigt, dass das Personal im überweisenden Krankenhaus dem Common-Ground-Trugschluss unterliegt, weil es davon ausgeht, dass das aufnehmende Personal die handschriftlichen Notizen korrekt entziffern und ihnen die beabsichtigte Bedeutung zuschreiben wird.

Diskussion

An diesem Fall wird deutlich, wie die verschiedenen Prinzipien der zwischenmenschlichen Kommunikation aufeinander einwirken können. Eines der Prinzipien lautet beispielsweise: Inhaltliche Redundanz durch direkte Kanäle fördert die Richtigkeit der kommunizierten Inhalte und deren Verständnis. Der überweisende Orthopäde kontaktiert ganz im Sinne der *Redundanz* sowohl den Notarzt als auch den diensthabenden Unfallchirurgen, um sie über die Patientin zu informieren. Der *Umfang* der gelieferten Informationen ist jedoch *unzureichend*, und somit verfehlt der Orthopäde den Zweck des *Redundanzprinzips* – das Redundanzprinzip ist der korrekten Kommunikation nämlich nur dann zuträglich, wenn der kommunizierte Inhalt *vollständig* ist. Es hilft nichts, unzureichende Informationen zu wiederholen.

Die Kontextualisierungsfehler in diesem Fall liefern ein weiteres Beispiel für die Verknüpfung der Kommunikationsprinzipien. In beiden Einrichtungen versäumt das Personal das umgehende Gespräch miteinander – es passt seine Kommunikation also nicht an den gebotenen dringenden Handlungsbedarf an (d. h. an den *chronologischen* Kontext). Ein weiteres Prinzip der zwischenmenschlichen Kommunikation besagt, dass Kommunikation durch einen möglichst *direkten* Kanal die *Richtigkeit* der vermittelten Inhalte begünstigt. Ein Telefongespräch oder das persönliche Gespräch sind also handschriftlichen Notizen vorzuziehen, und Kommunikation durch einen möglichst *direkten* Kanal kann den Nutzen der *Kontextualisierung* (d. h. die *Rechtzeitigkeit* der Kommunikation) noch verstärken.

Dieser Zwischenfall demonstriert zu guter Letzt auch, dass die zwischenmenschliche Kommunikation nicht nur der Weitergabe von Informationen dient. Sie ist vielmehr ein komplexer interaktiver Sinngebungsprozess, dessen Erfolg von der aktiven Beteiligung aller Teilnehmer abhängt. An mehreren Punkten wird in diesem Fall deutlich, dass die Fachkräfte über *ungenügend Informationen* verfügen, weil sie dem Common-Ground-Trugschluss unterliegen. Jeder geht davon aus, dass der Empfänger seine Aussagen wie beabsichtigt decodieren wird, wie es im Briefing des Orthopäden im Telegrammstil oder an den handschriftlichen Notizen des Anästhesisten deutlich wird. Die Akteure nehmen ihre Kommunikation also nicht als einen anspruchsvollen Verständnisfindungsprozess wahr, der *zwischen* ihnen entsteht, – und sie realisieren somit auch nicht, dass die Bedeutung einer Nachricht nicht in handschriftlichen Notizen ruht, sondern zwischen den Akteuren etabliert werden muss. Zu guter Letzt wurde dieser Fall auch in diesem Buch für Pflegende mit abgedruckt, weil das Fehlen von Pflegefachpersonen auffällig und unlogisch ist. Ein Validieren vorhandener Informationen und dem Nachfordern fehlender Informationen durch zuständige Pflegefachpersonen in der Notaufnahme oder spätestens im OP hätte an dieser Stelle Leben retten können.

Kommunikationsstrategien nach Hannawa-SACCIA

Folgende Handlungsweisen hätten diesen Zwischenfall verhindern können:
- Trotz des notfallbedingten Zeitdrucks hätte der überweisende Arzt mehr Zeit für das Gespräch mit den aufnehmenden Fachkräften aufwenden können, um die *Suffizienz* der vermittelten Informationen zu gewährleisten.
- Das Bezirkskrankenhaus hätte der Patientin ihre Akte mitgeben oder diese faxen können und den Austausch mit der aufnehmenden Klinik mittels direkter Kommunikation fördern können (z. B. in einem persönlichen oder telefonischen Folgegespräch).
- Das aufnehmende Personal hätte das Gespräch mit dem übergebenden Arzt erst beenden sollen, nachdem es alle nötigen Informationen erhalten und komplett verstanden hat.
- Die Operation hätte nicht verordnet werden sollen, bis der Gesundheitszustand der Patientin von allen Beteiligten komplett erfasst und verstanden wurde.
- Der Anästhesist des Lehrkrankenhauses hätte keine OP-Freigabe erteilen können, ohne über zureichende Informationen zu verfügen.
- Alle Beteiligten hätten davon ausgehen können, dass kein „common ground" zwischen ihnen besteht und dass sie kompetent miteinander kommunizieren müssen, um ein einheitliches Verständnis miteinander zu erschaffen.

Kommunikationslehren für eine bessere Patientensicherheit und Versorgungsqualität

1 ○	2 ○	3 ○	4 ○	5 ○	6 ○	7 ○	8 ○	9 ○	10 ○
11 ○	12 ○	13 ○	14 ○	15 ○	16 ○	17 ○	18 ○	19 ○	20 ○
21 ○	22 ○	23 ○	24 ○	25 ○	26 ○	27 ○	28 ○	29 ○	30 ○

Wählen Sie aus den 30 Kommunikationslehrsätzen in Kapitel 9 diejenigen aus, die diesen Fall am treffendsten beschreiben und kreuzen Sie die entsprechenden Kästchen in dieser Checkliste an. Begründen Sie Ihre Wahl und erklären Sie, wie die einzelnen Lehrsätze mit diesem Fall zusammenhängen.

Fragen zur Diskussion und Übungen

1. Anhand welcher Systeme könnten Krankenhäuser das *rechtzeitige* Eintreffen behandlungsrelevanter Akten sicherstellen?

2. Wieso hat das richtig eingesetzte *Redundanzprinzip* (Redundanz fördert die Richtigkeit der vermittelten Inhalte) in diesem Fall den entscheidenden Kommunikationsfehler nicht abgehalten?

3. Verfassen Sie ein Skript für einen gelungenen Austausch (d. h. eine erfolgreiche einheitliche Verständnisfindung) zwischen dem überweisenden Orthopäden und dem diensthabenden Unfallchirurgen in der aufnehmenden Klinik. Beginnen Sie bei Punkt 2.

4. Beschreiben Sie, wie ein direkter Kommunikationskanal in diesem Fall eine korrekte Informationsvermittlung gewährleisten und das schwerwiegende Ereignis verhindern könnte.

Phase 5: Pflegerische Versorgung

Die **pflegerische Versorgung** ist die Phase, in der die Pflegeplanung praktisch umgesetzt und die medizinische Behandlung unterstützt bzw. begleitet wird. Sie ist dementsprechend ein Unterprozess des Kernprozesses. Unter anderem wird die Reaktion des Pflegeempfängers beachtet, die Maßnahme gegebenenfalls modifiziert, neu priorisiert und je nach Bedarf angepasst (vgl. Brucker et al. 2005). Bei der pflegerischen Versorgung kommt es zu Überschneidungen mit anderen Phasen des Pflegeprozesses. Dem Erfolg der medizinischen Behandlung und einer förderlichen pflegerischen Versorgung können somit auf mehreren Ebenen Hindernisse im Weg stehen. Hierzu zählen u. a. Irrtümer und Fehlhandlungen aufseiten der Pflegenden und der Ärzte, aber auch des Pflegeempfängers selbst.

https://doi.org/10.1515/9783110562699-014

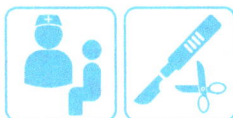

Fall 25: Hüftenhorror

Pflegende-Pflegeempfänger-Kommunikation

Falschseitige Operation, schwerwiegendes Ereignis

Klinischer Kontext: Akutstationäre Aufnahme wegen einer orthopädischen Operation (Hüftgelenksersatz)

Kommunikationsrahmen: Interaktion zwischen zwei Ärzten, einer Pflegefachperson und einer Patientin

Ereignis: Unsichere Kommunikation, die zu einer falschseitigen Operation führt

Ergebnis für die Patientensicherheit: Schwerwiegendes Ereignis

Fallbeschreibung von Annegret F. Hannawa, Ph.D., Sandra W. Hwang, M.S.P.H. und Anne Wendt Ph.D., M.S.N., R.N.

Eine 82-jährige Frau wird wegen chronischer Arthrose und Hüftschmerzen von ihrem Hausarzt behandelt. Sie wird an einen orthopädischen Chirurgen überwiesen, der eine Hüftenprothese rechts empfiehlt. Die Patientin wird durch den orthopädischen Chirurgen in ein großes regionales Krankenhaus zur Operation der rechten Hüfte eingewiesen. Die Aufnahmepflegefachperson führt eine erste Einschätzung durch und bereitet die Patientin auf die Operation vor, was das Ankleiden und Kennzeichnen ihrer Sachen inkludiert.

Inmitten des Aufnahmeprozesses wird die Pflegefachperson zu einem anderen Patienten gerufen, um ihm zu helfen, und beendet die präoperativen Vorbereitungen nicht. ❶ **Die Pflegefachperson hat noch nicht die rechte Hüfte, die ersetzt werden soll, markiert.** ❷ **Eine Pflegefachperson in Springerfunktion beendet die präoperativen Kontrollen,** ❸ **führt die routinemäßige Rückversicherung (Frage), welche Hüfte ersetzt werden soll, mit der Patientin aber nicht durch, weil sie annimmt**, dass die vorherige Pflegefachperson diese Frage schon gestellt hat.

Durch den Druck der hohen Arbeitsbelastung dieses Tages und verärgert durch einen vorherigen Fall, sehen der betreuende Anästhesist und Assistenzarzt der Anästhesie die Patientin erst, als sie den Raum kurz vor der Operation betreten und überfliegen ihre Röntgenbilder, um die Arthrose zu bestätigen. Die beiden Ärzte ❹ **begrüßen die Patientin nicht** und ❺ **diskutieren kurz die Vorgehensweise.** Dabei ❻ **sprechen sie mehr miteinander als mit der Patientin.** Der Anästhesist ❼ **bezieht sich auf die Patientin als „der Patient"** während ❽ **er beginnt, ihre linke Hüfte für die Operation vorzubereiten.** Als die Patientin auf den Operationstisch gelagert wird, erklärt die Operationspflegefachperson, wie diese sie auf der rechten Hüfte positionieren werden, damit ihre linke Hüfte für den Operateur freigelegt werden kann. Die Patientin ist verwirrt und zögert, laut zu fragen, warum ihre linke Hüfte vorbereitet wird. In Anbetracht der Tatsache, dass sie keinen klinischen Hintergrund hat und ihr beide Hüften Schmerzen bereiten, erachtet sie es als vernünftig, dass dies die Standardvorgehensweise sei. Sie schreibt ihre Bedenken ihrer Angst vor der Operation zu und ➒ **beschließt zu schweigen**.

Die Patientin wird unter Vollnarkose gelegt, ergänzt durch eine Epiduralanästhesie. Der Assistenzarzt der Chirurgie bereitet die linke Hüfte vor und lagert die Patientin. Der betreuende Chirurg betritt den Raum kurz danach und ➓ **nimmt an**, dass die Kliniker, d. h. die Pflegefachpersonen und Assistenzärzte, das Standardverfahren zur Identifizierung der richtigen Hüfte, die ersetzt werden soll, angewendet haben. Die Operation verläuft ohne Zwischenfälle. Als die Patientin aus der Narkose erwacht, ist sie entsetzt als sie erfährt, dass die Operation an der falschen Hüfte vollzogen wurde.

Prinzipien der zwischenmenschlichen Kommunikation

1. Kommunikation lässt sich nicht auf Teilprozesse reduzieren

➊ **Kommunikationsfehler der Suffizienz** (unterlassene Encodierung)
Die Aufnahmepflegefachperson versäumt es, die Pflegefachperson in Springerfunktion zu informieren, dass die rechte Hüfte der Patientin ersetzt werden soll und dass die rechte Hüfte noch für die Operation markiert werden muss.

➏ **Kommunikationsfehler der Suffizienz** (unvollständige Decodierung)
Die Pflegefachperson in Springerfunktion versäumt es, aktiv auf verfügbare Informationsquellen zuzugreifen, um die Aufnahmetätigkeiten zu vervollständigen – so wie beispielsweise die Patientin aktiv an ihrer Versorgung zu beteiligen, um in direkter Kommunikation mit ihr zu klären, welche Hüfte heute operiert werden soll.

➋ **Kommunikationsfehler der Suffizienz** (unvollständige transaktionale Kommunikation)
Die Aufnahmepflegefachperson und die Pflegefachperson in Springerfunktion bemühen sich nicht genügend um eine transaktionale Kommunikation miteinander, um ein gemeinsames Verständnis miteinander zu schaffen, welche Teile der Aufnahmetätigkeiten bereits erfolgt sind und welche noch ausgeführt werden müssen.

2. Kommunikation ist kontextgebunden

➑ **Kommunikationsfehler der Kontextualisierung** (übermäßige Decodierung)
Die Pflegefachperson in Springerfunktion geht davon aus (aber verifiziert nicht), dass die Aufnahmepflegefachperson die Patientin bereits gefragt hat, welche Hüfte heute ersetzt werden soll (*funktionaler* Kontext).

3. Kommunikation vermittelt Fakten und definiert
   zwischenmenschliche Verhältnisse

❹ **Kommunikationsfehler der zwischenmenschlichen Anpassung** (unvollständige Encodierung)
Der Chirurg begrüßt die Patientin unzureichend hinsichtlich ihrer Bedürfnisse und Erwartungen.

❼ **Kommunikationsfehler der zwischenmenschlichen Anpassung** (fehlangewendete Encodierung)
Der behandelnde Anästhesist bezieht sich auf unangemessene Weise auf die Patientin als „der Patient" während seiner Unterhaltung mit dem Assistenzarzt.

4. Inhaltliche Redundanz durch direkte Kanäle fördert die Richtigkeit
   der kommunizierten Inhalte und deren Verständnis

❺ **Kommunikationsfehler der Suffizienz** (unvollständige transaktionale Kommunikation)
Die Pflegefachpersonen, der Assistenzarzt und der Anästhesist kommunizieren unzureichend miteinander, um ein gemeinsames Verständnis bezüglich der anstehenden OP miteinander zu etablieren.

❻ ❽ **Kommunikationsfehler der Richtigkeit** (unvollständige transaktionale Kommunikation)
Die Kliniker (Pflegefachpersonen, der Assistenzarzt und Anästhesist) kommunizieren unzureichend miteinander, um die Richtigkeit der anstehenden OP miteinander und mit der Patientin zu validieren.

❾ **Kommunikationsfehler der Suffizienz** (unterlassene Encodierung)
Die Patientin schweigt, statt ihre Bedenken über die operative Vorbereitung der falschen Hüfte auszusprechen.

❿ **Kommunikationsfehler der Suffizienz** (unterlassene transaktionale Kommunikation)
Der orthopädische Chirurg kommuniziert nicht mit seinen Kollegen und der Patientin über die chirurgische Prozedur.

⓫ **Kommunikationsfehler der Richtigkeit** (unterlassene transaktionale Kommunikation)
Der orthopädische Chirurg validiert nicht die Richtigkeit des geplanten Eingriffs mit seinen Kollegen und der Patientin.

Diskussion

In diesem Fall legt die insuffiziente Kommunikation zwischen der Aufnahmepflegefachperson, der Pflegefachperson in Springerfunktion und dem chirurgischen Team die Grundlage für ein schwerwiegendes Ereignis. Die Aufnahmepflegefachperson hätte mehr Informationen an die Pflegefachperson in Springerfunktion vermitteln können, die den Aufnahmeprozess übernimmt und zu Ende führt. Die beiden Fachkräfte nutzen ihre Kommunikation miteinander nicht genügend, um ein umfassendes einheitliches Verständnis zu etablieren, das die Sicherheit der Patientin priorisiert. Die Aufnahmepflegefachperson mag *angenommen* haben, dass die Pflegefachperson in Springerfunktion selbst ermitteln würde, welche Aspekte der Aufnahme noch durchgeführt werden müssen. Die Pflegefachperson in Springerfunktion hingegen geht davon aus, dass die Aufnahmepflegefachperson die erforderlichen Aufgaben bereits ausgeführt hat. Aber dieses angenommene Verständnis wird nie mithilfe direkter Kommunikation validiert. Dieses Problem demonstriert den **Common-Ground-Trugschluss** (d. h. Menschen neigen dazu, anzunehmen, dass andere ihre Botschaften genauso wie beabsichtigt verstehen werden) und das Prinzip Kommunikation lässt sich nicht auf Teilprozesse reduzieren: Zwischenmenschliche Kommunikation ist größer als die Summe ihrer Einzelteile. Ein gemeinsames Verständnis ergibt sich also nicht aus einer Person. Es muss mithilfe einer suffizienten und qualitativ hochwertigen Kommunikation *zwischen* den Akteuren etabliert werden – in diesem Fall auch mit der Beteiligung der Patientin. Dies unterstreicht, wie wichtig es ist, dass Patienten und Angehörige als aktive Partner für eine sichere und qualitativ hochwertige Versorgung einbezogen werden. In dieser Versorgungssituation hätte die Patientin als wichtige Ressource zur Validierung der Richtigkeit der geplanten chirurgischen Prozedur eingebracht werden können, was wahrscheinlich die falschseitige OP verhindert hätte.

Dieser Fall demonstriert weiterhin, wie *zwischenmenschliche Anpassung* ein wichtiges Element einer sicheren Kommunikation darstellt. Eine Art von Kommunikation, die spontan auf die Erwartungen und Bedürfnisse des Gegenübers eingeht, trägt nicht nur zur Zufriedenheit des Patienten bei. Wie in diesem Fall beschrieben, kann sie im umgekehrten Fall vermeidbaren Schaden für den Patienten verursachen. Das unangemessene Verhalten der Ärzte vor (und implizit zu) der Patientin entmutigt die Patientin zu sprechen, um ein schweres Patientensicherheitsereignis zu verhindern. Der Auslöser ist nicht nur *was* die Ärzte sagen, sondern *wie* sie es sagen – ihre nonverbale Kommunikation generiert eine für die Patientin unsichere Umgebung, in der sie sich nicht traut, ihre Bedenken zu äußern. Das nonverbale Verhalten der Ärzte *behindert* also die Einbindung der Patientin für eine sichere und qualitativ hochwertige Versorgung.

Kommunikationsstrategien nach Hannawa-SACCIA

Folgende Handlungsweisen hätten diesen Zwischenfall verhindern können:

–   Die Aufnahmepflegefachperson hätte die Pflegefachperson in Springerfunktion informieren können, dass die rechte Hüfte der Patientin ersetzt werden soll und dass die rechte Hüfte noch für die Operation markiert werden muss.

–   Die Pflegefachperson in Springerfunktion hätte aktiv auf mehr Informationen zugreifen können, um die Aufnahme richtig zu vervollständigen – beispielsweise durch Einbeziehung der Patientin als aktive Partnerin des Versorgungsteams, um direkt mit ihr zu klären, welche Hüfte ersetzt werden soll.

–   Die Aufnahmepflegefachperson und die Pflegefachperson in Springerfunktion hätten sich um eine suffizientere Kommunikation miteinander bemühen können, um ein gemeinsames Verständnis der noch notwendigen Aspekte der Aufnahme zu schaffen.

–   Die Pflegefachperson in Springerfunktion hätte verifizieren (statt annehmen) können, dass die Aufnahmepflegefachperson die Patientin bereits gefragt hat, welche Hüfte ersetzt werden soll.

–   Die Ärzte hätten die Patientin angemessener begrüßen können, um eine vertrauenswürdige Kommunikationsumgebung zu schaffen, in der sich die Patientin sicher gefühlt hätte, ihre Bedenken zu äußern.

–   Die Ärzte hätten die Patientin besser als aktive Versorgungsbeteiligte involvieren können, indem sie *mit ihr* anstatt *über sie* sprechen.

–   Die Kliniker (Pflegefachpersonen, der Assistenzarzt und der Anästhesist) hätten miteinander und mit der Patientin kommunizieren können, um ein gemeinsames Verständnis der chirurgischen Prozedur zu schaffen.

–   Die Patientin hätte den relationalen Kontext der Begegnung als förderlich (statt als eingrenzend) nutzen können, um ihre Bedenken hinsichtlich der Vorbereitung der falschen Hüfte zu äußern.

Kommunikationslehren für eine bessere Patientensicherheit und Versorgungsqualität

1 ○	2 ○	3 ○	4 ○	5 ○	6 ○	7 ○	8 ○	9 ○	10 ○
11 ○	12 ○	13 ○	14 ○	15 ○	16 ○	17 ○	18 ○	19 ○	20 ○
21 ○	22 ○	23 ○	24 ○	25 ○	26 ○	27 ○	28 ○	29 ○	30 ○

Wählen Sie aus den 30 Kommunikationslehrsätzen in Kapitel 9 diejenigen aus, die diesen Fall am treffendsten beschreiben und kreuzen Sie die entsprechenden Kästchen in dieser Checkliste an. Begründen Sie Ihre Wahl und erklären Sie, wie die einzelnen Lehrsätze mit diesem Fall zusammenhängen.

Fragen zur Diskussion und Übungen

1. Welche Methoden könnten die Versorgenden in einem Fall wie diesem nutzen, um Patienten als aktive Partner für eine sichere und qualitativ hochwertige Versorgung zu gewinnen und zu aktivieren?

2. Welche Interventionen könnten Krankenhäuser anwenden, um Kommunikationsfehler, die zu Operationen auf der falschen Seite betragen, zu reduzieren?

3. Schreiben Sie eine Checkliste für eine neue Interaktion zwischen der Patientin, der Pflegefachperson in Springerfunktion, dem behandelnden Anästhesisten und dem Assistenzarzt der Anästhesie. Fokussieren Sie sich dabei auf die Etablierung eines „sicheren Raums", in dem sich die Patientin ermutigt fühlt, darüber zu sprechen, dass ihre falsche Hüfte für die Operation vorbereitet wird. Recherchieren Sie hierzu auch die vorhandenen Checklisten in Ihrem Haus und/oder die Vorlagen der WHO.

4. Führen Sie eine Ursachenanalyse dieses schwerwiegenden Ereignisses durch.

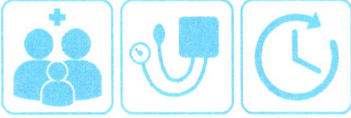

Fall 26: Falscher Umgang mit Delirium

Pflegende-Begleitpersonen-Kommunikation

Verspätete Korrektur einer Diagnose, unerwünschtes Ereignis

Klinischer Kontext: Akute Aufnahme in geriatrische Psychiatrie (Delirium, Agitiertheit)

Kommunikationsrahmen: Interaktionen zwischen Fachkräften der geriatrischen Psychiatrie und Angehörigen des Patienten

Ereignis: Unsichere Kommunikation, die zu einer verspäteten, korrigierten Diagnose führt

Ergebnis für die Patientensicherheit: Unerwünschtes Ereignis

Abdruck aus dem Englischen mit Genehmigung von AHRQ WebM&M. Erstabdruck des Falls in Merrilees J, Lee K. Mismanagement of delirium. AHRQ WebM&M [serial online]. Mai 2016, https://psnet.ahrq.gov/webmm/case/375.

Ein 85-jähriger Mann mit vaskulärer Demenz im frühen Stadium stürzt auf dem Gehweg und bricht sich ein Bein. Wegen des Gipses, der ihm im Bezirkskrankenhaus angelegt wird, kann der Patient nicht selbstständig laufen. Er erhält Gehhilfen und ihm wird empfohlen, das verletzte Bein nicht zu belasten. Um seine Mobilität wiederherzustellen, wird er zur Rehabilitation in eine spezielle Pflegeeinrichtung aufgenommen, wo ihm beim Waschen und Ankleiden geholfen wird. Während der ersten beiden Tage bleibt seine Frau die meiste Zeit dort bei ihm.

Vor dem Unfall wohnte der Patient zu Hause und konnte die Aktivitäten des täglichen Lebens unabhängig bewältigen. Er verwendete eine Brille für Weitsicht und eine Lesebrille, nahm dreimal täglich Augentropfen und trug ein Hörgerät. Im Verlauf des vorangegangenen Jahres traten visuelle Halluzinationen auf, die nicht weiter bedenklich waren (z. B. ein Vogel im Baum, Eichhörnchen auf der Wiese, Ungeziefer auf dem Boden). Der Patient hatte nächtliche Schlafstörungen und stand mitunter nachts auf, duschte und zog sich an, bevor er seine Frau nach der Uhrzeit fragte. Tagsüber war er oftmals schläfrig und konnte sich nicht gut konzentrieren. Sein Gang war schlurfend und manchmal vorauseilend, und er fiel leicht hin.

Am dritten Tag im Rehabilitationszentrum, vor der Ankunft seiner Frau, beginnt der Patient zu delirieren und ist agitiert. Er droht mit seiner Gehhilfe, als das Pflegepersonal sich nähert, und sagt, er würde sie umbringen, wenn sie noch näher kämen. Er stößt Möbel um. Das Sicherheitspersonal wird gerufen. Der Patient wird in die Notaufnahme gebracht. Er verbringt die erste Nacht im Flur der Notaufnahme, wo seine Frau und seine Tochter abwechselnd an seiner Seite sind.

Am zweiten Tag des stationären Aufenthalts wird er in ein Krankenzimmer verlegt und von einem Psychiater untersucht. In der darauffolgenden Nacht deliriert der Patient wieder und bewirft eine Pflegefachperson mit einem Becher Wasser. Am dritten Tag ist der Patient bei klarem Bewusstsein und erklärt, er habe gedacht, er sei eingesperrt und versuchte deshalb zu entkommen. Er zeigt Reue.

Um die Behandlung zu erleichtern, ❶ **empfiehlt der Psychiater die Verlegung des Patienten in die geriatrisch-psychiatrische Abteilung.** ❷ **Die Frau des Patienten stimmt diesem Vorschlag zu,** ohne sich über die Folgen einer solchen Maßnahme zu erkundigen. Zum Zeitpunkt der Verlegung ist der Patient bereits seit drei Tagen immobil, hat Verstopfung, ist leicht dehydriert und hat Schmerzen.

Während der nächsten beiden Tage überdenken die Ehefrau und die Tochter die Behandlung ihres Angehörigen. ❸ **Sie bitten darum, dass er auf eine Station verlegt wird, auf der die Familie ihn rund um die Uhr betreuen kann.** Außerdem ❹ **bitten sie das Pflegepersonal darum, dass es auf den Bewegungsdrang des Patienten eingeht und dafür sorgt, dass einige Auslöser für das Delir behoben werden.** Der Assistenzarzt der Psychiatrie wird dazu gerufen und ❺ **erklärt der Familie, dass der Patient zwangseingewiesen wurde** und man deshalb von einer Verlegung oder Abweichung vom Behandlungsplan absehe. ❻ **Der Assistenzarzt erklärt außerdem, die primäre medizinische Sorge sei das *Verhalten* des Patienten und nicht seine Beweglichkeit.** ❼ **Die Familie bittet um ein persönliches Gespräch mit dem weisungsbefugten Oberarzt,** der mit ihnen am Telefon spricht und ❽ **die Aussage des Assistenzarztes bestätigt.** ❼ **Die Familie ruft den Hausarzt des Patienten an,** der ❽ **den Behandlungsplan insgesamt gutheißt,** aber anfragt, ob die Tochter über Nacht bei dem Patienten bleiben darf. ❽ **Die Stationspflegefachperson lehnt die Anfrage ab** und ❽ **die Ehefrau und Tochter werden um 21.30 Uhr aus der geschlossenen Abteilung hinausbegleitet.**

Der Patient zeigt nachts weiterhin Agitiertheit und ist während der Nächte 3 und 5 erneut aggressiv gegenüber dem Personal. Daraufhin wird er fixiert. Das Stationspersonal verlängert die Besuchszeiten für die Familie am Tag (8 bis 22 Uhr), ❽ **gibt aber der Bitte der Familie nicht nach,** die über Nacht bleiben will, um dem Patienten Ruhe und Sicherheit zu geben.

Medizinstudenten führen an den Tagen 5 und 6 einen Mini-Mental-Status-Test durch, aber eine umfassende Anamnese oder ein Testverfahren zur Demenz bleiben aus. Der Patient hat weiterhin Verstopfung, ist leicht dehydriert und hat vermehrt Schmerzen durch das gebrochene Bein und einen eingewachsenen Zehennagel. Am fünften Tag wird ihm Risperidon verabreicht, um seine Agitiertheit und Halluzinationen zu behandeln. Am sechsten Tag bekommt der Patient Sprachstörungen – er artikuliert verwaschen, stöhnt vor Unwohlsein und schreit phasenweise: „Alles dreht sich". Die Haut an seinen Fersen und an seinem Gesäß zeigt Risse.

Am achten Tag kontaktiert die Ehefrau des Patienten die Rechtsabteilung des Krankenhauses, um eine Beschwerde einzureichen. Inzwischen hat das Krankenhaus der Tochter erlaubt, über Nacht zu bleiben. Der Patient ist weiterhin nachtwandlerisch, doch die Tochter sorgt am Krankenbett dafür, dass sein Verhalten nicht in Aggression umschlägt.

Der Patient wird am neunten Tag zurück in das Rehabilitationszentrum verlegt. Die neue Diagnose lautet Lewy-Körper-Demenz. Einige Monate später wird das Risperidon von einem neuen Arzt im Reha-Zentrum abgesetzt.

Seit dem auslösenden Ereignis hat der Patient 18 kg an Gewicht verloren. Seine Sprache und seine Mobilität sind beeinträchtigt. Er hat Spätdyskinäsien und benötigt bei allen Aktivitäten des täglichen Lebens Hilfe.

Prinzipien der zwischenmenschlichen Kommunikation

1. Kommunikation vermittelt Fakten und definiert zwischenmenschliche Verhältnisse

❺ Kommunikationsfehler der zwischenmenschlichen Anpassung (unvollständige Encodierung)
Der Assistenzarzt der Psychiatrie geht ungenügend auf die emotionalen Bedürfnisse der Familie ein, als er ihr sagt, dass der Patient zwangseingewiesen wurde und er daher von einer Verlegung absehe.

❻ Kommunikationsfehler der zwischenmenschlichen Anpassung (unvollständige Encodierung)
Der Oberarzt, der Hausarzt und die Stationspflegefachperson gehen bei ihrer Antwort auf die Bitte der Familie ungenügend auf die emotionalen Bedürfnisse der Familie ein – insbesondere angesichts der Art und Weise, wie die Familie diese vehement vorträgt und begründet.

2. Kommunikation ist kontextgebunden

❶ Kommunikationsfehler der Kontextualisierung (unvollständige Encodierung)
Der Psychiater empfiehlt die Verlegung des Patienten auf die geriatrisch-psychiatrische Station, um die Behandlung zu erleichtern. Dabei vernachlässigt er jedoch die Tatsache, dass der Patient eingeschränkt beweglich ist und unter akuter Verstopfung, leichter Dehydrierung und Schmerzen leidet (*funktionaler* Kontext).

❹ Kommunikationsfehler der Kontextualisierung (unvollständige Decodierung)
Das Personal der Psychiatrie decodiert die Behandlungswünsche der Familienangehörigen (d.h. die Beweglichkeit wiederherzustellen und Auslöser des Delirs zu bekämpfen) ungenügend im Rahmen der Tatsache, dass deren Perspektive (*relationaler* Kontext) für ein gutes Behandlungsergebnis gewinnbringend sein könnte (*funktionaler* Kontext).

❺ **Kommunikationsfehler der Kontextualisierung** (unvollständige Decodierung)
Das Personal der Psychiatrie interpretiert die Bitte der Familie, dass der Patient verlegt werden möge, ungenügend im Rahmen der Tatsache, dass die Familie dem Patienten zwischenmenschlich sehr nahesteht (*relationaler* Kontext).

❻ **Kommunikationsfehler der Kontextualisierung** (unvollständige Encodierung)
Der Assistenzarzt der Psychiatrie vermittelt seine Erklärung, dass das *Verhalten* und nicht die Beweglichkeit des Patienten von Belang sei ungenügend unter Berücksichtigung der Tatsache, dass die Frau und Tochter dem Patienten sehr nahestehen (*relationaler* Kontext) und dass ihre Kenntnis des Patienten dem Behandlungserfolg daher dienen könnte (*funktionaler* Kontext).

❼ **Kommunikationsfehler der Kontextualisierung** (unvollständige Decodierung)
Der Oberarzt, der Hausarzt und die Stationspflegefachperson interpretieren die Bitte der Familie unzureichend im Rahmen der Tatsache, dass die Familie dem Patienten sehr nahesteht (*relationaler* Kontext) und ihre Kenntnis des Patienten eine erfolgreiche Behandlung unterstützen könnte (*funktionaler* Kontext).

3. Kommunikation beruht auf subjektiven Vorannahmen und Wahrnehmungen

❷ **Kommunikationsfehler der Suffizienz** (unvollständige transaktionale Kommunikation)
Der Psychiater und die Frau des Patienten verständigen sich nicht ausreichend miteinander, um ein einheitliches Verständnis der Folgen zu erlangen, die eine Verlegung auf eine geschlossene geriatrisch-psychiatrische Station mit sich bringt.

Diskussion

Dieser Fall zeigt, wie eine Verkettung von verschiedenen Kommunikationsfehlern die Versorgungsqualität beeinträchtigen und unerwünschte Ergebnisse zur Folge haben kann. Wenn man die Prinzipien der Kommunikationswissenschaft auf diesen Fall anwendet, ergeben sich zwei kausale Erklärungen, wie es zu den vermeidbaren Vorfällen kommen konnte.

Erstens illustriert dieser Fall, wie wichtig es ist, dass die Beteiligten ihre zwischenmenschliche Verständnisfindung in den gegebenen Kontext einrahmen. Im beschriebenen Zwischenfall scheitern alle Fachkräfte daran, den *funktionalen* Kontext der Versorgungsepisode zu erkennen, der v. a. das Gespräch mit der Ehefrau und der Tochter des Patienten prägt. Sie erkennen nicht, dass das enge Verhältnis der Angehörigen und ihre gute Kenntnis des Patienten als wichtige Informationsquelle dienen können, um eine sichere und hochwertige Gesundheitsversorgung zu gewährleisten. Die Familienmitglieder sind in der Lage, das aggressive Verhalten des Patienten zu deeskalieren, ihn zu beruhigen und zu beschwichtigen. Wenn der Arzt beispielsweise den Gesundheitszustand des Patienten beurteilt, könnten die Familienangehörigen als Validierungsquellen dienen und berichten, inwiefern das Verhalten des Patienten im Vergleich zu seinem vorherigen Verhalten außerhalb des Krankenhauses normal ist.

Zweitens verstehen die Fachkräfte in diesem Fall ihre Kommunikation lediglich als linearen Informationstransfer. Sie machen sich nicht bewusst, dass Kommunikation sowohl Fakten vermittelt als auch zwischenmenschliche Verhältnisse definiert. Das zeigt sich in mehreren Handlungen, z. B. als das Personal die Bitte der Familie abweist, ohne das Gespräch an die Bedürfnisse der Familie anzupassen, sie aus der geschlossenen Abteilung geleitet und ihre Bedenken abkanzelt. Diese Verhaltensweisen und Äußerungen haben grundlegenden relationalen Gehalt. Sie verärgern die Angehörigen in diesem Fall so sehr, dass sie die Rechtsabteilung des Krankenhauses kontaktieren, um Beschwerde einzureichen. Der Inhalt der Beschwerde ist nicht die medizinische Kompetenz der Fachkräfte, sondern vielmehr die gleichgültige Art und Weise, mit der die Angehörigen behandelt und abgeschottet wurden.

Kommunikationsstrategien nach Hannawa-SACCIA

Folgende Handlungsweisen hätten diesen Zwischenfall verhindern können:
- Der Psychiater hätte seine Empfehlung, den Patienten zu verlegen, im Rahmen des allgemeinen Zustands des Patienten vermitteln können (d. h. unter Berücksichtigung der Tatsache, dass der Patient sich nicht eigenständig fortbewegen kann und unter akuter Verstopfung, Dehydrierung und Schmerzen leidet).
- Der Psychiater und die Frau des Patienten hätten ausgiebiger miteinander besprechen können, was für Folgen eine Verlegung des Patienten auf die (geschlossene) geriatrisch-psychiatrische Station hat.
- Der Psychiater hätte das Verhalten des Patienten mehr im Rahmen der Symptome des Patienten interpretieren können, bevor er Risperidon zur Behandlung der Agitiertheit und der Halluzinationen verschreibt.
- Die Fachkräfte hätten die sicherheitsfördernde Rolle der Familienangehörigen in dieser Versorgungsepisode erkennen können – eine aktive Einbindung der Familie, die den Patienten gut kennt und ihm nahesteht, wäre für eine erfolgreiche Behandlung gewinnbringend gewesen.
- Die Fachkräfte hätten ihre Aussagen und Verhaltensweisen mehr an die geäußerten Bedürfnisse der Familie anpassen können, insbesondere angesichts deren emotionaler Nähe und den damit verbundenen Erwartungen bezüglich einer hochwertigen Versorgung des Patienten. Die Fachkräfte hätten sich bewusst machen können, dass ihre Äußerungen nicht nur Fakten vermitteln, sondern auch die zwischenmenschlichen Verhältnisse zum Patienten und dessen Familie definieren.

Kommunikationslehren für eine bessere Patientensicherheit und Versorgungsqualität

1 ○	2 ○	3 ○	4 ○	5 ○	6 ○	7 ○	8 ○	9 ○	10 ○
11 ○	12 ○	13 ○	14 ○	15 ○	16 ○	17 ○	18 ○	19 ○	20 ○
21 ○	22 ○	23 ○	24 ○	25 ○	26 ○	27 ○	28 ○	29 ○	30 ○

Wählen Sie aus den 30 Kommunikationslehrsätzen in Kapitel 9 diejenigen aus, die diesen Fall am treffendsten beschreiben und kreuzen Sie die entsprechenden Kästchen in dieser Checkliste an. Begründen Sie Ihre Wahl und erklären Sie, wie die einzelnen Lehrsätze mit diesem Fall zusammenhängen.

Fragen zur Diskussion und Übungen

1. Auf welche Art und Weise hat das Fachpersonal in diesem Fall einen *Kommunikationsfehler der Kontextualisierung* begangen?

2. Familienmitglieder und Begleitpersonen können oftmals positiv zum Behandlungsprozess beitragen. Werden sie aktiv in die Behandlung miteinbezogen, können sie die Behandlungsergebnisse entscheidend verbessern. Dennoch werden sie häufig außen vor gelassen. Wie können Fachkräfte sie als eine wertvolle Ressource für eine bessere und sicherere Gesundheitsversorgung aktivieren?

3. Verfassen Sie ein Skript für eine erfolgreiche Kommunikation (d. h. eine einheitliche Verständnisfindung) zwischen der Frau, der Tochter und dem Krankenhauspersonal. Beginnen Sie bei Punkt 3.

4. Lesen Sie die Fallbeschreibung noch einmal durch. Markieren Sie die Punkte, an denen die Fachkräfte dafür sorgen könnten, dass die Ehefrau und die Tochter als aktive Versorgungspartner in die Behandlung miteinbezogen werden. Beschreiben Sie für jeden Punkt eine konkrete Handlung, die hierfür zielführend wäre.

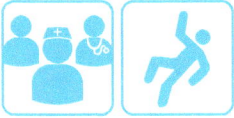

Fall 27: Die Latte heben

Teamkommunikation

Vermeidbarer Sturz, unerwünschtes Ereignis

Klinischer Kontext: Akute ambulante Operation (Entfernung eines Lipoms)

Kommunikationsrahmen: Interaktion zwischen Anästhesist und Pflegefachpersonen

Ereignis: Unsichere Kommunikation, die zu einem vermeidbaren Sturz des Patienten führt

Ergebnis für die Patientensicherheit: Unerwünschtes Ereignis

Abdruck aus dem Englischen mit Genehmigung von AHRQ WebM&M. Erstabdruck des Falls in Stotts J, Lyndon A. Raise the bar. AHRQ WebM&M [serial online]. Mai 2014, https://psnet.ahrq.gov/webmm/ case/324.

Ein 57-jähriger Mann stellt sich wegen eines Lipoms in der rechten Leistengegend in einem ambulanten Operationszentrum vor. Ein Anästhesist, der neu in der Einrichtung ist, untersucht den Patienten. Nachdem er die Narkoseoptionen mit dem Patienten besprochen hat, ❶ **beginnt er mit der Regionalanästhesie.** Er legt rechts eine Ischiadicusblockade im Vorbereitungsraum. Der Patient wird daraufhin in den Operationssaal gebracht, wo er auf den Chirurgen wartet.

❷ **Ohne der Pflegefachperson Bescheid zu geben**, versucht der Patient aufzustehen und zu den Toiletten zu gelangen. Da sein Bein nun taub ist, fällt er hin und schlägt mit dem Kopf auf dem Boden auf. Als die Pflegefachperson den Sturz hört, eilt sie herbei, um den Patienten zu untersuchen. Dieser klagt über akute Schmerzen am Hals und wird in das Notfallzimmer verlegt. Der Anästhesist und die Pflegefachperson diskutieren hitzig darüber, warum bestimmte Sicherheitsmaßnahmen nicht getroffen wurden, um den Patienten zu schützen. Letzten Endes trägt der Patient keine erwähnenswerten Verletzungen davon und sein Lipom wird in der darauffolgenden Woche entfernt.

Der krankenhauseigene Ausschuss zur Qualitätssicherung untersucht den Vorfall. Er stellt fest, dass das Bettgeländer des Patienten nach der Betäubung nicht hochgestellt worden war. ❶ **Den Pflegenden war somit nicht bewusst, dass der Anästhesist die Regionalanästhesie bereits durchgeführt hatte.** Weil der Informationsaustausch ausgeblieben war, ❸ **gingen die Pflegefachpersonen davon aus,** dass die Regionalanästhesie erst im Operationssaal erfolgen würde (so wie es unter den dort tätigen Anästhesisten üblich ist).

Prinzipien der zwischenmenschlichen Kommunikation

1. Kommunikation ist kontextgebunden

❸ **Kommunikationsfehler der Kontextualisierung** (unvollständige transaktionale Kommunikation)
Der Anästhesist und die Pflegefachpersonen haben ungenügend im Rahmen der Tatsache miteinander kommuniziert, dass der Anästhesist ein neuer Mitarbeiter ist (*relationaler* Kontext) und deshalb Informationen über die Standardprozeduren an der neuen Einrichtung benötigt (*kultureller* Kontext; z. B. dass Regionalanästhesien üblicherweise im Operationssaal durchgeführt werden).

2. Kommunikation lässt sich nicht auf Teilprozesse reduzieren

❶ **Kommunikationsfehler der Suffizienz** (unterlassene Encodierung)
Der Anästhesist informiert die Pflegefachpersonen nicht darüber, dass er die Regionalanästhesie bereits vorgenommen hat.

❶ **Kommunikationsfehler der Suffizienz** (unterlassene Encodierung)
Der Anästhesist macht dem Patienten nicht verständlich, dass er eine Pflegefachperson rufen muss, wenn er aufstehen will, da sein Bein taub sein wird.

❷ **Kommunikationsfehler der Suffizienz** (unterlassene Encodierung)
Der Patient ruft die Pflegefachperson nicht zu Hilfe, als er aufstehen möchte.

Diskussion

An diesem Fall wird deutlich, dass eine sichere zwischenmenschliche Kommunikation das Vehikel dafür ist, neue medizinische Fachkräfte mit der Organisationskultur und den Standardprozeduren ihres neuen Krankenhauses vertraut zu machen. Jede Institution und jedes Team folgt speziellen Standardprozeduren und Abläufen. Bevor neue Mitarbeiter innerhalb einer neuen Organisationskultur tätig werden, müssen ihnen diese Abläufe erfolgreich vermittelt werden, damit sie sich in die Kultur einleben und diese Prozeduren auch standardgemäß ausführen können. Solche Einweisungen sind auch in *relationaler* Hinsicht wichtig, denn die neuen Mitarbeiter lernen auf diese Weise ihre Kollegen kennen und legen somit einen Grundstein („common ground") für eine erfolgreiche zwischenmenschliche Verständnisfindung, als Voraussetzung für eine sichere und hochwertige Versorgung.

Dieses Fallbeispiel unterstreicht außerdem die Bedeutung der kommunikativen *Suffizienz*. Im Sinne der Patientensicherheit ist es immer noch besser, *wenig* mit Kollegen und Patienten zu kommunizieren als *gar nicht*. Hätte der Anästhesist beispielsweise die Pflegefachperson über die Betäubung informiert, dann hätte der Sturz vermieden werden können. Selbst wenn der Anästhesist eine solche Nachricht als redundant empfunden hätte (z. B. weil er davon ausging, dass die Pflegefachperson gewiss weiß, dass er die Betäubung bereits durchgeführt hat), hätte diese Redundanz die Patientensicherheit gefördert. Gleichermaßen hätte der Anästhesist sicherer gehandelt, wenn er den Patienten darüber aufgeklärt hätte, wie gefährlich es ist aufzustehen, ohne eine Pflegefachperson zu Hilfe zu rufen. Selbst wenn er diese Kommunikation für redundant gehalten hätte (z. B. weil er davon ausging, dass der Patient doch gewiss weiß, dass er mit einem betäubten Bein nicht aufstehen kann), hätte eine solche Redundanz die Patientensicherheit gefördert. Nur eine *suffiziente* zwischenmenschliche Kommunikation hätte also in diesem Fall zu einem einheitlichen Verständnis zwischen den klinischen Fachkräften und dem Patienten führen können.

Kommunikationsstrategien nach Hannawa-SACCIA

Folgende Handlungsweisen hätten diesen Zwischenfall verhindern können:
- Der Anästhesist und die Pflegefachpersonen hätten ein einheitliches Verständnis darüber erschaffen können, wie klinische Prozeduren standardgemäß im Operationssaal ausgeführt werden. Das betrifft insbesondere die Verabreichung des Betäubungsmittels, welches üblicherweise im Operationssaal gespritzt wird. Das Krankenhaus könnte dem Orientierungsmaterial für neue Fachkräfte begleitend eine Liste beifügen, auf der solche Prozeduren klar und umfassend vermittelt werden.
- Der Anästhesist hätte die Pflegefachpersonen umgehend darüber informieren können, dass er dem Patienten das Anästhetikum verabreicht hat.
- Der Anästhesist hätte dem Patienten vermitteln können, dass er nicht selbstständig aufstehen kann und daher erst die Pflegefachperson rufen muss, wenn er vor der Operation nochmals die Toilette aufsuchen möchte.
- Der Patient hätte die Pflegefachperson um Hilfe bitten können, als er versuchte aufzustehen, um zur Toilette zu gelangen.

Kommunikationslehren für eine bessere Patientensicherheit und Versorgungsqualität

1 ○	2 ○	3 ○	4 ○	5 ○	6 ○	7 ○	8 ○	9 ○	10 ○
11 ○	12 ○	13 ○	14 ○	15 ○	16 ○	17 ○	18 ○	19 ○	20 ○
21 ○	22 ○	23 ○	24 ○	25 ○	26 ○	27 ○	28 ○	29 ○	30 ○

Wählen Sie aus den 30 Kommunikationslehrsätzen in Kapitel 9 diejenigen aus, die diesen Fall am treffendsten beschreiben und kreuzen Sie die entsprechenden Kästchen in dieser Checkliste an. Begründen Sie Ihre Wahl und erklären Sie, wie die einzelnen Lehrsätze mit diesem Fall zusammenhängen.

Fragen zur Diskussion und Übungen

1. Wie könnten der Anästhesist und die Pflegefachperson bei Punkt 3 zielführender miteinander kommunizieren, anstatt sich gegenseitig die Schuld für den Sturz zuzuschreiben?

2. Wie könnten die Untersuchungsergebnisse des Qualitätsmanagements dazu dienen, dieselben Kommunikationsfehler in Zukunft zu vermeiden? Nennen Sie zwei Maßnahmen.

3. Schuldkulturen („blame cultures") zu beseitigen ist ein Kernthema in der Patientensicherheit. Nachdem ein Fehler begangen wurde, scheinen hitzige Diskussionen vorprogrammiert zu sein, wie auch in diesem Fall. Welche Leitlinien könnten Einrichtungen anwenden, um die Fachkräfte in ihren zwischenmenschlichen Kompetenzen zu stärken und zum nachträglichen Lernen zu motivieren?

4. Beziehen Sie das Prinzip „Kommunikation beruht auf subjektiven Vorannahmen und Wahrnehmungen" auf den vorliegenden Fall.

5. Formulieren Sie konkrete Anweisungen, die dem Patienten in diesem Fall vermittelt hätten, was ihn im Rahmen der anstehenden Regionalanästhesie und Operation erwartet und wie er an einer sicheren Versorgung aktiv mitwirken kann.

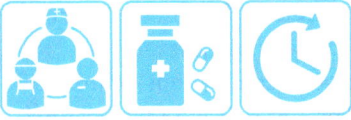

Fall 28: Soweit die Meldungen

Berufsübergreifende Kommunikation

Fehlmedikation, Behandlungsverzögerung, unerwünschtes Ereignis

Klinischer Kontext: Akutstationäre Aufnahme in eine spezialisierte Pflegeeinrichtung (Wundversorgung und MRSA)
Kommunikationsrahmen: Interaktionen zwischen Arzt, Laborteam und Pflegefachpersonen
Ereignis: Unsichere Kommunikation, die zu einer Fehlmedikation und Behandlungsverzögerung führt
Ergebnis für die Patientensicherheit: Unerwünschtes Ereignis

Abdruck aus dem Englischen mit Genehmigung von AHRQ WebM&M. Erstabdruck des Falls in Astion M. The result stopped here. AHRQ WebM&M [serial online]. Juni 2004, https://psnet.ahrq.gov/webmm/case/65.

Eine 91-jährige Frau wird vom Krankenhaus in eine spezialisierte Pflegeeinrichtung verlegt, die an dasselbe Krankenhaus angegliedert ist. Grund dafür ist eine weiterführende Wundversorgung und die Behandlung mit intravenösen Antibiotika wegen einer Knochenentzündung der Ferse durch methicillinresistenten *Staphylococcus aureus* (MRSA). Die Patientin ist auf Vancomycin i.v. eingestellt und entwickelt häufigen starken Stuhlgang.

 An einem Freitag verordnet der Arzt eine Stuhlprobe auf *Clostridium difficile* und ist danach über das Wochenende nicht im Haus. Das Testergebnis liegt in der kommenden Nacht vor und ist positiv. Das Labor ruft die Infektionskontrolle an, welche dann die Nachtpflege benachrichtigt, die für die Patientin zuständig ist. ❶ **Die Pflegefachperson aus dem Nachtdienst meldet das Ergebnis weder dem Bereitschaftsarzt noch dem regulären Pflegeteam**. Die Tür zum Patientenzimmer und das Krankenblatt werden mit Warnsymbolen versehen und das Testergebnis im Versorgungsprotokoll vermerkt. Da die Patientin Vancomycin erhält, geht jede weitere Pflegefachperson, die die Patientin pflegt, ❷ **davon aus, dass der Arzt bereits über die Infektion informiert ist**. Es handelt sich jedoch um Vancomycin i.v. zur Behandlung der MRSA-Knochenentzündung und nicht um orales Vancomycin, das bei der Behandlung von *C. difficile* im Magen-Darm-Trakt indiziert wäre.

 Am darauffolgenden Montag kehrt der Arzt, der ursprünglich den *C.-difficile*-Test verordnet hatte, zurück, um die Patientin zu untersuchen und bemerkt die Warnsymbole an ihrer Tür. Er fragt, warum er nicht benachrichtigt wurde und warum die Infek-

tion der Patientin nicht behandelt wird. Die zu dem Zeitpunkt diensthabende Pflegefachperson sagt, dass die Patientin mit Vancomycin i.v. behandelt werde.

Die Nachtpflegefachperson, der das Testergebnis von der Infektionskontrolle mitgeteilt wurde, sagt aus, ❸ **sie habe angenommen, dass der Arzt die Testergebnisse
prüfen würde**. ❹ **Durch die mangelnde Rücksprache** blieb die *C.-difficile*-Infektion
der Patientin drei Tage lang unbehandelt und sie hatte mehr als 10-mal täglich flüssigen Stuhlgang. In Anbetracht ihres Alters verschlechtert eine derartig übermäßige
Darmentleerung zweifellos ihren Gesundheitszustand und verlängert ihren Krankenhausaufenthalt.

Prinzipien der zwischenmenschlichen Kommunikation

1. Kommunikation lässt sich nicht auf Teilprozesse reduzieren

❶ **Kommunikationsfehler der Suffizienz** (unterlassene Encodierung)
Die Nachtpflegefachperson versäumt es, den Bereitschaftsarzt und das reguläre Pflegeteam über den Infektionsalarm zu informieren.

❸ **Kommunikationsfehler der Suffizienz** (unterlassene transaktionale Kommunikation)
Die Nachtpflegefachperson geht davon aus, dass der Arzt die Ergebnisse des angeordneten Tests überprüft hat – sie verifiziert diese Annahme jedoch nicht mit dem Arzt.

2. Kommunikation beruht auf subjektiven Vorannahmen und Wahrnehmungen

❷ **Kommunikationsfehler der Richtigkeit** (fehlangewendete Decodierung)
Die Pflegefachpersonen, die sich mit der Pflege der Patientin abwechseln, schließen
aus der Tatsache, dass die Patientin Vancomycin bekommt, dass der Arzt bereits über
die Infektion informiert ist. Sie decodieren dies jedoch falsch – der Patientin wurde
Vancomycin i.v. verabreicht, und nicht Vancomycin oral, was zur Behandlung von *C.
difficile* angezeigt gewesen wäre.

❷ **Kommunikationsfehler der Suffizienz** (unterlassene transaktionale Kommunikation)
Die Pflegefachpersonen gehen davon aus, dass der Arzt die Infektionswarnung erhalten hat, aber sie verifizieren diese Annahme weder mit ihm noch mit den anderen
Pflegepersonen.

3. Kommunikation ist kontextgebunden

❹ **Kommunikationsfehler der Kontextualisierung** (unvollständige Decodierung)
Der Arzt wartet zu lange, um die Laborergebnisse zu erfragen (*chronologischer* Kontext).

Diskussion

Der Fall führt drei wichtige Kommunikationsaspekte vor Augen, die das unerwünschte Ereignis hätten verhindern können.

Erstens illustriert der Fall eine weitverbreitete Fehlannahme bezüglich der zwischenmenschlichen Kommunikation. Oft wird angenommen, dass Kommunikation ein einfaches, fast automatisch funktionierendes Mittel zum Zweck ist, das der linearen Informationsübertragung dient. Wird dieser Prozess sich selbst überlassen (z. B. durch das Aufkleben von Warnsymbolen oder Notizen in der Patientenakte), dann beeinträchtigt das häufig die Patientensicherheit. Im vorliegenden Fall führt dies dazu, dass die Fachkräfte nicht genügend miteinander sprechen. Als Resultat gelingt es ihnen nicht, einen „common ground" und ein einheitliches Verständnis über die Infektion der Patientin zu etablieren. Aufgrund des hohen Infektionsrisikos gefährden sie damit nicht nur die Sicherheit der Patientin, sondern auch die Sicherheit aller anderen Krankenhausbesucher.

Zweitens fasst das klinische Fachpersonal in diesem Fallbeispiel Kommunikation als etwas auf, das *in* Menschen stattfindet, und nicht *zwischen* ihnen. *Erfolgreiche Kommunikation* ist jedoch das Ergebnis komplexer *zwischen*menschlicher Prozesse, und sie entsteht aus einem aktiven, kompetenten Zusammenwirken *aller* Beteiligten, die sich gemeinsam dafür investieren, ein einheitliches Verständnis zu erschaffen.

Drittens hat der Arzt in diesem Fall es versäumt, den Laborbericht unter Berücksichtigung der medizinischen Dringlichkeit zu decodieren, die dadurch gegeben ist, dass die Ergebnisse möglicherweise zeitnahes Handeln erfordern (*chronologischer Kontext*). Stattdessen delegiert der Arzt die Verantwortung für diese Aufgabe implizit (statt explizit) an seine Kollegen. Er verlässt sich darauf, dass andere entsprechend handeln werden, falls die Testergebnisse positiv ausfallen sollten.

Abschließend ist zu sagen, dass alle Fachkräfte in diesem Fallbeispiel die Wichtigkeit ihrer zwischenmenschlichen Kommunikation für die Patientensicherheit unterschätzen, sie ungenügend einsetzen, und sie missverstehen. Kommunikation ist ein notwendiger Prozess, der ein zwischenmenschliches Fundament schafft und somit eine einheitliche Verständnisfindung ermöglicht. Sie ist somit ein *Kernprozess* für eine sichere und hochwertige Gesundheitsversorgung.

Kommunikationsstrategien nach Hannawa-SACCIA

Folgende Handlungsweisen hätten diesen Zwischenfall verhindern können:
- Die Nachtpflegefachperson hätte sich bewusst sein können, dass Informationen tendenziell durch die Lücken fallen (s. Common-Ground-Trugschluss). Unter diesem Bewusstsein hätte sie die Infektion sowohl dem Bereitschaftsarzt als auch dem restlichen Pflegepersonal melden können.

- Der Arzt hätte sich des *chronologischen* Kontexts der Laborwerte bewusst sein können – wegen der Dringlichkeit hätte er die Testergebnisse erfragen können oder zumindest sicherstellen können, dass er sofort informiert wird, sobald sie verfügbar sind.
- Angesichts des positiven Testergebnisses hätte die Nachtpflegefachperson mit dem Arzt klären können, ob er die von ihm bestellten Labordaten bereits erhalten und gesichtet hat.
- Zum Schichtwechsel hätten die Pflegefachpersonen die Nachtpflegende fragen können, ob der Arzt die Warnung bereits erhalten hat.

Kommunikationslehren für eine bessere Patientensicherheit und Versorgungsqualität

1 ○	2 ○	3 ○	4 ○	5 ○	6 ○	7 ○	8 ○	9 ○	10 ○
11 ○	12 ○	13 ○	14 ○	15 ○	16 ○	17 ○	18 ○	19 ○	20 ○
21 ○	22 ○	23 ○	24 ○	25 ○	26 ○	27 ○	28 ○	29 ○	30 ○

Wählen Sie aus den 30 Kommunikationslehrsätzen in Kapitel 9 diejenigen aus, die diesen Fall am treffendsten beschreiben und kreuzen Sie die entsprechenden Kästchen in dieser Checkliste an. Begründen Sie Ihre Wahl und erklären Sie, wie die einzelnen Lehrsätze mit diesem Fall zusammenhängen.

Fragen zur Diskussion und Übungen

1. Wie lässt sich dieser Fall auf den folgenden Mythos beziehen (vgl. Kapitel 5): *Kommunikation ist delegierbar – man kann sie für andere hinterlegen und jederzeit auf sie zugreifen*?

2. Welche Veränderungen könnten auf Systemebene stattfinden, damit Fachkräfte in Fällen wie diesen erfolgreicher miteinander kommunizieren?

3. Zeichnen Sie ein Flussdiagramm, aus dem ersichtlich wird, von welchen Vorannahmen die Beteiligten jeweils ausgehen und wie diese Vorannahmen ihre Handlungen bestimmen. Was könnte unternommen werden, um eine erfolgreichere Kommunikation sicherzustellen?

4. Wählen Sie zwei Akteure aus und verfassen Sie ein Skript für eine Interaktion zwischen ihnen, die eine Behandlungsverzögerung vermeidet.

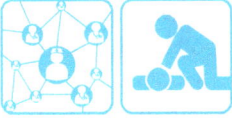

Fall 29: Kein „do not resuscitate" für unseren Vater!

Berufsübergreifende Kommunikation

Nichtindizierte Behandlung, unerwünschtes Ereignis

Klinischer Kontext: Akute Notfallaufnahme mit anschließender stationärer Aufnahme auf der Intensivstation

Kommunikationsrahmen: Interaktion zwischen einer Pflegefachperson, einem Arzt, einem Pfarrer und der Familie des Patienten

Ereignis: Unsichere Kommunikation zwischen den Professionen, die zu unnötiger/ ungewollter Behandlung und einer unbeabsichtigten Reanimation des Patienten führt

Ergebnis für die Patientensicherheit: Unerwünschtes Ereignis

Fallbeschreibung von Barbara Wojnowski, B.S., R.N. und Anne Wendt, Ph.D., M.S.N., R.N. Modifiziert für den deutschsprachigen Raum.

Spät abends bringen drei Söhne ihren 85-jährigen Vater in die Notaufnahme eines großen regionalen Krankenhauses, in dem der Patient schon einmal behandelt wurde. Die Söhne sagen der zuständigen Pflegefachperson, dass ihr Vater sich schon seit ein paar Wochen schlecht fühle und in jüngerer Zeit über Brustschmerzen und Kurzatmigkeit klagt und sich seit einigen Tagen „schlecht fühle". Vor nur wenigen Minuten im Auto klagte der Vater über schwere Brustschmerzen.

Die Söhne sehen sehr verzweifelt und besorgt um den Vater aus. ❶ **Die Pflegefachperson der Notaufnahme interpretiert die nonverbalen Zeichen und ihre ausgedrückten Sorgen** als Indikatoren dafür, dass alle Mittel genutzt werden sollen, um das Leben des Vaters zu retten. ❷ **Aufgrund der kritischen Situation des Patienten bringt die Pflegefachperson den Patienten schnell zurück in den Behandlungsraum, ohne seine Krankenakte hinsichtlich einer Patientenverfügung**, die als Kopien im Krankenhausarchiv verfügbar sind, **zu kontrollieren.**

Die Söhne sind weiter sehr verzweifelt über das, was ihrem Vater passiert. Deshalb ruft die Pflegeassistentin (LPN: zweijährig examiniert) der Notaufnahme den Krankenhauspfarrer, damit dieser der Familie beisitzt und seelsorgerische Unterstützung leistet. ❸ **Die Familie übergibt dem Pfarrer die Patientenverfügung des Vaters und fragt, ob diese Unterlagen wichtig seien.** Durch ihren emotionalen Stress erkennen die Söhne nicht die Wichtigkeit der Papiere für die Behandlung des Vaters.

Der Patient ist nun nicht mehr ansprechbar, hat keinen Puls und atmet nicht mehr. Das Notaufnahmeteam reagiert schnell und beginnt mit den Wiederbelebungsmaßnahmen ❹ **ohne eine Rückversicherung bei den Söhnen oder dem Kran-**

kenhausarchiv, dass es keine Patientenverfügung gibt. Nach der erfolgreichen Wiederbelebung ist der Patient intubiert und kreislaufstabil und soll auf die Intensivstation verlegt werden.

Als das Pflegepersonal den Patienten für den Transport auf die Intensivstation vorbereitet, ❺ **übergibt der Pfarrer dem Pflegepersonal die Patientenverfügung des Patienten**, die die Anweisung enthält, im Fall eines Herzstillstands nicht zu reanimieren.

Die Pflegefachperson zeigt dem Arzt der Notaufnahme die Patientenverfügung. Der Arzt gibt keine Antwort und der Patient wird intubiert und beatmet auf die Intensivstation verlegt. Der Patient muss erhebliche Schmerzen am Ende seines Lebens ertragen, inklusive eines gebrochenen Sternums und gebrochener Rippen, erlitten durch die Brustkompression, die hätte verhindert werden können, wenn seine Patientenverfügung beachtet und befolgt worden wäre. Der Patient stirbt vier Tage später.

Prinzipien der zwischenmenschlichen Kommunikation

1. Kommunikation ist kontextgebunden

❶ **Kommunikationsfehler der Kontextualisierung** (unvollständige Decodierung) Die Pflegefachpersonen der Notaufnahme versäumen es, die Verzweiflung und Sorgen der drei Söhne im Kontext deren emotionalen Verbundenheit mit ihrem Vater zu decodieren (relationaler Kontext). Losgelöst von diesem Hintergrund decodieren sie die nonverbale Erscheinung und geäußerten Sorgen der Söhne als ein Hinweis dafür, dass man schnell helfen und alle Maßnahmen ergreifen muss, um den Vater am Leben zu halten.

❷ **Kommunikationsfehler der Kontextualisierung** (unterlassene Decodierung) Die Pflegefachperson versäumt es, sich die Zeit zu nehmen (chronologischer Kontext), um die Söhne nach einer Patientenverfügung zu fragen und die Patientenakte zurate zu ziehen, bevor sie den Patienten in den Behandlungsraum bringt.

❸ **Kommunikationsfehler der Kontextualisierung** (fehlangewendete Encodierung) Der Sohn, der dem Pfarrer die Patientenverfügung mit der Do-not-resuscitate(DNR)-Anordnung überreicht, gibt die Unterlagen der falschen Person (funktionaler Kontext). Der Sohn hätte das Formular einem der Kliniker geben sollen.

❺ **Kommunikationsfehler der Kontextualisierung** (unvollständige Encodierung) Der Pfarrer gibt die Patientenverfügung mit der DNR-Anordnung dem Pflegepersonal zu spät (chronologischer Kontext).

2. Inhaltliche Redundanz durch direkte Kanäle fördert die Richtigkeit
    der kommunizierten Inhalte und deren Verständnis

❹ **Kommunikationsfehler der Richtigkeit** (unterlassene transaktionale Kommunikation)

Das Team der Notaufnahme versäumt es, mit den Söhnen (und gegebenenfalls dem Krankenhausarchiv) Rücksprache zu halten, um zu validieren, dass es keine aktenkundige Patientenverfügung gibt, bevor sie mit der Herz-Lungen-Wiederbelebung und den Rettungsmaßnahmen beginnen.

Diskussion

Dieser Fall zeigt, wie sehr **nonverbale Kommunikation** die Wahrnehmungen der einzelnen Beteiligten beeinflusst, wenn es sich um einen emotionsgeladenen Versorgungskontext handelt. In diesem Fall interpretiert das zuständige Pflegepersonal der Notaufnahme die nonverbale Erscheinung (Verzweiflung und Sorge) der drei Söhne als Zeichen dafür, dass die Kliniker alles tun müssen, um das Leben des Vaters zu retten. Das Team missachtet hierbei die Notwendigkeit, eine Patientenverfügung auszuschließen.

Dieser Fall demonstriert zudem die Wichtigkeit einer kontextbezogenen Kommunikation. Das zuständige Pflegepersonal der Notaufnahme und die Ärzte kommunizieren miteinander, ohne den Kontext zu beachten (d. h. die Existenz einer Patientenverfügung). Stattdessen gehen sie auf die Wünsche der Söhne ein (*relationaler* Kontext) und beginnen mit der Wiederbelebung; der Sohn übergibt das DNR-Formular der falschen Person und betont dabei nicht, wie wichtig dieses Dokument für die akute Behandlung seines Vaters ist (*funktionaler* Kontext); und der Pfarrer übergibt dem Pflegepersonal das Dokument zu spät (*chronologischer* Kontext). Diese Kontextualisierungsfehler führen zu einer Fehlbehandlung und verletzen den Patienten schwerwiegend mit vermeidbaren Frakturen am Ende seines Lebens.

Dieser Fall zeigt auch, dass niemals von einem gemeinsamen Verständnis ausgegangen werden darf, sondern dass dieses immer erst gemeinsam durch eine ausreichende transaktionale Kommunikation etabliert werden muss. Das zuständige Pflegepersonal der Notaufnahme und die Ärzte bemühen sich nicht ausreichend um eine derartige Kommunikation mit den Söhnen und dem Krankenhaus. Sie verlassen sich auf die nonverbale Erscheinung der Söhne und gehen davon aus, dass ein akkurates gemeinsames Verständnis entstanden ist. Sie bemühen sich jedoch niemals um eine transaktionale Kommunikation zur Validierung der Richtigkeit dieses wahrgenommenen Verständnisses. Stattdessen nehmen sie an, dass eine Wiederbelebung und Intubation die richtigen Prozeduren für diesen Patienten seien.

Kommunikationsstrategien nach Hannawa-SACCIA

Folgende Handlungsweisen hätten diesen Zwischenfall verhindern können:
- Die Söhne hätten das DNR-Formular dem Klinikpersonal geben können und nicht dem Pfarrer.
- Der Pfarrer hätte das Pflegefachpersonal und das medizinische Personal sofort über die Patientenverfügung informieren können.
- Das Team der Notaufnahme hätte die Verzweiflung und Sorge der Söhne als natürliche Reaktion kontextualisieren können, angesichts der Tatsache, dass es sich um ihren Vater handelte. Um diesen Kontext wissend, hätten sie ihre Entscheidung zur Wiederbelebung und Intubation des Patienten unabhängig von der nonverbal geäußerten Verzweiflung der Söhne treffen können.
- Das Pflegefachpersonal der Notaufnahme oder der Arzt der Notaufnahme hätten auf mehr Informationen von den Söhnen oder vom Krankenhausarchiv zugreifen können, um ein gemeinsames Verständnis über die Patientenverfügung des Patienten sicherzustellen, bevor sie den Patienten wiederbelebten und intubierten.

Kommunikationslehren für eine bessere Patientensicherheit und Versorgungsqualität

1 ◯	2 ◯	3 ◯	4 ◯	5 ◯	6 ◯	7 ◯	8 ◯	9 ◯	10 ◯
11 ◯	12 ◯	13 ◯	14 ◯	15 ◯	16 ◯	17 ◯	18 ◯	19 ◯	20 ◯
21 ◯	22 ◯	23 ◯	24 ◯	25 ◯	26 ◯	27 ◯	28 ◯	29 ◯	30 ◯

Wählen Sie aus den 30 Kommunikationslehrsätzen in Kapitel 9 diejenigen aus, die diesen Fall am treffendsten beschreiben und kreuzen Sie die entsprechenden Kästchen in dieser Checkliste an. Begründen Sie Ihre Wahl und erklären Sie, wie die einzelnen Lehrsätze mit diesem Fall zusammenhängen.

Fragen zur Diskussion und Übungen

1. Welche Kommunikationsfehler wurden in diesem Fall gemacht?

2. Was hätten die Pflegefachpersonen anders machen können, um dieses schwerwiegende Schadensereignis zu verhindern?

3. Welche Faktoren der Prozessumgebung haben das Risiko für Kommunikationsfehler in diesem Fall vergrößert?

4. Wie kann man diesen Fall zur Schulung anderer Pflegefachpersonen nutzen, um
   Kommunikationsfehler zu verhindern, die vermeidbaren Schaden für die Patienten verursachen?

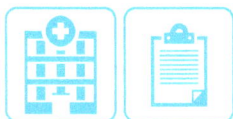

Fall 30: Bakterien verbreitet!

Interinstitutionelle Kommunikation

Nosokomiale Infektion, unerwünschtes Ereignis

Klinischer Kontext: Akutstationäre Aufnahme mit verlängertem Krankenhausaufenthalt wegen vancomycin-resistenten Enterokokken (VRE) und Verlegung in ein Pflegeheim

Kommunikationsrahmen: Interaktion zwischen einem Arzt und einer Pflegefachperson eines regionalen Gesundheitszentrums und dem Pflegepersonal eines Pflegeheims

Ereignis: Unsichere Übergabekommunikation, die zu einer nosokomialen Infektion führt (Verbreitung von VRE wegen insuffizienter Schutzmaßnahmen)

Ergebnis für die Patientensicherheit: Unerwünschtes Ereignis

Fallbeschreibung von Barbara Wojnowski, B.S., R.N., und Anne Wendt, Ph.D., M.S.N., R.N., und David Hines, M.D. Modifiziert für den deutschsprachigen Raum.

Eine 85-jährige Patientin wird nach einem verlängerten Krankenhausaufenthalt, bei der eine bakterielle, vancomycin-resistente (VRE) Infektion an einem sakralen Dekubitus diagnostiziert und behandelt wurde, zurück in ihr Pflegeheim verlegt. Die Patientin wurde auch wegen eines Harnweginfekts behandelt. Aufgrund ihres Alters, der Gebrechlichkeit und des verlängerten Krankenhausaufenthalts hat sich ihr Allgemeinzustand verschlechtert. Dies hat die Verweildauer zusätzlich verlängert.

❶ **Die Pflegefachperson aus der Überleitungspflege versäumt es**, der Pflegefachperson im aufnehmenden Pflegeheim **zu berichten**, dass die Wunde der Patientin mit VRE kolonisiert ist und daher besondere Hygienemaßnahmen erforderlich sind. Diese Information ist in der umfänglichen elektronischen Gesundheitsakte (eGA) an einer untergeordneten Stelle verortet und nicht direkt ersichtlich. ❷ **Der verlegende Arzt übergibt diese Information auch nicht.** ❸ **Die aufnehmende Pflegefachperson schaut sich die elektronische Gesundheitsakte (eGA) nicht vollständig an.** Daher erkennt das aufnehmende Pflegepersonal auch nicht, dass die Patientin Isolationsmaßnahmen benötigt.

Daher wird ❹ **die Patientin wieder in ein Mehrbettzimmer mit nicht infizierten Mitbewohnerinnen im Pflegeheim aufgenommen, ohne Berücksichtigung** der Wundbakterien und ohne Warnung des Pflegepersonals hinsichtlich der Notwendigkeit zusätzlicher Schutzmaßnahmen zur Infektionskontrolle. Demzufolge trägt die

Wundexpertin keine Schutzkleidung, als sie die Wunde reinigt und verbindet, und trägt so die resistenten Keime auf ihrer Kleidung zu vielen anderen Bewohnern des Pflegeheims.

Prinzipien der zwischenmenschlichen Kommunikation

1. Kommunikation beruht auf subjektiven Vorannahmen und Wahrnehmungen

❶ **Kommunikationsfehler der Suffizienz** (unvollständige Encodierung)
Die verlegende Pflegefachperson berichtet der Pflegefachperson des Pflegeheims nicht, dass die Patientin eine VRE-Infektion hat und daher spezielle Schutzmaßnahmen zur Infektionskontrolle notwendig sind.

❷ **Kommunikationsfehler der Suffizienz** (unvollständige Encodierung)
Der verlegende Arzt berichtet dem Pflegeheim nicht, dass die Patientin eine VRE-Infektion hat und daher spezielle Schutzmaßnahmen zur Infektionskontrolle notwendig sind.

❸ **Kommunikationsfehler der Suffizienz** (unvollständige Encodierung)
Die aufnehmende Pflegefachperson des Pflegeheims liest sich die elektronische Gesundheitsakte (eGA) nicht ausreichend durch, um die VRE-Infektion der Patientin zu decodieren und den Bedarf an zusätzlichen Schutzmaßnahmen zur Infektionskontrolle zu erkennen.

2. Inhaltliche Redundanz durch direkte Kanäle fördert die Richtigkeit der kommunizierten Inhalte und deren Verständnis

❹ **Kommunikationsfehler der Kontextualisierung** (unvollständige transaktionale Kommunikation)
Die verlegende Pflegefachperson, der verlegende Arzt und die aufnehmende Pflegefachperson des Pflegeheims nutzen ihre Kommunikation miteinander unzureichend, um ein gemeinsames Verständnis der Gesundheitssituation der Patientin zu etablieren (umgebungsspezifischer Kontext).

Diskussion

Dieser Fall veranschaulicht, wie eine unzureichende Nutzung der Kommunikation zur Überwindung des **Common-Ground-Trugschlusses** die Gesundheit und das Wohlergehen von Menschen gefährden kann – in diesem Fall nicht nur die behandelte Patientin, sondern auch die Sicherheit vieler anderer Patienten und Versorgungsanbieter.

Die Beteiligten in diesem Fall verlassen sich überwiegend auf ihre eigenen Wahrnehmungen. Sie realisieren nicht, dass Kommunikation auf subjektiven Vorannahmen und Wahrnehmungen beruht, und dass eine sichere Kommunikation das Transportmittel zur Überbrückung ihrer interpersonellen Wahrnehmungsdifferenzen darstellt. Sie versäumen es, sich um eine suffiziente Kommunikation *miteinander* zu bemühen, um ihre Wahrnehmungsgrenzen zu erweitern und einen „common ground" zu schaffen, der einem gemeinsamen Verständnis der Gesundheitssituation der Patientin dient.

Die Verhaltensweise der Teilnehmer ist nicht weiter überraschend. Die Pflegefachperson und der Arzt des verlegenden Gesundheitszentrums sind sehr vertraut mit der Vorgeschichte der Patientin. Die Patientin war lange Zeit bei ihnen im Krankenhaus und hat dort eine umfängliche Gesundheitsakte – der Zustand der Patientin ist ihnen also sehr vertraut. Nimmt man diesen Zusammenhang, erscheint die Übergabekommunikation mit der aufnehmenden Pflegefachperson des Pflegeheims als perfektes Beispiel für den **Common-Ground-Trugschluss**: Menschen gehen in ihren alltäglichen Interaktionen natürlicherweise davon aus, dass ihre Gesprächspartner ihnen ähnlicher sind, als es tatsächlich der Fall ist. Sie gehen davon aus, dass andere ihre Intentionen, Gedanken, Gefühle und Bedeutungen genau wie beabsichtigt verstehen. Dasselbe geschieht in diesem Fall: Weil die Beteiligten die Patientin seit langer Zeit als Teil ihrer täglichen Routine sehen, ist die VRE-Infektion eine Normalität für sie. Sie setzen daher keine sichere Kommunikation mit der Pflegefachperson der Pflegeeinrichtung ein, um ein gemeinsames Verständnis der Krankengeschichte der Patientin (inklusive der VRE-Vorgeschichte) zu etablieren.

Wären die verlegende Pflegefachperson und der Arzt davon ausgegangen, dass es **keinen „common ground"** in ihrer Interaktion mit der Pflegefachperson des Pflegeheims gibt, hätten sie sich wahrscheinlich um eine suffizientere Kommunikation miteinander bemüht, was wiederum zu einem vollständigeren und akkurateren gemeinsamen Verständnis des Gesundheitszustands der Patientin und der erforderlichen Sicherheitsmaßnahmen geführt hätte. Anstatt die Verlegungskommunikation mit der Pflegefachperson des Pflegeheimes als reinen Anknüpfungspunkt zu sehen, an dem aktuelle Informationen von einem Versorgungspunkt zum nächsten übergeben werden, hätten die verlegende Pflegefachperson und der Arzt die Versorgungssituation bis zum Ende durchdenken und sich fragen können, was das Pflegeheim genau benötigt, um zu *verstehen*, wie die Patientin im Pflegeheim optimal versorgt werden kann, während die Sicherheit aller anderen Beteiligten gewährleistet wird (d. h. spezielle Schutzmaßnahmen gegen eine fortlaufende VRE-Infizierung). Eine direkte und redundante Kommunikation zwischen dem verlegenden und aufnehmenden Personal hätten diese Zielsetzung priorisieren und das unerwünschte Schadensereignis verhindern können.

Kommunikationsstrategien nach Hannawa-SACCIA

Folgende Handlungsweisen hätten diesen Zwischenfall verhindern können:
- Die verlegende Pflegefachperson und der Arzt hätten davon ausgehen können, dass **kein „common ground"** mit der aufnehmenden Pflegefachperson und den Pflegenden im Pflegeheim vorliegt.
- Die verlegende Pflegefachperson und der Arzt hätten sich um direkte Kommunikation mit der Pflegefachperson und dem klinischen Personal des Pflegeheims bemühen können, um ein gemeinsames Verständnis der Gesundheitssituation der Patientin zu etablieren – inklusive der VRE-Infektion und der Notwendigkeit zusätzlicher Infektionsschutzmaßnahmen.
- Die aufnehmende Pflegefachperson des Pflegeheims hätte sich die Zeit nehmen können, um die Patientenakte der Patientin ausführlich zu lesen und zu verstehen. Nachfolgend hätte sie sich um eine direkte Kommunikation mit der verlegenden Pflegefachperson zur eventuellen Klärung offener Fragen bemühen können.
- Die verlegende Pflegefachperson, der verlegende Arzt und die aufnehmende Pflegefachperson des Pflegeheims hätten direkt miteinander kommunizieren können, um ein gemeinsames Verständnis der Gesundheitssituation der Patientin zu schaffen.

Kommunikationslehren für eine bessere Patientensicherheit und Versorgungsqualität

1 ○	2 ○	3 ○	4 ○	5 ○	6 ○	7 ○	8 ○	9 ○	10 ○
11 ○	12 ○	13 ○	14 ○	15 ○	16 ○	17 ○	18 ○	19 ○	20 ○
21 ○	22 ○	23 ○	24 ○	25 ○	26 ○	27 ○	28 ○	29 ○	30 ○

Wählen Sie aus den 30 Kommunikationslehrsätzen in Kapitel 9 diejenigen aus, die diesen Fall am treffendsten beschreiben und kreuzen Sie die entsprechenden Kästchen in dieser Checkliste an. Begründen Sie Ihre Wahl und erklären Sie, wie die einzelnen Lehrsätze mit diesem Fall zusammenhängen.

Fragen zur Diskussion und Übungen

1. Welche Faktoren der Prozessumgebung könnten in diesem Fall zu dem unerwünschten Ereignis beigetragen haben?

2. Welche Kenntnisse wären für die Pflegefachpersonen notwendig gewesen, um dieses unerwünschte Ereignis zu verhindern?

3. Schreiben Sie eine Verfahrensanweisung, die implementiert werden könnte, um solche Fehler in der Zukunft zu verhindern.

4. Erstellen Sie eine Ursachenanalyse dieses unerwünschten Ereignisses.

Phase 6: Pflege im Rahmen der Nachsorge

Die **Nachsorge** umfasst die Untersuchung und das Beobachten des Gesundheitszustands des Pflegeempfängers *nach* der Durchführung einer Behandlung. Beispielsweise können in dieser Phase stationäre Nachuntersuchungen stattfinden oder es werden wiederholte Tests durchgeführt oder bestimmte Werte erhoben (z. B. Glukosewerte). In dieser Phase finden zudem häufig Patientenübergaben in unterschiedlichen Settings statt, z. B. die Verlegung von Patienten auf eine andere Station in derselben Einrichtung, in eine andere Klinik, oder in die ambulante oder häusliche Pflege. Die **Pflege im Rahmen der Nachsorge** umfasst zumeist einen hohen Betreuungs- und Beratungsbedarf. In den Übergangsphasen kann es bei Pflegeempfängern zunächst zu Überforderungen in neuen Settings kommen, die eine besondere Achtsamkeit mit den zu Pflegenden und deren Angehörigen erfordert.

https://doi.org/10.1515/9783110562699-015

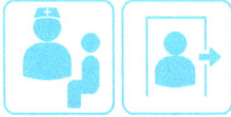

Fall 31: Blind entlassen

Pflegende-Pflegeempfänger-Kommunikation

Unzweckmäßige Entlassung, Zwischenfall mit Beinaheschaden

Klinischer Kontext: Akutstationäre Aufnahme (Thrombose)
Kommunikationsrahmen: Interaktionen zwischen Fachkräften und Patient
Ereignis: Unsichere Kommunikation, die zu einer unzweckmäßigen Entlassung und vermeidbaren Wiedereinweisung des Patienten führt
Ergebnis für die Patientensicherheit: Zwischenfall mit Beinaheschaden

Abdruck aus dem Englischen mit Genehmigung von AHRQ WebM&M. Erstabdruck des Falls in Iezzoni LI. Discharged blindly. AHRQ WebM&M [serial online]. Dezember 2005, https://psnet.ahrq.gov/webmm/case/111.

Ein älterer blinder Mann entwickelt während eines Krankenhausaufenthalts eine tiefe Beinvenenthrombose. Bei der Entlassung bekommt er Enoxaparin-Natrium, das er zusammen mit anderen Medikamenten zu Hause einnehmen soll. Bevor er das Krankenhaus verlässt, erhält er ❶ **schriftliche Informationen zu seinen Medikamenten und eine Beratung von einer Pflegefachperson und einem Apotheker.** ❷ **Diese bemerken jedoch nicht, dass der Patient blind ist.**

❸ **Mehrere Tage nach der Entlassung** telefoniert der Patient mit der zuständigen Pflegefachperson aus den Entlassungsmanagement und gibt an, dass er einen Beutel mit Arzneimitteln und Spritzen erhalten habe. Da er aber ❹ **das Informationsblatt nicht lesen könne,** könne er sie nicht anwenden.

Als die Pflegefachperson die Patientenakte liest, stellt sie fest, dass der Patient blind ist. Auf Nachfrage erfährt sie, dass der Patient zudem allein lebt. Der Patient wird daraufhin erneut ins Krankenhaus aufgenommen und seine Antigerinnungstherapie wird dort fortgesetzt.

Prinzipien der zwischenmenschlichen Kommunikation

1. Kommunikation beinhaltet mehr als nur Worte

❷ **Kommunikationsfehler der Suffizienz** (unvollständige Decodierung)
Weder die Pflegefachperson noch der Apotheker bemerken während des Entlassungsgesprächs, dass der Patient blind ist.

2. Kommunikation lässt sich nicht auf Teilprozesse reduzieren

❷ **Kommunikationsfehler der Suffizienz** (unvollständige Decodierung)
Weder die Pflegefachperson noch der Apotheker beziehen aus der Patientenakte die Information, dass der Patient blind und alleinstehend ist.

❶ **Kommunikationsfehler der zwischenmenschlichen Anpassung** (unvollständige transaktionale Kommunikation)
Als die Pflegefachperson und der Apotheker die Medikationsanweisungen mit dem Patienten besprechen, passen sie weder den Inhalt noch die Art und Weise ihrer Kommunikation an die nonverbal vermittelten Bedürfnisse des Patienten an (seine Blindheit).

❹ **Kommunikationsfehler der Suffizienz** (unterlassene transaktionale Kommunikation)
Der Patient nimmt seine Rolle als aktiver Partner für eine sichere und hochwertige Versorgung nicht wahr – während des Gesprächs mit dem Apotheker und der Pflegefachperson bringt er nicht explizit zum Ausdruck, dass er die Anweisungen nicht lesen kann, weil er blind ist.

3. Kommunikation ist kontextgebunden

❸ **Kommunikationsfehler der Kontextualisierung** (unvollständige Encodierung)
Der Patient wartet mehrere Tage, bis er die Pflegefachperson für eine Erklärung der Anweisungen anruft (*chronologischer* Kontext).

4. Kommunikation vermittelt Fakten und definiert zwischenmenschliche Verhältnisse

❶ **Kommunikationsfehler der zwischenmenschlichen Anpassung** (fehlangewendete Encodierung)
Die Pflegefachperson und der Apotheker passen ihre Kommunikation mit dem Patienten nicht an die Tatsache an, dass dieser blind und alleinstehend ist.

Diskussion

Aus diesem Fallbeispiel lassen sich drei Lehren aus der Kommunikationswissenschaft ziehen, deren Anwendung eine sicherere und hochwertigere Versorgung gewährleistet hätte.

Erstens veranschaulicht der Fall die Bedeutung der nonverbalen Kommunikation. Nonverbales Verhalten birgt verlässlichere Informationen als verbale Kommunikation. Nichtsdestotrotz konzentrieren sich Ärzte häufig auf Computerbildschirme oder das gesprochene Wort und vernachlässigen somit diese entscheidende Informationsquelle. In dieser Hinsicht bemühen sich weder der Apotheker noch die Pflegefachperson in diesem Fall um eine ausreichende Decodierung. Beiden entgeht unabhängig voneinander der entscheidende nonverbale Hinweis, dass der Patient blind ist – trotz zweier persönlicher Gespräche mit ihm.

Zweitens zeigt dieser Fall, dass erfolgreiche zwischenmenschliche Kommunikation ein komplexer interaktiver Prozess ist, der aus mehreren Teilprozessen besteht. Er erfordert zwischenmenschliche Kompetenzen, die weit über die reine *Suffizienz* informativer Inhalte hinausgeht. Kommunikation beinhaltet eine interaktive Verständnisfindung, die *zwischen* den beteiligten Personen stattfindet. Mithilfe dieses vielschichtigen Vorgangs streben die Personen gemeinsam danach, einen „common ground" zu entwickeln, auf dessen Basis sie ein einheitliches Verständnis erzeugen können. Kommunikation muss also nicht nur *quantitativ* zulänglich sein, sondern auch *qualitativ*. Dieses Fallbeispiel rückt zwei konkrete Fertigkeiten in den Vordergrund, die den Erfolg dieses komplexen Prozesses beeinflussen. Im vorliegenden Fall bedeutet das insbesondere: Sowohl die verbalen Aussagen als auch die nonverbalen Verhaltensweisen müssen *zwischenmenschlich angepasst* sein und *klar* zum Ausdruck gebracht werden. Das betrifft die Encodierung genauso wie die Decodierung und die transaktionale Kommunikation der Informationen.

Drittens verdeutlicht dieser Fall, dass jede Kommunikationsepisode in einen situationsbedingten Kontext eingebettet ist, den es zu berücksichtigen gilt. Dazu gehören der *funktionale*, der *relationale*, der *chronologische*, der *umgebungsspezifische* und der *kulturelle* Kontext (vgl. Kapitel 5). Kommunikation muss also auf die Rahmenbedingungen abgestimmt sein, damit sie als angemessen empfunden wird und ihren Zweck erfüllt. Im vorliegenden Fall vernachlässigen die Beteiligten den *chronologischen* und den *funktionalen* Kontext ihrer Kommunikation. Sie scheitern auf der einen Seite am *Zeitpunkt* und an der *Rechtzeitigkeit* ihrer Kommunikation, und auf der anderen Seite gelingt es ihnen nicht, zielorientiert miteinander zu handeln.

Kommunikationsstrategien nach Hannawa-SACCIA

Folgende Handlungsweisen hätten diesen Zwischenfall verhindern können:
– Bevor sie mit dem Patienten über die Medikation sprechen, hätten die Pflegefachperson und der Apotheker die Patientenakte lesen können. Somit hätten sie ihre Kommunikation mit dem Patienten besser auf den Kontext abstimmen können, dass der Patient blind und alleinstehend ist.

- Während des Gesprächs hätten die Pflegefachperson und der Apotheker mehr auf das nonverbale Verhalten des Patienten achten und es korrekt decodieren können.
- Während die Pflegefachperson und der Apotheker ihn beraten, hätte der Patient aktiver zur Erzeugung eines einheitlichen Verständnisses beitragen können, indem er anspricht, dass er blind und alleinstehend ist.
- Der Patient hätte mit den Fachkräften umgehend klären können, ob er die Anwendung der Medikamente richtig verstanden hat, anstatt mehrere Tage zu warten.

Kommunikationslehren für eine bessere Patientensicherheit und Versorgungsqualität

1 ○	2 ○	3 ○	4 ○	5 ○	6 ○	7 ○	8 ○	9 ○	10 ○
11 ○	12 ○	13 ○	14 ○	15 ○	16 ○	17 ○	18 ○	19 ○	20 ○
21 ○	22 ○	23 ○	24 ○	25 ○	26 ○	27 ○	28 ○	29 ○	30 ○

Wählen Sie aus den 30 Kommunikationslehrsätzen in Kapitel 9 diejenigen aus, die diesen Fall am treffendsten beschreiben und kreuzen Sie die entsprechenden Kästchen in dieser Checkliste an. Begründen Sie Ihre Wahl und erklären Sie, wie die einzelnen Lehrsätze mit diesem Fall zusammenhängen.

Fragen zur Diskussion und Übungen

1. Wie hätte eine *kontextbezogene* Kommunikation mit dem Patienten das kritische Ereignis unterbinden können?

2. Was könnten drei Beispiele nonverbaler Äußerungen des Patienten sein, die die Pflegefachperson und der Apotheker beim Entlassungsgespräch übersehen haben?

3. Verfassen Sie ein Skript für eine Interaktion zwischen der Pflegefachperson und dem Patienten, die von Anfang an einen offenen, vertrauensvollen Raum dafür schafft, dass der Patient selber äußert, dass er blind und alleinstehend ist.

4. Wählen Sie eine gesundheitliche Beeinträchtigung, die körperlich nicht direkt erkennbar ist (z. B. eine posttraumatische Belastungsstörung), die mit Defiziten bei der kognitiven Reihenfolgebildung, Informationsverarbeitung, beim Rechnen und Kurzzeitgedächtnis einhergeht. Schreiben Sie eine Liste nonverbaler Hinweise auf, die Fachkräfte verwenden könnten, um diese Beeinträchtigung an Patienten zu erkennen und Entlassungsempfehlungen auf eine Art und Weise zu vermitteln, die an diese persönliche Situation des Patienten angepasst ist.

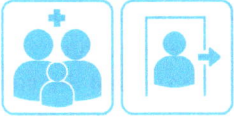

Fall 32: Entlassungsempfehlungen im Aufwachraum: Wer erinnert sich?

Pflegende-Begleitpersonen-Kommunikation

Unangebrachte Entlassung, unerwünschtes Ereignis

Klinischer Kontext: Akute ambulante Operation (Kreuzbandriss)
Kommunikationsrahmen: Interaktionen zwischen Chirurg, Patientin und Familienangehörigen
Ereignis: Unsichere Kommunikation, die zu einer unangebrachten Entlassung und riskantem postoperativen Verhalten führt
Ergebnis für die Patientensicherheit: Unerwünschtes Ereignis

Abdruck aus dem Englischen mit Genehmigung von AHRQ WebM&M. Erstabdruck des Falls in Engel K. Discharge instructions in the PACU: who remembers? AHRQ WebM&M [serial online]. Juli/August 2013, https://psnet.ahrq.gov/webmm/case/303.

Bei einer 42-jährigen Frau wird nach einem Skiunfall ein Kreuzbandriss im linken Knie diagnostiziert. ❶ **Vor der Arthroskopie** erhält sie Empfehlungen, wie sie nach der Operation mit dem Kreuzbandriss umgehen soll. Dazu gehört, dass sie das Knie sofort nur zu 50 % belasten soll.

Das Knie der Patientin wird unter Narkose untersucht und mittels Gelenkspiegelung betrachtet. Der Chirurg stellt fest, dass das Kreuzband nur zum Teil gerissen und das Gelenk hinreichend stabil ist. Anstelle einer Reparatur des Kreuzbandes führt er daher eine Mikrofrakturierung durch, um die Schädigung des Gelenkknorpels zu beheben und den Meniskus zu reparieren.

Nach der Operation berichtet der Chirurg der Patientin im Aufwachraum über das Resultat und informiert sie, dass die postoperativen Anweisungen geändert wurden. Wegen der Mikrofrakturierung solle sie sechs Wochen lang nicht das Bein belasten. Dies ist ein entscheidender Unterschied zu dem, worauf sie sich zuvor verständigt hatten. Die Patientin❷ **ist jedoch noch sehr benommen von der Narkose** und bittet den Arzt daher, diese Information an ihren Mann zu vermitteln.

Der Chirurg ruft die Telefonnummer in der Patientenkartei an und ❸ **erreicht die Schwiegermutter der Patientin. ❹ Die Schwiegermutter versteht den Chirurgen so**, dass eine weitere Operation erforderlich sei (und nicht, dass sie anders als geplant durchgeführt wurde) und dass die Patientin sich an seine ursprünglichen postoperativen Anweisungen halten solle. Die Schwiegermutter versteht nicht, dass die Anweisungen geändert wurden.

❺ **Die Änderungen sind nirgendwo schriftlich vermerkt**. ❻ **Als ihr Ehemann die Patientin abholt**, sind die schriftlichen Entlassungsempfehlungen des Chirurgen ❼ **generisch**, und die einzige ❽ **persönliche Notiz darin besagt: „Gehen Sie vor wie besprochen"**. ❾ **Die Patientin ist verwirrt** und hält sich an die ursprünglichen, mittlerweile revidierten postoperativen Anweisungen. ❿ **Die Verwirrung wird auch nicht während zwei folgenden Nachuntersuchungen aufgeklärt**. Zum Teil liegt das daran, dass der Chirurg sich nie spezifisch dazu äußert, dass sich während der Operation etwas Neues ergeben hat und der Behandlungsplan daraufhin abgeändert wurde, wodurch nun andere Rehabilitationsmaßnahmen indiziert sind.

Die Patientin zwingt sich nach der Operation mehrere Wochen lang zu einer 50%igen Belastung. Als sie starke Schmerzen spürt, ruft sie den Chirurgen an. Dieser wirft ihr vor, sie habe sich nicht an die postoperativen Anweisungen gehalten.

Verständlicherweise ist die Patientin verärgert und besorgt, dass ihre Chancen auf eine vollständige Heilung nun beeinträchtigt sind.

Prinzipien der zwischenmenschlichen Kommunikation

1. Kommunikation ist kontextgebunden

❶ **Kommunikationsfehler der Kontextualisierung** (unvollständige Encodierung)
Der Chirurg gibt der Patientin bereits *vor* der Operation postoperative Anweisungen. Er berücksichtigt dabei nicht den Einfluss des *Zeitpunkts* dieses Gesprächs (*chronologischer* Kontext) auf die einheitliche Verständnisfindung, da eine eventuelle Abweichung von der geplanten Prozedur die postoperativen Anweisungen ändern könnte (*funktionaler* Kontext).

❷ **Kommunikationsfehler der Kontextualisierung** (fehlangewendete Encodierung)
Der Chirurg spricht mit der Patientin, als sie noch von der Narkose benommen ist und vernachlässigt dabei den *funktionalen* und *chronologischen* Kontext der Interaktion. Die Patientin und der Chirurg haben bei diesem Gespräch unterschiedliche Zielsetzungen im Sinn (*funktionaler* Kontext): Die Aufmerksamkeit der Patientin ist auf ihr körperliches Unwohlsein gerichtet, während der Chirurg die Entlassungsanweisungen vermitteln will. Zudem vernachlässigt der Chirurg den gegebenen *chronologischen* Kontext des Gesprächs, denn die Patientin ist zum Zeitpunkt des Gesprächs aufgrund ihrer Benommenheit nicht fähig, die Entlassungsanweisungen zu verstehen.

❸ **Kommunikationsfehler der Kontextualisierung** (fehlangewendete Encodierung)
Der Chirurg kontaktiert die Schwiegermutter der Patientin statt ihren Ehemann und vermittelt somit die Entlassungsanweisungen an die falsche Kontaktperson (*funktionaler* Kontext).

2. Kommunikation lässt sich nicht auf Teilprozesse reduzieren

❺ **Kommunikationsfehler der Suffizienz** (unvollständige Encodierung)
Der Chirurg bittet die Schwiegermutter nicht, die Entlassungsempfehlungen an den Ehemann der Patientin weiterzugeben.

❻ **Kommunikationsfehler der Suffizienz** (unvollständige Encodierung)
Der Chirurg vermittelt die Entlassungsempfehlungen nicht zusätzlich an den Ehemann, obwohl dieser bislang überhaupt nicht benachrichtigt wurde.

3. Inhaltliche Redundanz durch direkte Kanäle fördert die Richtigkeit der kommunizierten Inhalte und deren Verständnis

❹ **Kommunikationsfehler der Richtigkeit** (fehlangewendete Decodierung)
Die Schwiegermutter decodiert die Entlassungsempfehlungen des Chirurgen falsch.

❹ **Kommunikationsfehler der Richtigkeit** (unvollständige transaktionale Kommunikation)
Die Schwiegermutter und der Chirurg überprüfen während ihres Telefonats nicht, ob die vom Chirurgen beabsichtigten Inhalte von der Schwiegermutter auch korrekt verstanden wurden.

⑩ **Kommunikationsfehler der Richtigkeit** (unvollständige transaktionale Kommunikation)
Selbst während zweier postoperativer Nachuntersuchungen bemerken weder der Chirurg noch die Patientin, dass sie die Situation jeweils unterschiedlich verstanden haben. Sie benutzen ihre Kommunikation miteinander ungenügend, um diese Wahrnehmungsdifferenz zu korrigieren.

❺ **Kommunikationsfehler der Suffizienz** (unvollständige Encodierung)
Der Chirurg fügt seinen mündlichen Anweisungen zur Entlassung keine schriftlichen Aufzeichnungen bei. Diese mangelnde inhaltliche Redundanz trägt dazu bei, dass die Patientin die Anweisungen nicht korrekt versteht.

4. Kommunikation beruht auf subjektiven Vorannahmen und Wahrnehmungen

❽ **Kommunikationsfehler der Klarheit** (fehlangewendete Encodierung)
Der Chirurg schreibt eine unpräzise Notiz auf das generische Entlassungsdokument (Gehen Sie vor wie besprochen) und handelt damit im Common-Ground-Trugschluss.

❾ **Kommunikationsfehler der Richtigkeit** (fehlangewendete Decodierung)
Die Patientin decodiert die Notiz des Chirurgen falsch – sie denkt, dass sie sich auf die *ursprünglichen* postoperativen Anweisungen bezieht.

⑨ Kommunikationsfehler der Klarheit (unterlassene transaktionale Kommunikation)

Die Patientin spricht den Chirurgen nicht auf seine handschriftliche Notiz an, um ihre Unsicherheit bezüglich der beabsichtigten Bedeutung seiner Notiz zu klären.

⑦ Kommunikationsfehler der zwischenmenschlichen Anpassung (unvollständige Encodierung)

Der Chirurg überreicht dem Ehemann der Patientin lediglich generische Entlassungsinformationen und geht davon aus, dass er diese verstehen wird. Er passt das Gespräch somit ungenügend auf den Informationsbedarf des Ehemannes an.

Diskussion

Drei Prinzipien der zwischenmenschlichen Kommunikation veranschaulichen, wie das unerwünschte Ereignis in diesem Fall zustande kam.

Das erste Prinzip besagt, dass der zwischenmenschliche Kommunikationsprozess immer *kontextgebunden* ist. Im vorliegenden Fall hätten der Zeitpunkt (*chronologischer* Kontext) und die diskrepanten Zielausrichtungen der Gesprächspartner (*funktionaler* Kontext) berücksichtigt werden können. Eine Erkenntnis dieser Rahmenbedingungen hätte den Beteiligten helfen können, ihre Kommunikation miteinander an diese Begebenheiten anzupassen und sich somit erfolgreicher miteinander zu verständigen.

Das zweite Prinzip setzt einer erfolgreichen Kommunikation einen *hinreichenden* Informationsaustausch voraus. In diesem Fallbeispiel verlässt sich der Chirurg darauf, dass die Schwiegermutter die Entlassungsanweisungen korrekt an den Ehemann der Patientin weiterleitet. Der Chirurg spricht also ungenügend mit dem Ehemann und bewirkt somit den Stille-Post-Effekt der latenten Kommunikation: Wenn Informationen unter mehreren Kommunikationspartnern weitergereicht werden, dann reduziert dies die Quantität und die Qualität (und somit die Richtigkeit) der vermittelten Informationen. Selbst wenn die Schwiegermutter die Entlassungsempfehlungen an den Ehemann weitergegeben hätte, dann wäre diese Information in Menge und Wert beeinträchtigt. Eine *redundante*, möglichst *direkte* Kommunikation hingegen würde zu einem akkuraten einheitlichen Verständnis beitragen.

Drittens zeigt der Fall, dass eine *klare* Kommunikation zentral für eine einheitliche Verständnisfindung ist. Aufgrund des Common-Ground-Trugschlusses des Chirurgen, dass die Schwiegermutter, der Ehemann und die Patientin die beabsichtigte Bedeutung seiner Nachricht korrekt decodieren würden, kommt es zu *unklarer* und *zwischenmenschlich unangepasster* Kommunikation. Der Common-Ground-Trugschluss beruht unter anderem auf der Fehlannahme, dass Kommunikation lediglich einer linearen Informationsübertragung dient. Wie komplex dieser Vorgang jedoch wirklich ist, wird an der Tatsache deutlich, dass ein einheitliches Verständnis *zwischen* Menschen und nicht *in* ihnen entsteht. Und was ausschließlich *in* den Personen verankert bleibt, *hemmt* die Schaffung eines einheitlichen Verständnisses, denn es verleitet Personen zu Wahrnehmungsverzerrungen anstatt zu einem „common ground". Auch hier fehlt zudem wieder die Beteiligung der Pflegenden in der Kommunikationskette vollständig, welche im Kontext des Entlassmanagements geboten und in der aktuellen Gesetzgebung auch gefordert ist.

Kommunikationsstrategien nach Hannawa-SACCIA

Folgende Handlungsweisen hätten diesen Zwischenfall verhindern können:
- Der Chirurg hätte der Patientin die postoperativen Anweisungen nicht *vor* der Operation mitteilen können. Zumindest hätte er darauf hinweisen können, dass die Instruktionen vorläufig sind und dass eine Rücksprache nach der Operation noch aussteht, weil sich während der Operation möglicherweise Änderungen ergeben könnten.
- Der Chirurg hätte mit dem Entlassungsgespräch so lange warten können, bis die Patientin sich vollständig von der Narkose erholt hat und in der Lage ist, seine Anweisungen zu verstehen.
- Der Chirurg hätte sich darum bemühen können, den Ehemann der Patientin zu erreichen, statt mit der Schwiegermutter zu sprechen.
- Der Chirurg hätte dem Ehemann der Patientin die Anweisungen direkt übermitteln können, um sicherzustellen (verbal und nonverbal), dass dieser die Bedeutung der Entlassungsempfehlungen umfänglich und korrekt verstanden hat.
- Pflegefachpersonen hätten an dieser Stelle auf die verminderte Aufnahmefähigkeit der Patientin hinweisen können.
- Der Chirurg hätte zu einem späteren Zeitpunkt mit der Patientin Rücksprache halten können, um sicherzustellen, dass sie die Entlassungsanweisungen von ihrer Schwiegermutter und ihrem Ehemann erhalten und korrekt verstanden hat. Er hätte dies auch an zuständige Pflegefachpersonen delegieren können.
- Der Chirurg hätte die mündlichen Entlassungsanweisungen mit einem präzisen schriftlichen Dokument unterstützen können, das er der Patientin mit nach Hause gibt. Pflegefachpersonen hätten auf die Aushändigung eines dementsprechenden Dokuments hinweisen können.
- Der Chirurg hätte seine Kommunikation mehr an die Informationsbedürfnisse des Ehemanns anpassen können unter der Grundannahme, dass noch kein einheitliches Verständnis besteht.

Kommunikationslehren für eine bessere Patientensicherheit und Versorgungsqualität

1 ○	2 ○	3 ○	4 ○	5 ○	6 ○	7 ○	8 ○	9 ○	10 ○
11 ○	12 ○	13 ○	14 ○	15 ○	16 ○	17 ○	18 ○	19 ○	20 ○
21 ○	22 ○	23 ○	24 ○	25 ○	26 ○	27 ○	28 ○	29 ○	30 ○

Wählen Sie aus den 30 Kommunikationslehrsätzen in Kapitel 9 diejenigen aus, die diesen Fall am treffendsten beschreiben und kreuzen Sie die entsprechenden Kästchen in dieser Checkliste an. Begründen Sie Ihre Wahl und erklären Sie, wie die einzelnen Lehrsätze mit diesem Fall zusammenhängen.

Fragen zur Diskussion und Übungen

1. Was für Kommunikationsfehler sind dem Chirurgen in diesem Fallbeispiel unterlaufen?

2. Welche anderen Faktoren haben zu diesen Fehlern und letztendlich zu dem unerwünschten Ereignis beigetragen?

3. An welchen Stellen hätte der ursprüngliche Kommunikationsfehler korrigiert werden können? Wie?

4. Welche Rolle spielen moderne Sicherungsmaßnahmen des Entlassmanagements und welche Rolle kann die Pflege hier übernehmen?

5. Lesen Sie noch einmal die Fallbeschreibung durch. Markieren Sie die Stellen, an denen die Beteiligten sicherstellen könnten, dass die Informationen erhalten wurden und ein einheitliches Verständnis erzielt wurde. Nennen Sie für jede Stelle eine konkrete Handlung, die dieses Ziel unterstützen könnte.

6. Verfassen Sie eine schriftliche Entlassungsempfehlung, die der Chirurg dem Ehemann an Punkt 6 überreicht.

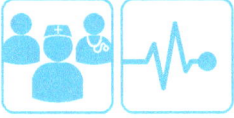

Fall 33: Fehlkommunikation – Wer ist zuständig?

Teamkommunikation

Unzureichende postoperative Überwachung, schwerwiegendes Ereignis

Klinischer Kontext: Akutstationäre Aufnahme für Herzoperation (hypoplastisches Linksherzsyndrom)
Kommunikationsrahmen: Interaktionen innerhalb des postoperativen Teams (Stationsarzt, Pflegefachperson, Oberarzt der Intensivstation, Chirurg und Kardiologe)
Ereignis: Unsichere Kommunikation, die zu einer mangelhaften postoperativen Überwachung führt
Ergebnis für die Patientensicherheit: Schwerwiegendes Ereignis

Abdruck aus dem Englischen mit Genehmigung von AHRQ WebM&M. Erstabdruck des Falls in Fackler J, Schwartz JM. Communication failure – who's in charge? AHRQ WebM&M [serial online]. Oktober 2011, https://psnet.ahrq.gov/webmm/case/253.

Ein 20 Monate alter Junge wird nach einer Fontan-Operation wegen hypoplastischen Linksherzsyndroms auf die Intensivstation gebracht. Anfangs macht das Kind gute Fortschritte. Am ersten Tag nach der Operation wird die inotrope Unterstützung ausgesetzt und das Kind toleriert enterale Nährstofflösungen.

In der Nacht bekommt das Kind Atemnot, einhergehend mit Azidose und Fieber. Der Stationsarzt ❶ **benachrichtigt den verantwortlichen Oberarzt auf der Intensivstation**, der im Bereitschaftsdienst ist und von zu Hause in die Klinik fährt, um die Atmung des Kindes zu überwachen. Der Chirurg ruft um Mitternacht von zu Hause aus an, spricht mit dem Stationsarzt und ❷ **erfährt, dass sich die Atmung bei dem Kind verschlechtert hat und dass der verantwortliche Oberarzt auf der Intensivstation am Krankenbett ist**, um den Patienten zu versorgen.

Der Chirurg veranlasst ein Echokardiogramm, ❸ **spricht darüber aber nicht mit dem Oberarzt auf der Intensivstation**. Ein Kardiologe erstellt das Echokardiogramm und teilt die Ergebnisse dem Chirurgen mit, der für die Patientenakte des Kindes zuständig ist.

Nachdem er die Atmung stabilisiert und überwacht hat, ❹ **begibt sich der verantwortliche Oberarzt der Intensivstation wieder auf den Nachhauseweg**.

Der Stationsarzt kommuniziert die gesamte Nacht lang über Telefon und Pager mit dem verantwortlichen Oberarzt der Intensivstation, weil sich der Gesundheitszustand des Kindes nicht wie erwartet verbessert. Er geht davon aus, dass sich der Oberarzt bereits mit dem Chirurgen ausgetauscht hat und ❺ **kontaktiert deshalb we-**

der den Chirurgen noch den Kardiologen. Das Kind erleidet um 7 Uhr morgens einen Herzstillstand, weil das Herzzeitvolumen zu gering ist. Trotz vehementer Wiederbelebungsmaßnahmen erleidet das Kind einen schweren Hirnschaden und verstirbt schließlich.

Bei der Besprechung des Zwischenfalls identifizieren die Fachkräfte mehrere Probleme, die bei der Behandlung des Patienten auftraten. Der Oberarzt der Intensivstation und der Kardiologe waren zu Beginn lediglich über die Atembeschwerden informiert worden und überblickten nicht den Gesamtzustand des Kindes. Der Oberarzt der Intensivstation konzentrierte sich deshalb auf die Stabilisierung der Atmung und beachtete nicht das geringe Herzzeitvolumen. Unter den Ärzten und dem Pflegepersonal herrschte Unklarheit darüber, wer für die Behandlung des Kindes zuständig ist und wie man eine Versorgung koordiniert, wenn mehrere Spezialisten gleichzeitig für einen Patienten sorgen.

❻ **Die Pflegefachperson hatte den Stationsarzt häufig telefonieren gesehen und nicht realisiert**, dass niemand die anderen zuständigen Ärzte informiert hatte. ❼ **Der Assistenzarzt und die Pflegefachpersonen waren davon ausgegangen**, dass der Chirurg und der Kardiologe über die Verschlechterung des Gesundheitszustands des Kindes kontinuierlich informiert waren, da der verantwortliche Oberarzt der Intensivstation ja am Krankenbett des Patienten war.

Prinzipien der zwischenmenschlichen Kommunikation

1. Kommunikation ist kontextgebunden

❶ **Kommunikationsfehler der Kontextualisierung** (unvollständige Encodierung)
Der Stationsarzt rahmt seine Kommunikation mit dem Oberarzt der Intensivstation nicht in den Kontext ein, dass das Kind kurz zuvor eine Herzoperation hatte (*funktionaler* Kontext).

❹ **Kommunikationsfehler der Kontextualisierung** (übermäßige Decodierung)
Der Oberarzt der Intensivmedizin begrenzt seine Kommunikation mit den anderen Fachkräften auf die Atemnot des Patienten (*funktionaler* Kontext).

❷ **Kommunikationsfehler der Kontextualisierung** (unvollständige transaktionale Kommunikation)
Der Stationsarzt und der Chirurg diskutieren nicht hinreichend den Zusammenhang zwischen der Atemnot und der vorangegangenen Herzoperation (*chronologischer* Kontext). Ebenso wenig gehen sie darauf ein, dass der Oberarzt am Krankenbett sich lediglich auf die Atemnot und nicht auf die potenziellen postoperativen kardiologischen Symptome konzentriert (*funktionaler* Kontext).

2. Kommunikation beinhaltet mehr als nur Worte

⑥ Kommunikationsfehler der Richtigkeit (fehlangewendete Decodierung)
Dass der Stationsarzt häufig telefoniert, wertet die Pflegefachperson fälschlicherweise als Zeichen dafür, dass der Chirurg und der Kardiologe über den verschlechterten Zustand des Patienten informiert werden.

3. Inhaltliche Redundanz durch direkte Kanäle fördert die Richtigkeit der kommunizierten Inhalte und deren Verständnis

⑤ Kommunikationsfehler der Suffizienz (unterlassene Encodierung)
Der Stationsarzt kontaktiert weder den Chirurgen noch den Kardiologen, weil er davon ausgeht, dass der verantwortliche Oberarzt bereits mit den beiden im Kontakt steht.

③ Kommunikationsfehler der Suffizienz (unterlassene transaktionale Kommunikation)
Der Chirurg und der verantwortliche Oberarzt sprechen niemals direkt miteinander.

② Kommunikationsfehler der Suffizienz (unvollständige transaktionale Kommunikation)
Der Stationsarzt und der Chirurg verständigen sich nicht hinreichend darauf, wer mit wem Kontakt aufnehmen wird, während der akute postoperative Zustand des Patienten überwacht wird.

4. Kommunikation beruht auf subjektiven Vorannahmen und Wahrnehmungen

⑦ Kommunikationsfehler der Richtigkeit (fehlangewendete Decodierung)
Der Chirurg und der Kardiologe verstehen den Stationsarzt falsch, als er davon spricht, dass der Oberarzt am Krankenbett sei – sie deuten diese Aussage als Hinweis darauf, dass der Oberarzt *die ganze Nacht* beim Patienten bleibt, was nicht der Fall ist.

Diskussion

Dieser Fall illustriert, wie jede Versorgungssituation in einen gegebenen Kontext eingebettet ist. Dieser Kontext kann die Patientensicherheit und Versorgungsqualität entweder *begünstigen* oder *beeinträchtigen*. In diesem Fallbeispiel ist der Kontext bei der Verständnisfindung zwischen den Fachkräften in mehrfacher Hinsicht *hinderlich*. Bereits im ersten Gespräch zwischen dem Stationsarzt und dem verantwortlichen Oberarzt der Intensivstation ist die Kommunikation inhaltlich auf den Kontext einer Verschlechterung der Atmungsfunktion begrenzt. Die Fachkräfte vernachlässigen dabei den *chronologischen* Kontext der vorangegangenen Herzoperation des Patienten. Von diesem Punkt an diskutieren sie den Gesundheitszustand des Kindes nur innerhalb dieses begrenzten Kontexts. Folglich bleibt die kardiologische Diagnose aus, was schließlich zum Tod des Patienten beiträgt.

Des Weiteren zeigt dieser Fall, dass Kommunikation mehr als nur Worte umfasst. Als die Pflegefachperson bemerkt, dass der Stationsarzt häufig am Telefon spricht, schließt sie daraus, dass er den Chirurgen und den Kardiologen telefonisch benachrichtigt hat. Hieraus wird deutlich, dass die Encodierungs- und Decodierungsprozesse nicht nur Worte beinhalten. Nonverbale Verhaltensweisen – wie hier das Sprechen am Telefon – werden ebenso wie Worte als Kommunikation wahrgenommen und sogar häufig als *verlässlichere* Information bewertet als Kommunikation, die verbal vermittelt wird.

Die Ereignisse in diesem Fallbeispiel rücken ein weiteres Kommunikationsprinzip in den Vordergrund: Inhaltliche Redundanz durch direkte Kanäle fördert die Richtigkeit der kommunizierten Inhalte und deren Verständnis. Dieser Zwischenfall zeigt, dass man niemals davon ausgehen sollte, dass Kommunikation tatsächlich stattgefunden hat und erfolgreich war (d. h. zu einem einheitlichen Verständnis geführt hat). Im Allgemeinen sind mehrere Gespräche und Rücksprachen für eine einheitliche Verständnisfindung notwendig, denn selbst wenn Informationen ausgetauscht werden, bedeutet das noch lange nicht, dass sie korrekt verstanden werden und dass alle Beteiligten darunter das Gleiche verstehen. Eine direkte Kommunikation ist also immer der sicherere Weg, und eine angemessene inhaltliche Redundanz begünstigt eine einheitliche Verständnisfindung, weil sich die Perspektiven dadurch zunehmend überschneiden können.

Letztendlich verdeutlicht der Fall, dass eine koordinierte und konsistente Versorgung *ausschließlich* mittels kompetenter zwischenmenschlicher Kommunikation zu erreichen ist. Der Kommunikation der Fachkräfte im vorliegenden Fall mangelt es an Klarheit, Richtigkeit und Suffizienz, was einem positiven Behandlungsergebnis im Wege steht.

Kommunikationsstrategien nach Hannawa-SACCIA

Folgende Handlungsweisen hätten diesen Zwischenfall verhindern können:
- Der Stationsarzt hätte sein Gespräch mit dem verantwortlichen Oberarzt auf der Intensivstation darauf ausrichten können, dass das Kind kürzlich eine Herzoperation hatte.
- Der Stationsarzt hätte mit dem Chirurgen ein Gespräch über die Atembeschwerden des Kindes führen und sich dabei auf die vor Kurzem erfolgte Herzoperation beziehen können.
- Der Stationsarzt hätte vermitteln können, dass der Oberarzt der Intensivstation am Krankenbett lediglich die Atembeschwerden des Patienten beobachtet.

- Die Pflegefachperson hätte nicht davon ausgehen, sondern interaktiv sicherstellen können, dass der Stationsarzt den Chirurgen und den Kardiologen am Telefon wirklich informiert hat.
- Der Stationsarzt hätte einen direkten Kontakt mit dem Chirurgen aufrechterhalten können, und der Chirurg hätte direkt mit dem Oberarzt der Intensivstation sprechen können. Optimal wäre eine Konferenzschaltung gewesen, damit alle gemeinsam einen „common ground" erzeugen und sich über die Koordination der postoperativen Betreuung des Patienten abstimmen können.
- Der Stationsarzt hätte sich mit dem Chirurgen darauf einigen können, wer sich mit wem in Verbindung setzt, um die postoperative Nachsorge des Patienten zu koordinieren.
- Der Chirurg und der Kardiologe hätten die Aussage des Stationsarztes, dass sich der Oberarzt am Krankenbett des Patienten befindet, nicht gleich als Zeichen deuten können, dass der Oberarzt den Patienten die ganze Nacht lang betreut. Sie hätten dies in ihrem Gespräch klären können.

Kommunikationslehren für eine bessere Patientensicherheit und Versorgungsqualität

1 ○	2 ○	3 ○	4 ○	5 ○	6 ○	7 ○	8 ○	9 ○	10 ○
11 ○	12 ○	13 ○	14 ○	15 ○	16 ○	17 ○	18 ○	19 ○	20 ○
21 ○	22 ○	23 ○	24 ○	25 ○	26 ○	27 ○	28 ○	29 ○	30 ○

Wählen Sie aus den 30 Kommunikationslehrsätzen in Kapitel 9 diejenigen aus, die diesen Fall am treffendsten beschreiben und kreuzen Sie die entsprechenden Kästchen in dieser Checkliste an. Begründen Sie Ihre Wahl und erklären Sie, wie die einzelnen Lehrsätze mit diesem Fall zusammenhängen.

Fragen zur Diskussion und Übungen

1. Was ist ein transaktionaler Kommunikationsfehler der Suffizienz? Was ist an der zwischenmenschlichen Kommunikation in diesem Fall *insuffizient*?

2. Inwiefern wurde die nonverbale Kommunikation in diesem Fallbeispiel als ausdrucksstärker empfunden als die verbale Kommunikation?

3. In diesem Fallbeispiel treten mehrere *Decodierungsfehler* auf. Wählen Sie einen dieser Fehler und erläutern Sie, wie er unterbunden oder korrigiert werden könnte.

4. Zeichnen Sie für den beschriebenen Fall ein Flussdiagramm, aus dem hervorgeht, auf welchen subjektiven Vorannahmen die jeweiligen Handlungen der Akteure beruhen.

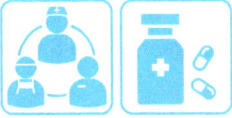

Fall 34: Behandlungsprobleme nach Entlassung

Interprofessionelle Kommunikation

Fehlmedikation, unerwünschtes Ereignis

Klinischer Kontext: Notaufnahme (akuter Schub) mit anschließender stationärer Einweisung und wiederholter Notaufnahme (veränderter mentaler Zustand)
Kommunikationsrahmen: Interaktionen zwischen Krankenhausärzten und Personal der Notaufnahme
Ereignis: Unsichere Kommunikation, die zu einer Fehlmedikation des Patienten führt
Ergebnis für die Patientensicherheit: Unerwünschtes Ereignis

Abdruck aus dem Englischen mit Genehmigung von AHRQ WebM&M. Erstabdruck des Falls in Coffey C. Treatment challenges after discharge [Spotlight]. AHRQ WebM&M [serial online]. November 2010, https://psnet.ahrq.gov/webmm/case/227.

Familienangehörige begleiten einen 66-jährigen Mann mit akut verändertem mentalen Zustand aufgrund eines Schubs in die Notaufnahme. Einige Jahre zuvor hatte sich der Patient wegen eines Hirntumors einer Kraniotomie unterzogen, was zu einer geistigen Behinderung führte.

Das Personal in der Notaufnahme erhebt routinemäßig Labordaten (darunter Harnprobe und Blutbild), die auf eine Harnröhreninfektion hinweisen. Nachdem eine Urinkultur entnommen wird, wird der Patient auf Vancomycin gesetzt und ❶ **stationär aufgenommen**.

Am dritten Tag geht es dem Patienten sichtlich besser und seine Familie gibt an, dass er wieder ganz er selbst sei. ❷ **Er wird neu auf Trimethoprim-Sulfamethoxazol eingestellt**, ein oral einzunehmendes Antibiotikum, und nach Hause entlassen. Der Behandlungsplan sieht vor, dass der Patient sich nach zwei Wochen zur Nachuntersuchung bei seinem Hausarzt vorstellt.

Nach elf Tagen bringt die Familie den Patienten erneut in die Notaufnahme, nachdem er verstärkt desorientiert und verwirrt wirkt. Die Zahl der weißen Blutkörperchen, die zuvor normal gewesen war, ist nun auffällig erhöht (31.000) und sein Blutdruck ist ungewöhnlich niedrig. Er wird mit einer schweren Sepsis diagnostiziert und stationär ins Krankenhaus aufgenommen.

❸ **Die aufnehmende Pflegefachperson bemerkt**, dass die Ergebnisse aus dem Urinkulturtest von seinem letzten Besuch darauf hinweisen, dass die Infektion des Patienten gegen Trimethoprim-Sulfamethoxazol behandlungsresistent ist. ❹ **Die Testergebnisse lagen zwei Tage nach der Entlassung des Patienten vor**, ❺ **wurden**

jedoch von keiner der zuständigen Fachkräfte überprüft und ⊙ **auch nicht an den Hausarzt vermittelt.** Deshalb nahm der Patient weiterhin Trimethoprim-Sulfamethoxazol ein.

Als er letztlich das korrekte Antibiotikum erhält, erholt sich der Patient vollständig.

Prinzipien der zwischenmenschlichen Kommunikation

1. Kommunikation ist kontextgebunden

❶ **Kommunikationsfehler der Kontextualisierung** (unvollständige Encodierung)
Das Personal der Notaufnahme kommuniziert bei der stationären Einweisung des Patienten nicht im Rahmen der Tatsache, dass die Laborergebnisse seiner Urinkultur noch ausstehen (*funktionaler* Kontext).

❷❸ **Kommunikationsfehler der Kontextualisierung** (übermäßige Encodierung)
Die Fachkräfte stellen den Patienten *zu früh* auf Trimethoprim-Sulfamethoxazol ein (*chronologischer* Kontext), ohne zuvor die Ergebnisse des Urinkulturtests abzuwarten, der in der Notaufnahme durchgeführt wurde. Sie hätten vorerst sichergehen können, dass das Antibiotikum bei der Behandlung der Infektion auch anschlägt.

2. Inhaltliche Redundanz durch direkte Kanäle fördert die Richtigkeit der kommunizierten Inhalte und deren Verständnis

❶ **Kommunikationsfehler der Suffizienz** (unvollständige transaktionale Kommunikation)
Das Personal in der Notaufnahme und das Krankenhauspersonal erzeugen kein einheitliches Verständnis darüber, dass bei dem Patienten noch die Ergebnisse des Urinkulturtests ausstehen und dass diese für den Erfolg der Behandlung der Harnröhreninfektion relevant sind.

❹ **Kommunikationsfehler der Suffizienz** (unterlassene Decodierung)
Das Personal in der Notaufnahme decodiert nicht die Testergebnisse der Urinkultur.

❺❻ **Kommunikationsfehler der Suffizienz** (unterlassene Encodierung)
Das Personal der Notaufnahme vermittelt die Testergebnisse der Urinkultur weder an die Klinikärzte noch an den Hausarzt des Patienten.

Diskussion

Dieses Fallbeispiel veranschaulicht, wie schnell wichtige Informationen zwischen Fachkräften innerhalb derselben Klinik verloren gehen können und wie dies sowohl Fehlentscheidungen als auch direkte Gefahren für die Patientensicherheit mit sich bringt. In diesem Fall gehen entscheidende Informationen verloren, weil das Personal bei der stationären Aufnahme des Patienten unzureichend *kontextbezogen* miteinander kommuniziert. Das Personal der Notaufnahme vermittelt dem Krankenhauspersonal nicht die Rahmenbedingung, dass der Befund der Urinkultur des Patienten noch aussteht, der für eine erfolgreiche Medikation ausschlaggebend ist (*funktionaler* Kontext). Ebenso wenig informieren sie ihre Kollegen darüber, *bis wann* die Ergebnisse vorliegen werden (*chronologischer* Kontext). Im gleichen Zug versäumt das Krankenhauspersonal sich zu erkundigen, ob noch irgendwelche anderen relevanten Zusatzinformationen ausstehen. Ein erfolgreiches einheitliches Verständnis, das auf den Kontext der ausstehenden Laborwerte ausgerichtet ist, hätte verhindern können, dass der Patient eine Sepsis erleidet und elf Tage später erneut in die Notaufnahme gebracht werden muss. Eine bessere zwischenmenschliche Kommunikation innerhalb des Krankenhauses hätte also direkt den Zwischenfall verhindern können. Die Versorgungsqualität ist in diesem Fall jedoch als mangelhaft zu bezeichnen, weil die Behandlung nicht effizient, nicht zweckmäßig und nicht patientenzentriert erfolgte – und somit die Sicherheit des Patienten beeinträchtigte.

Kommunikationsstrategien nach Hannawa-SACCIA

Folgende Handlungsweisen hätten diesen Zwischenfall verhindern können:
- Das Personal der Notaufnahme hätte bei der stationären Einweisung des Patienten auf den ausstehenden Urinkulturtest Bezug nehmen können. Es hätte mit dem Klinikpersonal ein einheitliches Verständnis der Tatsache erschaffen können, dass das Testergebnis aus der Notaufnahme für die medikamentöse Behandlung der Harnröhreninfektion des Patienten noch wichtig ist.
- Das Personal der Notaufnahme hätte die Ergebnisse der Urinkultur analysieren und unmittelbar den Klinikärzten und dem Hausarzt des Patienten vermitteln können.

Kommunikationslehren für eine bessere Patientensicherheit und Versorgungsqualität

1 ○	2 ○	3 ○	4 ○	5 ○	6 ○	7 ○	8 ○	9 ○	10 ○
11 ○	12 ○	13 ○	14 ○	15 ○	16 ○	17 ○	18 ○	19 ○	20 ○
21 ○	22 ○	23 ○	24 ○	25 ○	26 ○	27 ○	28 ○	29 ○	30 ○

Wählen Sie aus den 30 Kommunikationslehrsätzen in Kapitel 9 diejenigen aus, die diesen Fall am treffendsten beschreiben und kreuzen Sie die entsprechenden Kästchen in dieser Checkliste an. Begründen Sie Ihre Wahl und erklären Sie, wie die einzelnen Lehrsätze mit diesem Fall zusammenhängen.

Fragen zur Diskussion und Übungen

1. Wie hätte das unerwünschte Ereignis in diesem Fall durch eine *kontextbezogene* Kommunikation (*funktionaler* Kontext) vermieden werden können?

2. Wie können Fachkräfte über verschiedene Abteilungen hinweg für eine *chronologisch* kontextbezogene Kommunikation sorgen?

3. Kommt Ihnen ein Mittel in den Sinn, das die *Kontextualisierung* der zwischenmenschlichen Kommunikation in der Praxis unterstützen könnte?

4. Verfassen Sie ein alternatives Skript für ein erfolgreiches Gespräch (d. h. eine einheitliche Verständnisfindung) zwischen dem Personal der Notaufnahme und dem Krankenhauspersonal im Rahmen der stationären Aufnahme des Patienten.

5. Beschreiben Sie ein krankenhausinternes System oder eine Leitlinie oder einen Standard, die gewährleisten könnten, dass ausstehende Testergebnisse stets begutachtet und nach Bedarf stationsübergreifend an die zuständigen Fachkräfte vermittelt werden.

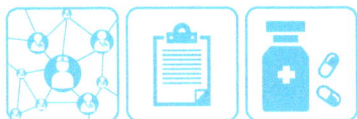

Fall 35: Falscher Entlassungsbrief

Berufsübergreifende Kommunikation

Patientenverwechslung und Fehlmedikation, Zwischenfall mit harmlosem Schaden

Klinischer Kontext: Rückverlegung aus dem Krankenhaus in die stationäre Altenhilfe
Kommunikationsrahmen: Interaktion zwischen dem Klinikpersonal (Pflegefach-personen und Arzt), dem Personal des Krankentransports und den Pflegefachperso-nen der stationären Altenhilfe
Ereignis: Unsichere Kommunikation, die zu einer Fehlmedikation führt
Ergebnis für die Patientensicherheit: Zwischenfall mit harmlosem Schaden

Fallbeschreibung von Isabell Wallenborn (R.N., Altenpflegerin), Birgit Hansen (R.N., Gesundheits- und Krankenpflegerin, PDL) und Sandra Postel (R.N., Gesundheits- und Krankenpflegerin, MSc Pflegewissen-schaft).

Eine Bewohnerin wird nach einem siebentägigen Krankenhausaufenthalt in einer Kli-nik der Schwerpunktversorgung aufgrund von Teerstühlen und Bauchkrämpfen wie-der in die Einrichtung der stationären Langzeitpflege entlassen. Der entlassende Arzt der Abteilung Innere Medizin schreibt hierzu den Arztbrief. Es werden die Aufnah-mediagnose, die therapeutischen Maßnahmen und die Medikation zum Entlassungs-termin vermerkt. Die Patientin wird mit einem Soor im Rachenbereich und einer Ma-genschleimhautentzündung entlassen. Ihr Zustand ist nach Flüssigkeitssubstitution deutlich stabilisiert und ihr Pflegebedarf unverändert zu der Situation vor der Erkran-kung. Der Rücktransport erfolgt über den bestellten Krankentransport. Der Transport-dienst nimmt den (verschlossenen) ❶ **Arztbrief eines anderen Patienten** mit, sowie die korrekten Medikamente für die Bewohnerin für zwei Tage.

Die Bewohnerin kommt mittwochs um 15:39 Uhr in der Einrichtung an. Im Alten-heim nimmt eine examinierte Altenpflegerin des Spätdiensts des Wohnbereichs die Bewohnerin mit dem Arztbrief entgegen und begleitet die Bewohnerin ins Zimmer. Es handelt sich um eine Mitarbeiterin in Teilzeit, die ausschließlich Spätdienste über-nimmt. Wiederaufnahmen, auch im Spätdienst kommen häufiger als in früheren Zei-ten vor, sodass die Pflegende das Prozedere grundsätzlich gut kennt. ❷ **Sie stellt fest**, dass die angeordneten Medikamente, die im Arztbrief vermerkt sind, von den bishe-rigen und von den vom Transportdienst mitgegebenen abweichen und daher nicht vorrätig sind. Sie vermerkt dies ❸ **zur Erledigung durch den Frühdienst**, da dieser im Allgemeinen die Bestellung von Rezepten und Medikamenten sowie das Richten der Medikamente vornimmt. Da die Krankenhausentlassung an einem Mittwochnachmittag stattfindet, ❶ **ist der Hausarzt nicht erreichbar**, um die neue Medikation zu bestätigen oder zu widerrufen.

Die Mitarbeiterin ❷ **bemerkt nicht, dass der Name auf dem Entlassungsbrief nicht mit dem Namen der Bewohnerin übereinstimmt**. Entlassungsbriefe dieser Klinik benennen den Namen von Patienten nur im Fließtext des Briefs, zwar fett gedruckt, aber nicht durch eine besondere Schriftgröße hervorgehoben. Die Namen der Klinik und des behandelnden Arztes sind deutlich prominenter ausgewiesen.

Statt des bisher gegebenen Medikaments Atosil Tropfen (relativ neu angeordnet und in niedriger Dosierung) ❸ **wird Melperon gegeben**. Die Bewohnerin reagiert auf das neue Medikament anders als auf die bisherige Medikation, schläft tief und fest und lange, ist auch am nächsten Morgen und Vormittag noch sehr müde, zwar immer weckbar, schläft aber bis in den Nachmittag immer wieder ein. ❹ **Die Bewohnerin sagt von sich selbst, ihr sei so komisch, und fragt, wieso sie so müde sei.**

Der Fachkraft im Frühdienst fällt die Verwechslung sofort auf. Sie informiert die Bewohnerin, den Hausarzt und die Pflegedienstleitung und dokumentiert entsprechend der für solche Fälle geltenden Verfahrensanweisung. Einen bleibenden Schaden erleidet die Bewohnerin glücklicherweise nicht.

Prinzipien der zwischenmenschlichen Kommunikation

1. Inhaltliche Redundanz durch direkte Kanäle fördert die Richtigkeit der kommunizierten Inhalte und deren Verständnis

❶ **Kommunikationsfehler der Richtigkeit** (unvollständige transaktionale Kommunikation)
Das Krankenhauspersonal und der Transportdienst verwenden ihre Kommunikation während der Übergabe ungenügend miteinander, um sicherzustellen, dass der verschlossene Arztbrief auch zu dem zu transportierenden Patienten gehört.

❷ **Kommunikationsfehler der Richtigkeit** (unvollständige Decodierung)
Die Mitarbeiterin in Teilzeit liest zwar den Inhalt des Arztbriefs, sie verifiziert jedoch nicht, dass der Name des Patienten im Arztbrief auch dem Namen der Bewohnerin entspricht.

❷ **Kommunikationsfehler der Klarheit** (unterlassene transaktionale Kommunikation)
Die Mitarbeiterin in Teilzeit bemerkt zwar, dass die mitgegebenen Medikamente nicht den Medikamenten im Arztbrief entsprechen. Sie aktiviert jedoch keine Kommunikation mit dem Fachpersonal, um zu klären, warum die mitgegebenen Medikamente nicht denen im Arztbrief gleichen.

❹ Kommunikationsfehler der Kontextualisierung (unterlassene transaktionale Kommunikation)

Der Hausarzt ist mittwochabends nicht erreichbar. Es wird keinerlei Kommunikation aktiviert, um andere Wege zu finden, die neue Medikation dennoch bestätigt zu bekommen.

❺ Kommunikationsfehler der Richtigkeit (unterlassene transaktionale Kommunikation)

Die Fachkräfte verwenden keinerlei Kommunikation miteinander, um die Richtigkeit des Medikaments *Melperon* für die Bewohnerin zu überprüfen.

2. Kommunikation lässt sich nicht auf Teilprozesse reduzieren

❻ Kommunikationsfehler der Kontextualisierung (unvollständige Encodierung)

Die Mitarbeiterin in Teilzeit vermerkt für den Frühdienst, dass die laut Arztbrief fehlenden Medikamente bestellt werden müssen. Sie erwähnt dabei jedoch nicht, dass die gelieferten Medikamente nicht den Medikamenten im Arztbrief entsprechen (funktionaler Kontext).

3. Kommunikation beinhaltet mehr als nur Worte

❼ Kommunikationsfehler der Kontextualisierung (unvollständige Decodierung)

Die Fachkräfte decodieren die Verhaltensweisen (und später die Aussagen) der Bewohnerin ungenügend, um zu erkennen, dass sie eine falsche Arzneimitteltherapie erhalten haben könnte (funktionaler Kontext).

Diskussion

Dieser Fall veranschaulicht die Bedeutung einer sicheren berufsübergreifenden Kommunikation für eine sichere Versorgung von Patienten in (und zwischen) Krankenhäusern und Pflegeeinrichtungen. Die Fachkräfte setzen ihre Kommunikation unzureichend dafür ein, die Richtigkeit ihrer Versorgung zu überprüfen. Diese unzureichende (d. h. unvollständige und teils gar vollständig unterlassene) zwischenmenschliche Abstimmung führt zu einer Patientenverwechslung und folglich zu einer Fehlmedikation der Bewohnerin. Diese beiden Zwischenfälle hätten mithilfe einer zwischenmenschlich abgestimmten, akkuraten Decodierung des Arztbriefs und einer zwischenmenschlichen Validierung der Richtigkeit des Medikaments ohne großen Aufwand vermieden werden können. Eine derartige sichere Kommunikation wurde jedoch nicht einmal ansatzweise aktiviert oder ermöglicht. Stattdessen werden

Unklarheiten zwar bemerkt, aber nicht infrage gestellt, und erst gar nicht zwischenmenschlich angesprochen. Selbst auf die unübliche Verhaltensweise und die Anmerkungen der Bewohnerin wird erst am Folgetag reagiert. Die Fachkräfte verweilen in ihrer eigenen, individuellen Rolle im Versorgersystem. Nur eine Versorgung *miteinander* hätte die Patientenverwechslung und die Fehlmedikation hingegen effektiv verhindern können.

Kommunikationsstrategien nach Hannawa-SACCIA

Folgende Handlungsweisen hätten diesen Zwischenfall verhindern können:
- Das Krankenhauspersonal und der Transportdienst hätten ihre Kommunikation miteinander während der Übergabe als *Validierungsprozess* einsetzen können, um sicherzustellen, dass der verschlossene Arztbrief auch zu der zu transportierenden Patientin gehört.
- Die Mitarbeiterin in Teilzeit hätte den Namen des Patienten im Arztbrief mit dem Namen der Bewohnerin abgleichen können.
- Die Mitarbeiterin in Teilzeit hätte mit dem Fachpersonal Rücksprache halten können, um zu klären, warum die mitgegebenen Medikamente nicht denen im Arztbrief entsprechen.
- Die Fachkräfte hätten ihre Kommunikation miteinander dafür einsetzen können, um die Richtigkeit des Medikaments für die Bewohnerin zu überprüfen.
- Die Mitarbeiterin in Teilzeit hätte ihren Vermerk für den Frühdienst, dass die „fehlenden" Medikamente bestellt werden müssen, im Rahmen der Tatsache vermitteln können, dass die gelieferten Medikamente nicht den Medikamenten im Arztbrief entsprechen.
- Die Fachkräfte hätten die Verhaltensweisen und die Aussagen der Bewohnerin erkennen und ernst nehmen können um rechtzeitig zu reagieren und auszuschließen, dass sie keine falsche Arzneimitteltherapie erhalten hat.

Kommunikationslehren für eine bessere Patientensicherheit und Versorgungsqualität

1 ○	2 ○	3 ○	4 ○	5 ○	6 ○	7 ○	8 ○	9 ○	10 ○
11 ○	12 ○	13 ○	14 ○	15 ○	16 ○	17 ○	18 ○	19 ○	20 ○
21 ○	22 ○	23 ○	24 ○	25 ○	26 ○	27 ○	28 ○	29 ○	30 ○

Wählen Sie aus den 30 Kommunikationslehrsätzen in Kapitel 9 diejenigen aus, die diesen Fall am treffendsten beschreiben und kreuzen Sie die entsprechenden Kästchen in dieser Checkliste an. Begründen Sie Ihre Wahl und erklären Sie, wie die einzelnen Lehrsätze mit diesem Fall zusammenhängen.

Fragen zur Diskussion und Übungen

1. Wie sollte Ihres Erachtens die Kommunikation zum Krankenhaus erfolgen, damit ein solcher Fehler zukünftig nicht mehr vorkommt?

2. Welche Schritte des Aufnahmemanagements sollten in der Einrichtung überdacht werden, damit die Pflegenden aufmerksamer in der Dokumentensicht sein können?

3. Bereiten Sie eine Kurzfortbildung zum Thema „Wiederaufnahme" vor, in dem dieser Fall reflektiert wird.

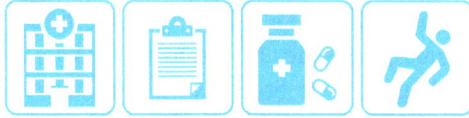

Fall 36: Medikamentenverwechslung

Interinstitutionelle Kommunikation

Medikamentenüberdosierung, Zwischenfall mit harmlosem Schaden

Klinischer Kontext: Akutstationäre Aufnahme (Schlaganfall) mit anschließender Verlegung in eine Altenpflegeeinrichtung
Kommunikationsrahmen: Inadäquate Übergabe zwischen dem verlegenden Krankenhaus, der Patientin und der Altenpflegeeinrichtung (betreutes Wohnen) und der Pflegefachperson
Ereignis: Unsichere Kommunikation zwischen Institutionen (akute Versorgung und stationäre Langzeitpflege) bezüglich der Medikation der Patientin, die zu einer Medikamentenüberdosierung und einem vermeidbaren Sturz der Patientin führt
Ergebnis für die Patientensicherheit: Zwischenfall mit harmlosem Schaden

Fallbeschreibung von Eileen Elenz, M.S.N., R.N. und Anne Wendt, Ph.D., M.S.N., R.N. Modifiziert für den deutschsprachigen Raum.

Eine 82-jährige Frau lebt zu Hause und erhält Hilfeleistungen von einem ambulanten Pflegedienst. Bei dessen Besuch klagt die Patientin über starke Kopfschmerzen und Schwindel. Die Pflegefachperson des ambulanten Pflegedienstes bemerkt zusätzliche Anzeichen und Symptome eines Schlaganfalls und ruft den Rettungsdienst, um die Patientin in ein Krankenhaus zu bringen. ❶ **Die Pflegefachperson übergibt keinerlei Patientenunterlagen.** Die Patientin wird in der Notaufnahme untersucht und es wird ein ischämischer Schlaganfall diagnostiziert. Der Arzt der Notaufnahme fordert ein neurologisches Konsil an. Der Neurologe verabreicht sofort einen Gewebeplasminogenaktivator (tPA) i.v., um weiteren Schaden durch das Gerinnsel zu verhindern. Nach ein paar Tagen erholt sich die Patientin ohne bleibende Schäden und der Neurologe schreibt die Entlassungsanordnungen, die neue Medikamente enthalten.

❷ **Die Pflegefachperson der Abteilung im Krankenhaus übergibt der Patientin die Dokumentation**, die ihre Medikationsanweisungen enthalten, mit dem Arztbrief mit. Sie gibt aber keine mündliche Anweisung dazu und ❸ **benachrichtigt auch nicht den ambulanten Pflegedienst** über die Medikationsänderung. Die Familie bringt die Patientin in ihre Wohnung. ❹ **Weder die Familie noch die Patientin informieren den ambulanten Pflegedienst** über die neuen Verordnungen für die Patientin. Die Patientin nimmt die neuen Medikamente genauso wie die bisherigen Medikamente selbst ein. Eine Woche nach der Entlassung aus dem Krankenhaus berichtet die Patientin gegenüber der Pflegefachperson des Pflegedienstes, dass sie sich desorientiert, müde und unwohl fühle. Außerdem erzählt sie der Pflegefachperson, dass ❺ **sie sich schwindelig fühle und gestern gestürzt sei, aber sich nicht verletzt habe.** Die Vitalparameter sind wie folgt: RR 80/60, Puls 90, Atemfrequenz 16, und die Patientin hat einige Blutergüsse am rechten Arm. ❻ **Die Patientin sagt der Pflegefachperson nichts** über die neuen Verordnungen. Während ihrer Einschätzung ❼ **fragt die Pflegefachperson die Medikation ab** und merkt, dass sich die Patientin unklar über ihren Medikationsplan ist. Die Pflegefachperson möchte alle Medikamente sehen, die die Patientin nimmt, und bittet die Patientin „bringen Sie alle Medikamentenverpackungen mit".

Die Patientin kehrt mit vielen Medikamentenpackungen von ihrem letzten Krankenhausaufenthalt und vielen weiteren Medikamentenpackungen von vor dem Krankenhausaufenthalt zurück; einige davon haben eine ähnliche Wirkung und können zu gefährlichem Bluthochdruck und Blutungen führen. Nachdem sich die Pflegefachperson die Medikamente angeschaut hat, ❽ **ruft sie den Hausarzt der Patientin an**, um sich bestätigen zu lassen, welche Medikamente die Patientin nehmen soll. Nach Klärung der Verschreibungen kann die Pflegefachperson der Patientin helfen, ihren komplexen Medikationsplan einzuhalten.

Prinzipien der zwischenmenschlichen Kommunikation

1. Kommunikation beruht auf subjektiven Vorannahmen und Wahrnehmungen

❶ **Kommunikationsfehler der Suffizienz** (unterlassene Encodierung)
Die Pflegefachperson des ambulanten Pflegedienstes versäumt es, begleitende Unterlagen mit ins Krankenhaus zu schicken.

❷ **Kommunikationsfehler der Suffizienz** (unvollständige transaktionale Kommunikation)
Die Pflegefachperson des Krankenhauses versäumt es, mit der Patientin ein gemeinsames Verständnis darüber zu schaffen, wie sie die Medikamente einnehmen soll.

❸ **Kommunikationsfehler der Suffizienz** (unterlassene Encodierung)
Die Pflegefachperson des Krankenhauses versäumt es, das Personal des ambulanten Pflegedienstes darüber zu informieren, dass die Medikation der Patientin geändert wurde.

❹ **Kommunikationsfehler der Suffizienz** (unterlassene transaktionale Kommunikation)
Die Familie, die Patientin und die Pflegefachperson des Pflegedienstes versäumen es, nach der Medikationsänderung ein gemeinsames Verständnis des neuen Medikationsplans zu etablieren.

⑥ **Kommunikationsfehler der Suffizienz** (unterlassene transaktionale Kommunikation)

Die Patientin sagt der Pflegefachperson des ambulanten Pflegedienstes nichts über die geänderten Verordnungen.

2. Kommunikation ist kontextgebunden

⑤ **Kommunikationsfehler der Kontextualisierung** (unvollständige Encodierung)

Die Patientin wartet zu lange, die Pflegefachperson darüber zu informieren, dass sie sich schwindelig fühlte und tags zuvor gestürzt war (chronologischer Kontext).

⑦ **Kommunikationsfehler der Kontextualisierung** (unvollständige transaktionale Kommunikation)

Die Pflegefachperson des ambulanten Pflegedienstes wartet zu lange, ein gemeinsames Verständnis mit der Patientin über ihre Medikation zu schaffen. Dies führt dazu, dass die Patientin zu lange keinen Überblick über die einzunehmenden Medikamente hat.

⑧ **Kommunikationsfehler der Kontextualisierung** (unvollständige Encodierung)

Die Pflegefachperson des Pflegedienstes wartet zu lange, den Hausarzt anzurufen, um mit ihm zu klären, welche Medikamente die Patientin nehmen soll (chronologischer Kontext).

Diskussion

Dieser Fall zeigt wieder, wie stark der **Common-Ground-Trugschluss** die Sicherheit der Patientenversorgung beeinträchtigen kann. Durch suffiziente transaktionale Kommunikation hätte dieser Trugschluss überwunden werden können. In diesem Fall gehen die Beteiligten von einem einheitlichen Verständnis aus, statt es zu etablieren oder zu validieren. Sie realisieren nicht, dass Kommunikation auf subjektiven Vorannahmen und Wahrnehmungen beruht und daher die Kommunikation als Mittel genutzt werden muss, um ein gemeinsames Verständnis miteinander zu etablieren. Beispielsweise nimmt die Pflegefachperson des ambulanten Pflegedienstes an, dass die Ärzte der Notaufnahme herausfinden würden, dass die Patientin einen Schlaganfall hatte. Da sie davon ausgeht, vermittelt sie unzureichende Informationen an das Krankenhaus. Die Überleitungspflegefachperson des Krankenhauses nimmt an, dass die Patientin wisse (oder es herausfinden würde), wie sie die Medikamente richtig einnehmen muss oder, falls dies nicht der Fall ist, den ambulanten Pflegedienst um Unterstützung fragen würde. Weiterhin nimmt die Überleitungspflegefachperson des Krankenhauses an, dass die Patientin und/oder ihre Familie den neuen Medikationsplan mit dem Personal des ambulanten Pflegedienstes besprechen würde. Die Pflegefachperson des Pflegedienstes nimmt jedoch an, dass die Patientin instruiert wurde, wie sie ihre neuen Medikamente einzunehmen hat und dass der Hausarzt der Patientin die Verantwortung hierfür trägt. All diese Wahrnehmungsdefizite basieren auf Fehlannahmen statt auf einer gemeinsam etablierten Kommunikation. Wesentliche Informationen fallen hinten über, weil die Beteiligten davon ausgehen, dass Kommunikation bereits stattgefunden habe und ein gemeinsames Verständnis erreicht worden sei, was aber nicht der Fall ist. Während der gesamten Versorgungsepisode bemüht sich keiner der Beteiligten um eine sichere Kommunikation, um ihre einzelnen Wahrnehmungen zu einem übergreifenden gemeinsamen Verständnis zusammenzufügen.

Ein weiteres Kernproblem in diesem Fall ist, dass die Beteiligten es versäumen, ihre Kommunikation miteinander zu *kontextualisieren*, was wesentlich für die Sicherheit der Patientin gewesen wäre. Beispielsweise wartet die Patientin zu lange, um die Pflegefachperson über ihren Schwindel und den Sturz tags zuvor zu informieren; die Pflegefachperson wartet zu lange, um ein gemeinsames Verständnis mit der Patientin über ihren Medikationsplan zu etablieren, um zu realisieren, dass die Patientin zu viele Medikamente einnimmt, von denen einige zu gefährlichem Bluthochdruck und Blutungen führen könnten; und die Pflegefachperson wartet zu lange, um den Hausarzt der Patientin über ihren Krankenhausaufenthalt zu informieren und ein gemeinsames Verständnis mit dem Arzt zu etablieren, welche Medikamente die Patientin nun einnehmen solle. Wenn diese Kommunikationsprozesse früher stattgefunden hätten, hätte der Arzt die Medikationsüberdosierung und den Sturz der Patientin verhindern können. Dieser Fall demonstriert also, wie eine sichere Kommunikation der Weg zu einer sicheren Patientenversorgung ist.

Kommunikationsstrategien nach Hannawa-SACCIA

Folgende Handlungsweisen hätten diesen Zwischenfall verhindern können:
- Die Pflegefachperson des ambulanten Pflegediesntes hätte **keinen „common ground"** mit dem Personal der Notaufnahme annehmen und Informationen mit der Patientin ins Krankenhaus senden können, um ein gemeinsames Verständnis des Gesundheitszustands der Patientin sicherzustellen. Idealerweise hätte es mit einem nachgehenden Telefonanruf ein gemeinsames Verständnis über die Geschichte und den Zustand der Patientin verifizieren können.
- Die Überleitungspflegefachperson aus dem Krankenhaus hätte eine suffizientere Kommunikation nutzen können, um ein gemeinsames Verständnis mit der Patientin darüber zu schaffen, wie sie ihre Medikamente selbst einnehmen soll.
- Die Überleitungspflegefachperson aus dem Krankenhaus hätte das Personal des ambulanten Pflegedienstes über die geänderte Medikation informieren können.
- Die Familie, die Patientin und die Pflegefachperson der Altenpflegeeinrichtung hätten sich um eine suffizientere Kommunikation miteinander bemühen können, um ein gemeinsames Verständnis des geänderten Medikationsplans der Patientin sicherzustellen.

- Die Patientin hätte **keinen „common ground"** mit der Pflegefachperson des ambulanten Pflegedienstes voraussetzen und sie über ihre neuen Verordnungen informieren können.
- Die Patientin hätte die Pflegefachperson sofort – und nicht erst einen Tag später – informieren können, dass sie sich schwindelig fühlte und gestürzt war.
- Die Pflegefachperson des ambulanten Pflegedienstes hätte sich direkt nach der Rückkehr der Patientin in die Einrichtung um direkte Kommunikation mit ihr bemühen können, um ein gemeinsames Verständnis der geänderten Medikation zu etablieren.
- Die Pflegefachperson des ambulanten Pflegedienstes hätte direkt nach der Rückkehr der Patientin in die Einrichtung den Hausarzt anrufen können, um sich bestätigen zu lassen, welche Medikamente die Patientin einnehmen soll; sie hätte zudem den Hausarzt über den Krankenhausaufenthalt informieren können, sodass dieser das Krankenhauspersonal kontaktiert hätte, um die Medikation der Patientin zu koordinieren.

Kommunikationslehren für eine bessere Patientensicherheit und Versorgungsqualität

1 ◯	2 ◯	3 ◯	4 ◯	5 ◯	6 ◯	7 ◯	8 ◯	9 ◯	10 ◯
11 ◯	12 ◯	13 ◯	14 ◯	15 ◯	16 ◯	17 ◯	18 ◯	19 ◯	20 ◯
21 ◯	22 ◯	23 ◯	24 ◯	25 ◯	26 ◯	27 ◯	28 ◯	29 ◯	30 ◯

Wählen Sie aus den 30 Kommunikationslehrsätzen in Kapitel 9 diejenigen aus, die diesen Fall am treffendsten beschreiben und kreuzen Sie die entsprechenden Kästchen in dieser Checkliste an. Begründen Sie Ihre Wahl und erklären Sie, wie die einzelnen Lehrsätze mit diesem Fall zusammenhängen.

Fragen zur Diskussion und Übungen

1. Was hätten Sie als Pflegefachperson, die für den ambulanten Pflegedienst arbeitet, anders machen können, um diesen harmlosen Schaden zu verhindern?

2. Welche positiven Handlungen hat die Pflegefachperson in diesem Fall unternommen, um die Sicherheit der Patientin zu schützen?

3. Was haben Sie aus diesem Fall gelernt?

4. Beschreiben Sie eine Strategie, die Patienten helfen könnte, die Wichtigkeit einer Medikamentenabstimmung zu verstehen, nachdem die Medikation geändert wurde.

Zusammenfassung

Gesundheitssysteme haben einen präventiven, kurativen, rehabilitativen und palliativen Auftrag. Pflegende und Ärzte streben danach, die Gesundheit einzelner Patienten und Pflegeempfänger zu verbessern oder ihr Leiden zu lindern. Die pflegerische und medizinische Ausbildung zielt darauf ab, Fachkräfte anzuleiten und sie auf eine hochwertige Versorgungspraxis vorzubereiten. Leider gelingt es nicht immer, diese Ziele zu verwirklichen. Das Grundproblem liegt darin, dass den Kommunikationsprozessen zwischen Versorgern und mit Patienten bislang zu wenig Beachtung geschenkt wurde, obwohl diese Vorgänge für eine sichere und hochwertige Gesundheitsversorgung und Pflege grundlegend sind.

Der Bericht „Crossing the Quality Chasm" des Institute of Medicine (IOM 2001) definiert eine hochwertige Gesundheitsversorgung als *sicher, effektiv, patientenzentriert, rechtzeitig, effizient* und *fair*. Patientensicherheit stellt also einen Grundpfeiler für die Versorgungsqualität dar. Als *sicher* gilt eine Behandlung dann, wenn sie vermeidbaren Patientenschaden ausschließt. Die Patientensicherheit muss ein fester Bestandteil der Organisationskultur sein, um effektiv Fehler zu vermeiden, die Auswirkungen unerwünschter Ereignisse zu mildern und Patientenschaden zu verringern. Patientensicherheit erfordert also eine gewissenhafte und kompetente Zusammenarbeit aller Beteiligten – dies beinhaltet sowohl die einzelnen Fachkräfte als auch das Gesundheitssystem, in dem sie arbeiten, und auch die Patienten und ihre Angehörigen.

Paradoxerweise tritt einer der größten Versorgungsmängel in Situationen auf, die den meisten vertraut sind – nämlich bei der **zwischenmenschlichen Kommunikation**. Bei nahezu allen medizinischen Vorgängen ist die Kommunikation das Mittel dafür, dass eine Versorgung überhaupt stattfinden kann. Dennoch handelt es sich dabei um einen Prozess, den weder die Versorgerseite noch die Patienten hinreichend analysieren bzw. verstehen. Daher ist es notwendig, Erkenntnisse aus der Kommunikationswissenschaft heranzuziehen. Sie liefert den theoretischen Überbau, damit Kommunikation in der medizinischen Praxis effektiv und angemessen abläuft. Nur auf diese Weise können die Qualität der Gesundheitsversorgung und die Patientensicherheit effektiv verbessert werden.

Der zweite Teil dieses Buchs führt in die Grundlagen der Kommunikationswissenschaft ein und zieht daraus Lehren für eine sichere und hochwertige Gesundheitsversorgung. Die 36 Fälle im dritten Teil des Buchs wenden diese Erkenntnisse auf medizinische Praxisbeispiele an. Für einige Fälle wird gezeigt, wie sich die Prinzipien in den Behandlungssituationen z. T. gegenseitig beeinflussen. Darüber hinaus wird erläutert, wann Kommunikationsprozesse Patienten schädigen können und wann sie Zwischenfälle unterbinden. An jede Falldiskussion schließen sich Fragen zur weiteren Diskussion und praktische Übungen an, mit angeleiteter Anwendung der Kommunikationslehren aus dem dritten Teil des Buchs. Letzteres soll Lehrkräften, Studierenden

https://doi.org/10.1515/9783110562699-016

und klinischen Pflegefachpersonen als didaktisches Hilfsmittel dienen, um die Kommunikationsgrundsätze zu erlernen und auf die Praxis zu beziehen.

Der Übersicht halber werden die 36 Fälle sechs Behandlungsphasen zugeordnet: Informationssammlung, (Pflege-)Diagnostik, Behandlungs- und Pflegeplanung, Brückenzeit, Pflegerische Versorgung, und Pflege im Rahmen der Nachsorge. Zusätzlich wurden die Fälle auf die Konstellationen der Kommunikationspartner bezogen, d. h. auf Interaktionen zwischen Fachkräften und Pflegeempfängern, Fachkräften und Angehörigen, innerhalb eines Teams, zwischen Individuen verschiedener Disziplinen, zwischen vielen Fachkräften aus mehreren Abteilungen und zwischen mehreren Einrichtungen. Es wurde auch auf die Art des Zwischenfalls verwiesen und auf die Dringlichkeit der Versorgungssituation. Die Fallbeispiele wurden danach ausgewählt, ob sie Situationen abbilden, die im medizinischen und pflegerischen Alltag häufig eine sichere und hochwertige Patientenversorgung auf die Probe stellen: Medikation, Diagnose, Übergaben, Rechtzeitigkeit, postoperative Beobachtung, Wiederbelebungsmaßnahmen, Entlassungen, Operationen und Stürze.

Kommunikation ist eine grundlegende Tätigkeit des Menschen. Dennoch kennen sich Fachkräfte und Patienten zu wenig mit dem Kommunikationsprozess aus, um ihren Erfolg zu garantieren. Kommunikation ist schwieriger als es auf den ersten Blick scheint. Ein gemeinsames Verständnis zu erzeugen, scheitert häufiger als dass es gelingt. Selbst wenn Worte mit Bedacht gewählt werden, umfasst Kommunikation mehr als Worte und vermittelt viel mehr als nur Informationen. Sobald Kommunikation beginnt, kann man sie nicht mehr sich selbst überlassen und das Verständnis des Gegenübers voraussetzen.

Kommunikation ist nicht *in* Individuen verankert, vielmehr ist sie ein komplizierter und mitunter aufwendiger Prozess der *zwischen*menschlichen Verständnisfindung. *Mehr* zu kommunizieren heißt deshalb nicht unbedingt *besser* zu kommunizieren, und Kommunikation bricht nicht einfach so zusammen. Diesem in der Literatur häufig fehlverwendeten Begriff des Zusammenbruchs („communication breakdown") liegt die Fehlannahme zugrunde, dass Kommunikation aus Teilprozessen besteht, die mehr oder wenig von allein ablaufen und, wenn sie scheitert, einzelnen Beteiligten zuzuschreiben ist. Die Probleme im Gesundheitswesen entstehen jedoch v. a. dann, wenn Kommunikation nicht *hinreichend* ist, nicht *korrekt* oder *klar* formuliert oder angemessen *auf den Kontext bezogen* wurde und nicht an das Gegenüber *angepasst* ist (s. Kapitel 7 und 8).

Menschen kommunizieren *sehr viel*, aber allzu häufig *nicht gut*. Unzureichende, inakkurate, unklare, unangepasste und kontextferne Kommunikation verursacht nicht nur kleine Ärgernisse im Alltag. In Hochrisikobranchen wie dem Gesundheitswesen kann sie Behandlungserfolge beeinträchtigen und die Patientensicherheit ernstlich gefährden. Leider werden Kommunikationsprobleme von vielen für unwichtig gehalten und Fehler werden häufig bei einzelnen Personen gesucht. Sich auf Individuen zu fokussieren, beschreibt jedoch das Problem nicht korrekt. In Wirklichkeit gehört Fehlkommunikation zum täglichen Leben dazu. Das liegt am *Common-ground*-Trugschluss, der unsere Interaktionen mit anderen grundlegend dominiert, d. h. wenn wir mit anderen kommunizieren, überschätzen wir generell, dass sie uns ähnlicher sind als es tatsächlich der Fall ist. Folglich verlassen wir uns oft darauf, dass unser Gegenüber von sich aus versteht, welche Absichten, Gedanken, Gefühle und Bedeutungen wir ausdrücken möchten. In Wahrheit ist es jedoch grundsätzlich *unmöglich*, dass zwei oder mehr Menschen ein absolut einheitliches Verständnis erzeugen, insbesondere, wenn sie unterschiedliche soziokulturelle bzw. berufliche Hintergründe haben (s. Kapitel 5 und 6).

Der elementarste Kommunikationsprozess findet zwischen zwei Kommunikationspartnern statt und lässt sich als Diagramm mit drei Schritten darstellen:

1. Individuelles Encodieren
2. Individuelles Decodieren
3. Transaktionale (miteinander verhandelte) Sinnfindung

Allerdings ist es treffender, wenn wir uns diese Kommunikation als fortlaufendes, interaktives Aushandeln von Bedeutungswahrnehmungen vorstellen, wo mehrere Personen ihre zwischenmenschlichen Wahrnehmungsdifferenzen überwinden bzw. sich auf sie beziehen, um eine einheitliches Verständnis miteinander zu konstruieren. Da Aussagen aber nur annäherungsweise wiedergeben, was eine Person wirklich assoziiert, ist jeder Verständnisfindungsprozess eine zwischenmenschliche Herausforderung. Noch dazu spielen manchmal Motive und Ziele hinein, die nicht unbedingt nach einem einheitlichen Verständnis streben, was den Akteuren oft nicht einmal bewusst ist.

In diesem Buch wurden immer wieder die acht Prinzipien der zwischenmenschlichen Kommunikation betont, die als Merksätze für eine sichere und hochwertige Gesundheitsversorgung gelten können (s. Kapitel 5).

1. **Kommunikation vereint Gedanke, Symbol und Referent.** Menschen konstruieren ein einheitliches Verständnis, indem sie Zeichen erschaffen, interpretieren und miteinander abgleichen. Dazu zählen Worte, Gesten, Bilder, Geräusche und Artefakte. Durch Kommunikation erschaffen Menschen also eine gemeinsame Realität.
2. **Kommunikation lässt sich nicht auf Teilprozesse reduzieren.** Es handelt sich immer um den Austauschprozess in seiner Gesamtheit, der solange fortgesetzt werden muss, bis ein einheitliches Verständnis entsteht.
3. **Kommunikation verfolgt verschiedene Ziele.** Kommunikation bezweckt mehr als den bloßen Informationsaustausch. Andere Ziele beinhalten, jemanden zu beeindrucken, ein gutes Verhältnis aufrechtzuerhalten, Unsicherheit zu reduzieren, andere von einer bestimmten Handlung zu überzeugen, die eigene Privatsphäre zu schützen, Konflikte zu vermeiden oder aufzulösen usw.

4. **Kommunikation beinhaltet mehr als nur Worte.** Verbale Aussagen werden immer von nonverbalen Ausdrücken oder Verhaltensweisen begleitet. Kommunikation fließt somit typischerweise durch mehrere Kanäle.

5. **Kommunikation vermittelt Fakten und definiert zwischenmenschliche Verhältnisse.** Botschaften beinhalten neben Fakten immer auch relationale Informationen.

6. **Kommunikation ist kontextgebunden.** Die Bedeutung von Aussagen und Verhaltensweisen hängt stark vom Kontext ab, in dem diese encodiert, decodiert und interpretiert werden. Der Kontext beinhaltet Ziele, vorangegangene gemeinsame Erfahrungen, zwischenmenschliche Hierarchiegefälle, das Timing und die Rechtzeitigkeit eines Gesprächs, die umgebungsspezifische Situation und soziokulturelle Konventionen.

7. **Kommunikation beruht auf subjektiven Vorannahmen und Wahrnehmungen.** Hierin liegt häufig die Ursache für unterschiedliche Erwartungshaltungen, Interpretationen und die weit verbreitete Fehlannahme, dass andere schon verstehen werden, was gemeint ist.

8. **Inhaltliche Redundanz durch direkte Kanäle fördert die Richtigkeit der kommunizierten Inhalte und deren Verständnis.** Das Wiederholen von Aussagen mithilfe möglichst direkter Gesprächskanäle erhöht die Wahrscheinlichkeit für eine einheitliche Verständnisfindung.

Außerdem führte das Buch die fünf Hannawa-SACCIA-Kernkompetenzen für eine sichere Kommunikation ein (Kapitel 7 und 8).

1. **Sufficiency** – *Suffizienz.* Inwiefern zwischenmenschliche Kommunikation in inhaltlich quantitativ ausreichendem Maß erfolgt, um ein „common ground" und ein einheitliches Verständnis zu gewährleisten

2. **Accuracy** – *Richtigkeit.* Inwiefern die Beteiligten den Aussagegehalt *richtig* encodieren und decodieren und inwieweit sie ihre transaktionale Kommunikation miteinander als gemeinsamen Validierungsprozess einsetzen.

3. **Clarity** – *Klarheit.* Inwiefern zwischenmenschliche Kommunikation strategisch oder unbeabsichtigt vage, mehrdeutig und unklar bzw. klar genug erfolgt, damit die ursprünglichen Absichten, Gedanken und Gefühle wie beabsichtigt verstanden werden, und inwieweit transaktionale Kommunikation als Mittel eingesetzt wird, um empfundene Unsicherheiten oder Unklarheiten aus dem Weg zu räumen.

4. **Contextualization** – *Kontextualisierung.* Um effektiv und angemessen zu sein, muss Kommunikation ausreichend in die jeweils vorhandenen Kontextebenen eingebettet sein. Das gilt sowohl für die Encodierung und die Decodierung als auch für den transaktionalen Kommunikationsprozess.

5. **Interpersonal Adaptation** – *Zwischenmenschliche Anpassung.* Inwiefern Kommunikation sich flexibel an die Bedürfnisse und Erwartungen des Gegenübers anpasst, die ad hoc geäußert werden (verbal oder nonverbal).

Unter **sicherer Kommunikation** verstehen wir zwischenmenschlichen Handlungen, die die Wahrscheinlichkeit dafür steigern, dass ein einheitliches Verständnis entsteht und somit optimale Behandlungsergebnisse erfolgen (s. Kapitel 8). Alle Beteiligten haben dabei die Aufgabe, einen „common ground" und ein einheitliches Verständnis miteinander zu konstruieren. Nur so können sie die Folgen von unvermeidbaren Missverständnissen unterbinden bzw. minimieren.

Die Fallbeispiele im dritten Teil des Buchs handeln von Zwischenfällen, die durch eine fehlerhafte Encodierung, Decodierung oder transaktionale Kommunikation entstanden sind. In den 36 Fällen entstehen die transaktionalen Fehler v. a. dann, wenn nicht überprüft wird, ob vermittelte Informationen tatsächlich erhalten wurden und ob sie komplett und korrekt verstanden worden sind. Aus den Fällen ergeben sich mehrere **Kernthemen** für die zwischenmenschliche Kommunikation in der Patientensicherheit:

1. **Zeit** – Darunter fallen Rechtzeitigkeit, Zeitaufwand, Dauer und Zeitpunkt der zwischenmenschlichen Kommunikation.

2. **Patientenzentrierte Behandlung** – Sie adressiert, inwiefern spontan auf explizit oder implizit geäußerte Bedürfnisse und Erwartungen von Patienten und deren Begleitpersonen (z. B. Familiengehörigen) eingegangen wird.

3. **Verwechslungen** – Gleiches Aussehen und Namensähnlichkeiten bei Medikamenten verursachen häufig Missverständnisse, die – wenn sie nicht kommunikativ korrigiert werden – zu Fehlmedikation und vermeidbarem Patientenschaden führen.

4. **Sicherheitskultur** – Sie liegt vor, wenn Versorger sich mit den Risiken auseinandersetzen, die durch unzulängliche, inakkurate, unklare, unangepasste und kontextferne Kommunikation (verbal oder nonverbal) entstehen, und dementsprechend sicherer miteinander kommunizieren.

5. **Digitalisierung** – Entgegen der hohen Erwartungen vereinfacht die Informationstechnologie im Gesundheitswesen die Kommunikation kaum. Sie stellt kein einheitliches Verständnis für die Beteiligten her, weil sie keine nonverbalen Botschaften beinhaltet und zudem den Prozess der gemeinsamen Verständnisfindung nicht ersetzen kann. Sie beinhaltet lediglich *Informationen*, die häufig unvollständig und unvermittelt bleiben. Dies stiftet einen unverlässlichen „common ground". Dazu kommt, dass die beabsichtigten Adressaten oftmals nicht auf die gespeicherten Informationen zugreifen. Die Technologie lenkt Fachkräfte zudem häufig davon ab, die von den Patienten encodierten Botschaften direkt wahrzunehmen.

6. **Verhältnis zu Patienten und Angehörigen** – Patienten und ihre Begleitpersonen (z. B. Familienangehörige) können zu ihrer Sicherheit beitragen, indem sie sich aktiv am transaktionalen Kommunikationsprozess mit Fachkräften beteiligen.

7. **Übergaben** – Übergaben beeinträchtigen häufig die *Quantität* und die *Qualität* der Kommunikation, weil Informationen verloren gehen, wenn sie zwischen zu vielen Individuen ausgetauscht werden (s. *latente Kommunikation*).

Insgesamt veranschaulicht die Aufarbeitung der Fallbeispiele im dritten Teil dieses Buchs, dass eine sichere zwischenmenschliche Kommunikation das Mittel zum Zweck ist, eine sichere und hochwertige Gesundheitsversorgung zu gewährleisten. Wird dieses Mittel kompetent eingesetzt, fördert es positive Behandlungsergebnisse. Ist Kommunikation jedoch unzureichend, inakkurat, unklar, kontextfern und unangepasst, kommt es zu Missverständnissen, die eine sichere und hochwertige Pflege ernstlich beeinträchtigen. Daher hoffen die Autorinnen, dass dieses Buch eine wertvolle Grundlage für umfassende Aus-, Weiter- und Fortbildungsmaßnahmen bieten kann. Es soll dabei helfen, evidenzbasierte Kommunikationsfertigkeiten in der Gesundheitsversorgung zu manifestieren, die wissenschaftlich fundiert sind und die sowohl in der Lehre als auch in der pflegerischen Praxis erfolgreiche Anwendung finden.

Schlusswort

Kommunikation im Krankenhaus: Chancen und Herausforderungen der Spezialisierung

von Gerald Gaß

> „Die Grenzen meiner Sprache sind die Grenzen meiner Welt"
> Ludwig von Wittgenstein

Die deutsche Krankenhauslandschaft erlebt einen stetigen Wandel. Medizinischer Fortschritt, demografischer Wandel, Digitalisierung, Fachkräftemangel, Spezialisierung und nicht zuletzt immer wieder neue politische Agenden und Gesetzgebungen sind die zentralen Faktoren für den enormen Wandlungsdruck, den die Krankenhäuser erfahren. Was bedeutet das für die Kommunikation im Krankenhaus?

Für die Kommunikationsstrukturen in Krankenhäusern birgt insbesondere die Spezialisierung große Herausforderungen. Eine gute Verständigung trotz unterschiedlicher Fachsprachen ist dabei ein wichtiger Baustein zur Gewährleistung eines Höchstmaßes an Patientensicherheit.

Hauptgrund für die zunehmende Spezialisierung der Mitarbeiter unserer Krankenhäuser liegt in der wachsenden Komplexität der medizinischen Versorgungsprozesse. Die Bundesärztekammer listet aktuell rund 100 Gebiete, Facharzt- und Schwerpunktkompetenzen. Die Anzahl der Zusatzweiterbildungen hat sich seit den 1990er-Jahren mehr als verdoppelt. Hygienefachkräfte, Operationstechnische und Anästhesietechnische Assistenten sind ebenso allgegenwärtig wie Dokumentations- oder Codierassistenten. Viele nichtmedizinische Aufgaben, für die früher einzig das Pflegepersonal zuständig war, übernehmen bei uns heute eigens dafür angestellte Personen. Dieser Trend hin zu einer Auffächerung der Gesundheitsberufe und Konzentration auf kleinteilige Themenbereiche birgt zahlreiche Chancen. Zukunftsfähige Berufsbilder zu entwickeln und zu fördern, wird eine unserer maßgeblichen Herausforderungen der nächsten Jahre und Jahrzehnte sein. Um sie anzugehen, ist es von zentraler Bedeutung, die verschiedenen Berufszweige in die Kommunikation mit einzubeziehen.

Die größere Auffächerung der Berufe birgt zudem die Chance, den bereits deutlich spürbaren Auswirkungen des Fachkräftemangels entgegenzuwirken. Delegation und Substitution können für Entlastung und für eine stärkere Befähigung derjenigen sorgen, die wir in weitere Tätigkeiten einbinden wollen.

Ein weiterer Vorteil der Spezialisierung ist die steigende Innovationskraft. Je tiefgehender die Kenntnisse, desto mehr Optimierungsmöglichkeiten und desto mehr Lösungsansätze können im System gefunden werden. Deshalb sollten wir neue Expertenfelder nicht nur zulassen sondern aktiv fördern – wie Franz Kafka sagte: „Wege

https://doi.org/10.1515/9783110562699-017

entstehen dadurch, dass man sie geht". Nur so eröffnen wir systematisch die Möglichkeit, neue Ideen voranzutreiben und neue Gebiete zu erschließen. Dazu bedarf es der Mitwirkung aller Beteiligten. Wir, die Krankenhausträger, nutzen diese Chancen der Spezialisierung, aber wir müssen uns auch um die damit verbundenen Herausforderungen kümmern und hier ist die berufsgruppenübergreifende Kommunikation der zentrale Schlüssel.

Wer sich mit einem Experten über dessen Fachgebiet unterhält, trifft in aller Regel auf sprachliche Barrieren. Um eine babylonische Sprachverwirrung durch die verstärkte interdisziplinäre Ausrichtung zu vermeiden, muss sich parallel zur strukturellen Umgestaltung auch die Kommunikation verändern. Gemeinsam erstellte Therapiepläne, interprofessionelle Teams oder interdisziplinäre Besprechungen können ein erster Schritt sein. Gemeinsame Sprache muss man einüben und sie muss Teil der Unternehmenskultur werden. Hilfreich dabei sind auch regelmäßige gemeinsame, berufsgruppenübergreifende Fortbildungen.

Eine wichtige Ebene ist insbesondere der personelle Kontext. Eine gute und sichere Kommunikation darf nicht außer Acht lassen, wer spricht. Wir können uns um Objektivität bemühen, als Subjekte betrachten wir die Dinge aber grundsätzlich subjektiv. Ein Sachverhalt gestaltet sich vollkommen unterschiedlich, betrachtet man ihn aus unterschiedlichen Perspektiven. Betrachten wir einen Prozess aus dem ärztlichen oder ökonomischen Blickwinkel, können wir zu gegensätzlichen Einschätzungen gelangen. Aber auch innerhalb der medizinischen Perspektive kann das Hervorheben ärztlicher oder pflegerischer Aspekte zu unterschiedlichen Einschätzungen führen, ebenso wie somatische oder psychische Einschätzungen, medizinische oder emotionale Bewertungen.

Spricht ein Experte mit einem anderen, sind in erster Linie Besonderheiten der Fachsprachen aber auch unterschiedliche Schwerpunkte in der Betrachtung zu berücksichtigen. Ähnlich gestaltet sich die Situation in der Delegation. Auch Unkenntnis muss sanktionsfrei ausgesprochen werden, sonst wird sie schnell zum Quell von Fehlern und Missverständnissen. Sprechen Arzt und Patient miteinander, sind medizinisches Fachvokabular und Offenheit große Herausforderungen für beide Seiten. Dass es Initiativen gibt, die Patienten ihre medizinischen Befunde übersetzen (Was hab' ich? Frag den Professor), ist Ausdruck der hohen Bedeutung, die in diesem System der zwischenmenschlichen Kommunikation zwischen Arzt und Patient zukommt. Auch emotionale Hürden, Patienten und Angehörige nicht mit aussichtslosen Diagnosen verstören zu wollen, spielen eine große Rolle. Der Patient muss sich auf die Offenheit des Arztes verlassen können. Nur wenn er Klarheit über seine Situation hat, ist es ihm möglich, die eigene Situation zu akzeptieren und zu entscheiden, wie er damit umgehen möchte. Ärzte wiederum benötigen entsprechende Ausbildung in der Gesprächsführung und Vermittlung kritischer Inhalte, denn oftmals verbergen sich falsche Rücksichtnahme oder schlicht Unsicherheiten auf ärztlicher Seite hinter unzureichender Information der Patienten.

Ganz besonders liegt mir am Herzen, dass gerade vor dem Hintergrund des medizinischen Fortschritts und der damit verbundenen Erweiterung des medizinisch Machbaren, die Kommunikation zwischen Therapeuten und Patienten oder deren Angehörigen auch die Frage nach dem individuellen Therapieziel und dem individuellen Nutzen bestimmter Therapieoptionen aufgreift. Moderne Medizin muss im Interesse der Patienten auch Grenzen kennen und beachten. Dies gelingt aber nur, wenn der behandelnde Arzt dies als seine wichtige Aufgabe begreift und eine gemeinsame Kommunikationsebene mit den Patienten und Angehörigen findet.

Herausforderungen sicherer Kommunikation finden sich auf verschiedensten Ebenen. Im Rahmen der Digitalisierung verändern sich Prozesse allumfassend und in atemberaubender Geschwindigkeit. Sogenannte *Digital Natives*, in die digitalisierte Welt Hineingeborene, gehen an viele Problemstellungen anders heran als *Digital Immigrants*, also diejenigen, die sich die digitale Welt im Erwachsenenalter erschließen. Um beide Perspektiven nutzen zu können und Verständigungsfehler zu vermeiden, ist eine sichere Kommunikation bei der Implementierung digitaler Strukturen besonders wichtig. Ressourcen können eingespart und sinnvoller eingesetzt werden; es ergeben sich vielfältige Möglichkeiten. Zahlreiche technische Neuerungen wie Telemedizin, elektronische Fehlermeldesysteme, diagnostizierende Computer, Pflege- oder Operationsrobotik, *Wearables* und intelligente Implantate bieten große Chancen für ein gelungenes Zusammenspiel – die Liste ist lang und wird mit jedem Tag länger.

All diese Chancen und Herausforderungen sind im Versorgungsgeschehen und in der politischen Diskussion angekommen. Den entscheidensten Faktor für eine gelungene Kommunikation dürfen wir dabei nicht aus den Augen verlieren: den Menschen. Der Mensch nimmt in allen Bereichen unseres Gesundheitssystems eine Schlüsselrolle ein und darf der Betrachtung der Kommunikation nicht am Rande stehen.

Ein wesentlicher Faktor für sichere Kommunikation ist, sich bestimmter menschlicher Grundbedingungen bewusst zu sein, wie z. B. der Gebundenheit an Perspektiven und die Vielschichtigkeit unserer Kommunikation. Oft wird Kommunikation auf das gesprochene und geschriebene Wort reduziert. Nonverbale Signale wie Intonation, Mimik und Gestik aber auch innerbetriebliche Gewohnheiten spielen jedoch eine bedeutende Rolle.

Um trotz fortschreitender Spezialisierung nicht an den Schnittstellen der Berufsgruppen zu scheitern, sollten wir uns gemeinsam die Kompetenzen des Einzelnen bewusst machen. Mit einer sicheren Kommunikation lassen sich ungeahnte Höhen erreichen! Viele Wege führen zum Ziel, die Versorgung sicherer und effektiver zu gestalten. Einer der naheliegendsten Wege, die Arbeit an der eigenen Kommunikation, ist angesichts der Flut technischer und medizinischer Neuerungen aus dem Fokus geraten. Krankenhäuser können hier viel tun – veränderte Sprache bedeutet eine veränderte Welt. Durch eine sichere Kommunikation können wir gemeinsam mehr erreichen, für unsere Patienten und für uns.

Dieses Buch zeigt, wie sichere Kommunikation im Gesundheitswesen aussehen kann und was wir mit ihr erreichen können.

Dr. Gerald Gaß
Präsident der Deutschen Krankenhausgesellschaft (DKG)
Vorsitzender der Landeskrankenhausgesellschaft Rheinland-Pfalz, Deutschland
2001–2008 Leiter der Abteilung Gesundheit im Ministerium des Landes
Rheinland-Pfalz für Arbeit, Soziales, Gesundheit und Frauen

Schlusswort

Berufspolitische Implikationen zur Frage der Sicherheit für Menschen mit Pflegebedarf

von Markus Mai und Franz Wagner

Ziel der professionellen Pflege ist es, eine umfassende, bedarfsorientierte und qualitativ hochwertige Patientenversorgung sicherzustellen. Oberste Maxime ist dabei die Gewährleistung der Versorgungsqualität. Es gilt stets die Sicherheit der zu Pflegenden zu wahren, Fehler zu vermeiden und Gefahrenquellen vorzubeugen.

Menschen, die kurz-, mittel- oder langfristig auf Pflege angewiesen sind, begeben sich in eine Situation der Abhängigkeit. Je nach Erkrankungsbild und Grad der Pflegebedürftigkeit werden die Schutzmechanismen der Betroffenen, die angeboren bzw. im Lauf des Lebens erworben wurden, wenig bis stark beeinträchtigt. Die Selbstständigkeit der Betroffenen wird hierdurch eingeschränkt. Pflegende tragen daher eine immense Verantwortung, diese Sicherheitsdefizite zu erkennen und auszugleichen. Die neuen ungewohnten Begebenheiten, die eine Versorgungssituation in Kranken- und Pflegeeinrichtungen mit sich bringen, stellen die Betroffenen vor vielseitige Herausforderungen. Kommunikation als die zentrale Pflegetätigkeit nimmt dabei einen hohen Stellenwert ein. Mit der wachsenden Komplexität der Versorgungssituationen in allen Settings, in denen Pflege stattfindet, steigt auch der Bedarf an hochqualifizierter, kompetenter Interaktion und sicherer Kommunikation.

Wie in diesem Buch eindrucksvoll erläutert wird, stellen Kommunikationsdefizite eine massive Gefahr für die Gesundheit und das Leben der zu Pflegenden dar. Werden Informationen falsch, unzureichend oder überhaupt nicht erfasst, verwertet und weitergegeben, sind Pflege- und Behandlungsfehler meist nicht mehr abzuwenden. Das Modell der SACCIA-Kernkompetenzen, die im vorliegenden Buch ausführlich beschrieben werden, zeigt die möglichen Fehlerquellen einer sicheren Kommunikation auf. Zwischenmenschliche Kommunikation wird demnach von der „sufficiency", „accuracy", „clarity", „contextualization" und „interpersonal adaption" beeinflusst. Im Kontext der Patientenversorgung bedeutet dies konkret: Werden zu wenige, missverständliche, unpräzise oder gar falsche Informationen weitergegeben und diese möglicherweise nicht oder falsch verstanden und interpretiert, kann dies massive Folgen für die Informationsverarbeitung haben. Zudem stellt es alle am Versorgungsprozess Beteiligten vor eine große Herausforderung, die Bedürfnisse des Gegenübers genau erkennen und deuten zu können und im jeweiligen Versorgungskontext situativ die richtigen Schlüsse zu ziehen. Mangelnde intra- und interprofessionelle Kommunikation sowie die Kommunikation mit den Patienten und deren Angehörigen führt damit unweigerlich zu unsachgemäßer, gefährdender medizinisch-pflegerischer Versor-

https://doi.org/10.1515/9783110562699-018

gung, die nicht selten Komplikationen, längere Krankenhausaufenthalte, Verlust von Selbstständigkeit und Lebensqualität sowie Schmerzen und Leid nach sich ziehen.

Eine sichere Kommunikation stellt höchste Anforderungen an alle Personen, die am Versorgungsprozess beteiligt sind. Ziel muss es sein, die Pflegefachpersonen umfassend zum Thema **Sichere Kommunikation** zu sensibilisieren und zu schulen. Diese Kernkompetenz des Pflegeberufs **sollte zwingender Bestandteil der Ausbildung sowie beruflicher Fort- und Weiterbildung sein** und auch interdisziplinär eingeübt werden. Darüber hinaus müssen alle Pflegende über ausreichende sprachliche und fachsprachliche Kompetenzen verfügen, um eine lückenhafte und sichere Kommunikation zu ermöglichen. Dieses Sprachkompetenzniveau sollte zukünftig als Bestandteil des Anerkennungsverfahrens ausländischer Pflegefachpersonen deutschlandweit überprüft werden. Daneben hat Sprache auch viel mit Kultursensibilität zu tun. In diesem Zusammenhang ist auch der Perspektive der jeweiligen Kulturerfahrungen der Pflegeempfänger in allen Situationen Rechnung zu tragen. Insofern müssen die Pflegefachpersonen auch diesen Kompetenzbereich umfassend abdecken können, um die Motivation der Pflegeempfänger nachvollziehen zu können. Nur dadurch ist letztlich ein breites Verständnis möglich. Dies stellt insbesondere an Pflegepersonen, die nicht aus dem nationalen Kulturbereich stammen, eine große Herausforderung dar. Die Beherrschung von Kultursensibilität nebst dem Wissen um die jeweilige Kultur ist jedoch in allen Pflegesettings zwingend.

Zeit- und Personalmangel hemmen die Sicherstellung einer ausreichenden und bedarfsgerechten Kommunikation. Die hochkomplexen, stark nach ökonomischen Faktoren ausgerichteten Versorgungsprozesse erfordern ausreichende Ressourcen zur Betreuung der Pflegeempfänger. Dieser zunehmenden Schere gilt es dringend entgegenzuwirken. Die Ressourcenzuweisung für die Pflege muss zukünftig nach dem individuellen Pflegebedarf erfolgen. Dieser individuelle Bedarf muss auch die Aspekte Interaktion, Beratung, Aufklärung und Kommunikation abbilden. Ansonsten ist die Sicherstellung der Versorgungssicherheit nicht gegeben.

So wie Pflegende untereinander, im inter- und multiprofessionellen Team und mit Patienten und Angehörigen innerhalb des Versorgungsprozesses kommunizieren, so muss die Pflegeprofession auch als Akteur im Gesundheitswesen kommunizieren. Nur wer deutlich kommuniziert wird gehört!

Das Wort Kommunikation bedeutet aus dem lateinischen übersetzt *mitteilen, teilnehmen lassen, gemeinsam machen, vereinigen*. Die beruflich Pflegenden sind auf dem Weg, zu einer starken Profession zusammenzuwachsen. Die Pflegenden erkennen zunehmend ihre Möglichkeit, zunächst mit *einer* Stimme zu sprechen, mit dem Ziel auf allen Ebenen der Gesundheitsversorgung mitzureden und mit zu entscheiden. Richtig zu kommunizieren erscheint auf den ersten Blick leichter, als es in der Realität ist. Wir als professionell Pflegende müssen im Rahmen unserer beruflichen Selbstverwaltung, mit Pflegekammern, Berufsverbänden und Gewerkschaften unsere Arbeit und Kompetenzen nach außen darstellen und unsere Bedarfe und die der zu Pflegenden offen und gezielt kommunizieren. Insofern sind die vorstehenden Akteure als Vertretung der beruflich Pflegenden in der nachhaltigen Verantwortung gemeinsam auf deutliche Verbesserungen im gesamten System der Pflege- und Gesundheitsversorgung hinzuwirken, damit zukünftig die benötigten Ressourcen in ausreichender Anzahl zur Verfügung stehen und die Berufsgruppe die ihr zugewiesenen Aufgaben auch umfassend erfüllen kann.

Pflegende nehmen eine Garantenstellung für die Sicherstellung der pflegerischen Versorgungsqualität ein. Dabei ist es unerlässlich, dass Vertreter der Pflegeprofession auf allen Gestaltungs- und Entscheidungsebenen der Gesundheitsversorgung, beispielsweise im Gemeinsamen Bundesausschuss (GBA), auch anwaltschaftlich für die Interessen der zu Pflegenden eingebunden werden. Solange das nicht geschieht und solange es den Pflegefachpersonen nicht gelingt, ihre berechtigten Anliegen nachhaltig in politisch konsequentes Handeln umzusetzen, werden die widrigen und eklatanten Versorgungszustände sowie die gesellschaftliche Ausbeutung der professionell Pflegenden im Praxisfeld der Pflege andauern.

Für uns ist die Kommunikation und Interaktion auf Augenhöhe alternativlos und selbstverständlich!

Dr. rer cur. Markus Mai
Präsident der Pflegekammer Rheinland-Pfalz, Deutschland
Leitung des Bereichs Gesundheits- und Sozialpolitik der Barmherzigen Brüder Trier
(BBT-Gruppe), Deutschland

Franz Wagner
Präsident des Deutschen Pflegerats e. V.
Bundesgeschäftsführer des Deutschen Berufsverbands für Pflegeberufe (DBfK) e. V.

Literaturverzeichnis

Acker J (2006) Inequality regimes: gender, class, and race in organizations. Gender & Soc 20(4):441–64.

Agency for Healthcare Research and Quality (2014) TeamSTEPPS essentials instructional module and course slides. http://www.ahrq.gov/teamstepps/instructor/essentials/index.html. Zugegriffen: 2. Juli 2018.

Agency for Healthcare Research and Quality (2017) Common formats for patient safety data collection and event reporting. Federal Register. Rockville, MD: Agency for Healthcare Research and Quality 79:9214–9215.

Aiken LH, Sermeus W, Van den Heede K, et al. (2012) Patient safety, satisfaction, and quality of hospital care: cross-sectional surveys of nurses and patients in 12 countries in europe and the united states. BMJ 344:e1717, 10.1136/bmj.e1717.

Aiken LH, Sloane D, Griffiths P, Rafferty AM, Bruyneel L, McHugh M, Maier CB, Moreno-Casbas T, Ball JE, Ausserhofer D, Sermeus W (2017) Nursing skill mix in European hospitals: cross-sectional study of the association with mortality, patient ratings, and quality of care. BMJ Qual Saf 26(7) 559–568. 10.1136/bmjqs-2016-005567.

Aiken LH, Sloane DM, Bruyneel L, van den Heede K, Griffiths P, Busse R, Diomidous M, Kinnunen J, Kózka M, Lesaffre E, McHugh MD, Moreno-Casbas T, Rafferty AM, Schwendimann R, Scott A, Thishelman C, van Achterberg T, Sermeus W (2014) Nurse staffing and education and hospital mortality in nine European countries: a retrospective observational study. The Lancet 383(9931):1824–1830. 10.1016/S0140-6736(13)62631-8.

Aiken LH, Sloane DM, Bruyneel L, van den Heede K, Sermeus W (2013) Nurses' reports of working conditions and hospital quality of care in 12 countries in Europe. Int J Nurs Stud 50(2):143–153.

Alicke MD, Govorun O (2005) The better-than-average effect. In: Alicke MD, Dunning D, Krueger J (Eds.) The self in social judgment. New York: Psychology Press.

Allegranzi B, Björn B, Burnand B, Chopard P, Conen D, Pfaff H, Spirig R, Staines A, Vincent C, Windeler J (2017) Qualität und Sicherheit der Schweizerischen Gesundheitsversorgung verbessern: Empfehlungen und Vorschläge für die Bundesratsstrategie: Zweiter Bericht des wissenschaftlichen Beirats. https://www.bag.admin.ch/dam/bag/de/dokumente/kuv-leistungen/qualitaetssicherung/second-report-advisory-board-30-06-2017.pdf.download.pdf/second-report-advisory-board-30-06-2017-de.pdf. Zugegriffen: 2. Juli 2018.

American Association of Colleges of Nursing (2008) Essentials of baccalaureate education for professional nursing practice. Washington, DC: AACN.

Aspden P, Wolcott J, Bootman JL, Cronenwett LR (Eds.) (2007) Preventing medications errors. Committee on Identifying and Preventing Medication Errors. Washington, DC: The National Academies Press.

Auer C, Schwendimann R, Koch R, De Geest S, Ausserhofer D (2014) How hospital leaders contribute to patient safety through the development of trust. J Nurs Adm, 44(10 Suppl):38–44. 10.1097/NNA.0000000000000123.

Ausserhofer D, Schubert M, Engberg S, Blegen M, De Geest S, Schwendimann R (2012) Nurse-reported patient safety climate in Swiss hospitals: a descriptive-explorative substudy of the Swiss RN4CAST study. Swiss Med Wkly, 142, w13501. 10.4414/smw.2012.13501.

Australian Institute of Health & Welfare and the Australian Commission on Safety and Quality in Healthcare (2007) Sentinel events in Australian public hospitals 2004–05 (AIHW Cat. No. HSE 51). Canberra, ACT, Australia: Australian Institute of Health & Welfare and the Australian Commission on Safety and Quality in Healthcare.

Banja JD (2005) Medical errors and medical narcissism. Sudbury, MA: Jones & Bartlett.

https://doi.org/10.1515/9783110562699-019

Barker L, Gladney K, Edwards R, Holley F, Gaines C (1981) An investigation of proportional time spent in various communication activities of college students. J of Applied Comm Res 8:101–109.

Barnlund DC (2008) A transactional model of communication. In: Mortensen CD (Ed.) Communication theory. 2nd edn., New Brunswick, New Jersey: Transaction, S 47–57.

Bartholomeyczik S, Gordon M (2001) Pflegediagnosen. Theoretische Grundlagen. München: Urban & Fischer.

Bartlomé N, Conen A, Bucheli E, Schirlo S, Fux CA (2015) Change management with empowerment of nursing staff to reduce urinary catheter use. Antimicrob Resist Infect Control 4(Suppl 1):217. 10.1186/2047-2994-4-S1-P217.

Bassett RE, Whittington N, Staton-Spicer A (1978) The basics in speaking and listening for high school graduates: what should be assessed? Communication Education 27:293–303.

Beatty MJ, Pascual-Ferrá P (2015) Genetics and communication competence. In: Hannawa AF, Spitzberg BH (Eds.) Handbook of communication competence. Berlin: Walter de Gruyter, S 273–288.

Benner PE (1984) From novice to expert: excellence and power in clinical nursing practice. Menlo Park, CA: Addison-Wesley.

Benner PE, Tanner CA, Chesla CA (1996) Expertise in nursing practice: caring, clinical judgment, and ethics. New York, NY: Springer.

Benner P, Malloch K, Sheets V (2010) Nursing pathways for patient safety. St. Louis, MO: Mosby Elsevier.

Ben-Sira Z (1976) The function of the professional's affective behavior in client satisfaction: a revised approach to social interaction theory. J Health Soc Beh. 17:3–11.

Berlo DK (1960) The process of communication. New York: Holt, Rinehart, & Winston.

Beyer M, Rohe J, Nicklin PJ, Haynes K (2009) Communication and patient safety. In: Sandars J (Ed.) ABC of patient safety. Hoboken, NJ: BMJ Books, S 16–19.

Bezzola P, Hochreutener M-A, Schwappach D (2012) Operation Sichere Chirurgie: Die chirurgische Checkliste und ihre Implementierung; Kultur, Team, Tools. Schriftenreihe Nr. 5. Zürich: Patientensicherheit Schweiz.

Bogner MSE (1994) Human error in medicine. Lawrence Erlbaum Associates, Inc.

Bond CF, Kahler KN, Paolicelli LM (1985) The miscommunication of deception: an adaptive perspective. J Exp Soc Psych 21:331–345.

Botschaft zur Änderung des Bundesgesetzes über die Krankenversicherung (2015) Stärkung von Wirtschaftlichkeit und Qualität, 04.12.2015.

Brasaite I, Kaunonen M, Suominen T (2015) Healthcare professionals' knowledge, attitudes and skills regarding patient safety: a systematic literature review. Scand J Caring Sci 29(1):30–50.

Brickell TA, McLean C (2011) Emerging issues and challenges for improving patient safety in mental health: a qualitative analysis of expert perspectives. J Patient Saf 7(1):39–44. 10.1097/PTS.0b013e31820cd78e.

Brown Will S, Hennicke KP, Jacobs LS, O'Neill LM, Raab CA (2006) The perinatal patient safety nurse: A new role to promote safe care for mothers and babies. J Obstet Gynecol Neonatal Nurs 35(3):417–423. 10.1111/j.1552-6909.2006.00057.x.

Brucker U, Ziegler R et al (2005) Grundsatzstellung Pflegeprozess und Dokumentation. Medizinischer Dienst der Spitzenverbände der Krankenkassen e. V., Köln.

Brook RH, Kamberg CJ, Mayer-Oakes A, Beers MH, Raube K, Steiner A (1990) Appropriateness of acute healthcare for the elderly: an analysis of the literature. Health Policy 14(3):225–242.

Bundesamt für Gesundheit (2009) Qualitätsstrategie des Bundes im Schweizerischen Gesundheitswesen. https://www.bag.admin.ch/dam/bag/de/dokumente/kuv-leistungen/ qualitaetssicherung/qualit%C3%A4tsstrategie-des-bundes-im-schweizerischen-gesundheitswesen.pdf.download.pdf/Qualit%C3%A4tsstrategie%20des%20Bundes%20im%20Schweizerischen%20Gesundheitswesen.pdf. Zugegriffen: 2. Juli 2018.

Bundesamt für Gesundheit (2013) Die gesundheitspolitischen Prioritäten des Bundesrates. https://www.bag.admin.ch/dam/bag/de/dokumente/nat-gesundheitsstrategien/gesundheit2020/g2020/bericht-gesundheit2020.pdf.download.pdf/bericht-gesundheit2020.pdf. Zugegriffen: 2. Juli 2018.

Bundesgesetz über die Krankenversicherung (2018) Schweizerische Eidgenossenschaft, 01.01.2018.

Ceci C (2004) Gender, power, nursing: a case analysis. Nursing Inquiry 11(2):72–81.

Centers for Medicare and Medicaid Services (2017) CMS' value-based programs. https://www.cms.gov/Medicare/Quality-Initiatives-Patient-Assessment-Instruments/Value-Based-Programs/Value-Based-Programs.html. Zugegriffen: 20. Mai 2017.

Chassin MR (2013) Improving the quality of healthcare: what's taking so long? Health Aff 32(10):1761–1765.

Chassin MR, Loeb JM (2013) High-reliability healthcare: getting there from here. Milbank Q 91(3):459–490.

Clark E (2003) Language and representations. In: Gentner D, Goldin-Meadow S (Eds.) Language in mind: advances in the study of language and thought. Cambridge, MA: MIT Press, S 17–24.

Clark H (1996) Using language. Cambridge, MA: Cambridge University Press.

Classen DC, Resar R, Griffin F, Federico F, Frankel T, Kimmel N, Whittington JC, Frankel A, Seger A, James BC (2011) "Global trigger tool" shows that adverse events in hospitals may be ten times greater than previously measured. Health Aff 30(4):581–589.

Clavelle JT, Drenkard K, Tullai-McGuinness S, Fitzpatrick JJ (2012) Transformational leadership practices of chief nursing officers in magnet(R) organizations. J Nurs Adm 42(4):195–201.

Consumers Advancing Patient Safety (2017) Consumers advancing patient safety: about us. http://www.patientsafety.org/about-us.html. Zugegriffen: 20. Mai 2017.

Coupland N, Wiemann J, Giles H (1991) Talk as "problem" and communication as "miscommunication": An integrative analysis. In: Coupland N, Giles H, Wiemann J (Eds.), "Miscommunication" and problematic talk. Newbury Park: Sage, S 1–49.

Davies JM (2005) Team communication in the operating room. Acat Anaesthesiologica (Scandinavica UK) 49(7):890–901.

Day L (2011) Using unfolding case studies in a subject-centered classroom. J Nurs Educ 50(8):447–452.

Day L, Sherwood G (2017) Quality and safety in clinical learning environments. In: Sherwood G, Barnsteiner J (Eds.) Quality and saftety in nursing: a competency approach to improving outcomes. 2nd edn., NJ: Wiley-Blackwell, S 253–263.

De Saussure F (1959) Course in general linguistics. New York, NY: Philosophical library.

Deutscher Pflegerat e. V. (2014) Im Fokus: Patientensicherheit. Berlin. http://www.deutscher-pflegerat.de/Downloads/Fokuspapiere/focus-dpr_patientensicherheit-020912.pdf. Zugegriffen: 2. Juli 2018.

Dietz AS, Pronovost PJ, Mendez-Tellez PA, et al. (2014) A systematic review of teamwork in the intensive care unit: What do we know about teamwork, team tasks, and improvement strategies? J Crit Care 29(6):908–914.

DiMatteo MR, Hays RD, Prince LM (1986) Relationships of physicians' nonverbal communication skill to patient satisfaction, appointment noncompliance, and physician workload. Health Psychol 5:581–594.

Donabedian A (1988) The quality of care: how can it be assessed? JAMA 260(12):1743–1748.

Donald F, Martin-Misener R, Carter N, Donald EE, Kaasalainen S, Wickson-Griffiths A, Lloyd M, Akhtar-Danesh N, DiCenso A (2013) A systematic review of the effectiveness of advanced practice nurses in long-term care. J Adv Nurs 69(10):2148–2161. 10.1111/jan.12140.

Drenkard K (2012) The transformative power of personal and organizational leadership. Nurs Adm Q 36(2):147–154.

Dreyfus HL (1992) What computers still can't do: a critique of artificial reason. Cambridge, MA: MIT Press.

Dröber A, Villwock U, Anderson KA, Anderson LE (2004) Springer Lexikon Pflege. 3. Aufl., Berlin: Springer-Verlag Berlin Heidelberg.

Duck S (1994) Meaningful relationships: talking, sense, and relating. Thousand Oaks, CA: Sage.

Egbert LD, Battit GE, Welch CE, Bartlett MK (1964) Reduction of postoperative pain by encouragement and instructions of patients. A study of physician–patient rapport. N Eng J Med 270:825–827.

Farquhar CM, Kofa EW, Slutsky JR (2002) Clinicians' attitudes to clinical practice guidelines: a systematic review. Med J Aust 177(9):502–506.

FH-Gesundheits- und Krankenpflege-Ausbildungsverordnung BGBl II 2008/200: https://www.ris.bka.gv.at/GeltendeFassung.wxe?Abfrage=Bundesnormen&Gesetzesnummer=20005853. Zugegriffen: 2. Juli 2018.

Fishman L, Gehring K, Zimmermann C und Bezzola P (2015) Der systematische Medikationsabgleich im Akutspital: Empfehlungen im Rahmen des nationalen Pilotprogramms *Progress!* Sichere Medikation an Schnittstellen. Schriftenreihe Nr. 7. Zürich: Patientensicherheit Schweiz.

Frank O, Hochreutener M, Wiederkehr P, Staender S (2012) CIRRNET® – Aus Fehlern lernen, eine Erfolgsgeschichte. Therapeutische Umschau 69(6):341–346. 10.1024/0040-5930/a000295.

Frank O, Schwendimann R (2008) Sturzprävention. Schriftenreihe Nr. 2. Zürich.

Gallagher A, Bousso RS, McCarthy J, Kohlen H et al. (2015) Negotiated reorienting: A grounded theory of nurses' end-of-life decision-making in the intensive care unit. Int J Nurs Studies 52(4):794–803.

Gandhi TK, Berwick DM, Shojania KG (2016) Patient safety at the crossroads. JAMA 315(17):1829–1830.

Gehring K (2016) Eine gute Basis schaffen. In Gehring K, Schwappach D (Hrsg.) Speak Up – wenn Schweigen gefährlich ist. Speak Up für mehr Sicherheit in der Patientenversorgung. Schriftenreihe Nr. 9. S 34–38, Zürich: Patientensicherheit Schweiz.

Gehring K, Schwappach D (2016) Begriffsbestimmung, Ziele und Kontext von Speak up in Gesundheitseinrichtungen: Eine Einordnung zu Beginn. In Gehring K, Schwappach D (Hrsg.) Speak Up – wenn Schweigen gefährlich ist. Speak Up für mehr Sicherheit in der Patientenversorgung. Schriftenreihe Nr. 9. Zürich: Patientensicherheit Schweiz, S 8–10.

Gesundheits- und Krankenpflegegesetz (GuKG) (1997) BGBl I 1997/108, in der geltenden Fassung: https://www.ris.bka.gv.at/GeltendeFassung.wxe?Abfrage=Bundesnormen&Gesetzesnummer=10011026. Zugegriffen: 2. Juli 2018.

Guldenmund FW (2010) (Mis)understanding safety culture and its relationship to safety management. Risk Anal 30(10):1466–1480. 10.1111/j.1539-6924.2010.01452.x.

Halfon P, Staines A, Burnand B (2017) Adverse events related to hospital care: a retrospective medical records review in a Swiss hospital. Int J Qual Health Care 29(4):527–533. 10.1093/intqhc/mzx061.

Hannawa AF (2015) Miscommunication and error. In: Hannawa AF, Spitzberg BH (Eds.) Handbook of communication competence. Berlin: Walter de Gruyter, S 683–711.

Hannawa AF, Roter DL (2013) TRACEing the roots: a diagnostic „Tool for Retrospective Analysis of Critical Events". Patient Educ Couns 93(2):230–238.

Hannawa AF, Jonitz G (2017) Neue Wege für die Patientensicherheit: Sichere Kommunikation. Berlin, Boston: Walter deGruyter.

Harrison R, Cohen AW, Walton M (2015) Patient safety and quality of care in developing countries in Southeast Asia: a systematic literature review. Int J Qual Healthcare 27(4):240–254.

Heinen MM, van Achterberg T, Schwendimann R, Zander B, Matthews A, Kózka M, Schoonhoven L (2013) Nurses' intention to leave their profession: a cross sectional observational study in 10 European countries. Int J Nurs Stud 50(2):174–184. 10.1016/j.ijnurstu.2012.09.019.

Holt-Lunstad J, Smith TB, Baker M, Harris T, Stephenson D (2015) Loneliness and social isolation as risk factors for mortality: A meta-analytic review. Persp on Psych Sci 10(2):227–237.

Hughes RG, Clancy CM (2009) Nurses' role in patient safety. J Nurs Care Qual 24(1):1–4.

Hwang Y (2011) Is communication competence still good for interpersonal media?: Mobile phone and instant messenger. Computers in Hum Behavior 27:924–934.

ICHOM (o. J.) See http://www.ichom.org/who-we-are/. Zugegriffen: 2. Juli 2018.

Ilott I (2001) Incompetence: an unspoken consensus. In: Raven J, Stephenson J (Eds.) Competence in the learning society. New York: Peter Lang Publishing, S 57–66.

Institute for Safe Medication Practices (ISMP) (2015) ISMP's list of confused drug names. http://www.ismp.org/Tools/confuseddrugnames.pdf. Zugegriffen: 2. Juli 2018.

Institute of Medicine (IOM) (2001) Committee on Quality Healthcare in America. Crossing the quality chasm: a new health system for the 21st century. Washington, DC: National Academies Press.

Institute of Medicine (IOM) (2003) Keeping patients safe: Transforming the work environment of nurses. http://www.iom.edu/reports/2003/keeping-patients-safe-transforming-the-work-environment-of-nurses.aspx. Zugegriffen: 2. Juli 2018.

Institute of Medicine (IOM) (2011) The future of nursing: leading change, advancing health. Washington (DC): The National Academies Press.

Institute of Medicine (IOM) (2013) Interprofessional education for collaboration: learning how to improve health from interprofessional models across the continuum of education to practice – workshop Summary. http://iom.edu/Reports/2013/Interprofessional-Education-for-Collaboration.aspx. Zugegriffen: 2. Juli 2018.

Interprofessional Education Collaborative (2016) Core competencies for interprofessional collaborative practice: 2016 update. Washington, DC: Interprofessional Education Collaborative.

Jähnke A, Liebert Y, Käppeli A, van Holten K, Bischofberger I (2017) „Wachsam? Aber sicher!" – Gesundheitsfachpersonen als fachkundige Angehörige und ihre Rolle in der Patientensicherheit. Pflege 30(6):375–386. 10.1024/1012-5302/a000588.

Jha AK, Prasopa-Plaizier N, Larizgoitia I, Bates DW (2010) Research Priority Setting Working Group of the WHO World Alliance for Patient Safety. Patient safety research: an overview of the global evidence. Qual Saf Healthcare 19(1):42–47.

Jha AK, Larizgoitia I, Audera-Lopez C, Prasopa-Plaizier N, Waters H, Bates DW (2013) The global burden of unsafe medical care: analytic modelling of observational studies. BMJ Qual Saf 22(10):809–815. 10.1136/bmjqs-2012-001748.

Joint Commission International (2017) International Patient Safety Goals (IPSGs). https://www.jointcommissioninternational.org/assets/3/7/JCI_2017_IPSG_Infographic_062017.pdf. Zugegriffen: 2. Juli 2018.

Jones K (2003) Miscommunication between pilots and air traffic control. Language Problems and Language Planning 27(3):233–248.

Jucker A, Smith S, Lüdge T (2003) Interactive aspects of vagueness in conversation. J of Pragmatics 35(12):1737–1769.

Kellogg KM, Hettinger Z, Shah M, Wears RL, Sellers CR, Squires M, Fairbanks RJ (2017) Our current approach to root cause analysis: is it contributing to our failure to improve patient safety? BMJ Qual Saf 26(5):381–387. 10.1136/bmjqs-2016-005991.

Kelly L, Keaten JA, Hecht M, Williams JA (2010) Effects of reticence, affect for communication channels, and self-perceived competence on usage of instant messaging. Comm Res Reports 27:131–142.

Kesten KS (2010) Role-play using SBAR technique to improve observed communication skills in senior nursing students. J of Nurs Educ 50:79–87.

Klemmer ET, Snyder FW (1972) Measurement of time spent communicating. J of Comm 20:142.

Kletečka-Pulker M (2016) Sprachbarrieren im Gesundheitsbereich – Reduktion des Haftungsrisikos durch Videodolmetschen. GesundheitsRecht 15(4):206–213.

Klipfel JM., Gettman MT, Johnson KM et al. (2011) Using high-fidelity simulation to develop nurse-physician teams. J of Cont Educ in Nurs 42:347–357.

Kobler I, Schwappach D (2017) Mehr Patientensicherheit durch Design: Systemische Lösungen fürs Spital. Think Thank Nr. 2. http://www.patientensicherheit.ch/dms/Publikationen/Publikationen-2017/Brosch-re-PATS-Design/Patientensicherheit---Design_D/Patientensicherheit%20%26%20Design_D.pdf. Zugegriffen: 2. Juli 2018.

Kohlen H (2016) Care Policy und Ethik in der Pflege. In: Brandenburg H, Hülsken-Gießlar M, Siersch E (Eds.) Vom Zauber des Anfangs und von den Chancen der Zukunft. Bern: Hogrefe.

Kohn LT, Corrigan JM, Donaldson MS (2000) To err is human: building a safer health system. Institute of Medicine (US) Committee on Quality of Healthcare in America. Washington (DC): National Academies Press (US).

Landrigan CP, Parry GJ, Bones CB, Hackbarth AD, Goldmann DA, Sharek PJ (2010) Temporal trends in rates of patient harm resulting from healthcare. N Engl J Med 363(22):2124–2134.

Leape LL, Berwick DM (2005) Five years after to err is human: what have we learned? JAMA 293(19): 2384–2390.

Leatherman S, Sutherland K (2004) Quality of care in the NHS of England. BMJ 328:E288.

Ledbetter AM (2009) Measuring online communication attitude: instrument development and validation. Comm Monogr 76:463–486.

Lee C (2010) Managing perceived communication failures with affordances of ICTs. Computers in Hum Beh 26:572–580.

Lepori V, Perren A, Marone C (1999) Unerwünschte internmedizinische Arzneimittelwirkungen bei Spitaleintritt. Schweiz Med Wochenschr 129(24):915–922.

Lochner L, Girardi S, Pavcovich A, Meier H, Mantovan F, Ausserhofer D (2018) Applying interprofessional Team-Based Learning in patient safety: a pilot evaluation study. BMC Med Educ 18(1):48. 10.1186/s12909-018-1164-8.

Mafela MJ (2013) Cultural diversity and the element of negation. Intercultural Comm Studies 12(2):124–133.

Mahaffey B (2010) Couples counseling directive technique: a (mis)communication model to promote insight, catharsis, disclosure, and problem resolution. The Family J 18:45–49.

Mahrer-Imhof R, Eicher M, Frauenfelder F, Oulevey Bachmann A, Ulrich A (2012) Expertenbericht APN: Expertengruppe Schweizerischer Verein für Pflegewissenschaft (VfP). http://www.pflegeforschung-vfp.ch/download/58/page/20936_dl_2012-04-03_vfp-apn-expertenbericht_final_d.pdf. Zugegriffen: 2. Juli 2018.

Makary MA, Daniel M (2016) Medical error: the third leading cause of death in the US. BMJ 353:i2139.

Manser T, Brösterhaus M, Hammer A (2016) You can't improve what you don't measure: safety climate measures available in the German-speaking countries to support safety culture development in healthcare. Z Evid Fortbild Qual Gesundheitswes 114:58–71. 10.1016/j.zefq.2016.07.003.

Mascherek AC, Bezzola P, Gehring K, Schwappach D (2016) Effect of a two-year national quality improvement program on surgical checklist implementation. Z Evid Fortbild Qual Gesundheitswes 114:39–47. 10.1016/j.zefq.2016.04.003.

Mascherek AC, Schwappach D (2016) Patient safety priorities in mental healthcare in Switzerland: a modified Delphi study. BMJ open 6(8):e011494. 10.1136/bmjopen-2016-011494.

Mazzocco K, Petitti DB, Fong KT, Bonacum D, Brookey J, Graham S, Lasky RE, Sexton JB, Thomas EJ (2009) Surgical team behaviors and patient outcomes. Am J Surg 197(5):678–685.

McGlynn EA, Asch SM, Adams J, Keesey J, Hicks J, DeCristofaro A, Kerr EA (2003) The quality of healthcare delivered to adults in the United States. NEJM 348:2635–2645.

McLoughlin V, Leatherman S (2003) Quality or financing: what drives design of the healthcare system? Qual Saf Healthcare 12(2):136–142.

Meeks DW, Smith MW, Taylor L, Sittig DF, Scott JM, Singh H (2014) An analysis of electronic health record-related patient safety concerns. J Am Med Inform Assoc 21(6):1053–1059.

Meleis AI (2016) Interprofessional education: a summary of reports and barriers to recommendations. J of Nurs Scholarship 48(1):106–112. 10.1111/jnu.12184.

Meyer-Massetti C, Kaiser E, Hedinger-Grogg B, Luterbacher S, Hersberger K (2012) Medikationssicherheit im Home-Care-Bereich: Identifikation von kritischen Prozessschritten. Pflege 25(4):261–269. 10.1024/1012-5302/a000214.

Meyer-Massetti C, Krummenacher E, Hedinger-Grogg B, Luterbacher S, Hersberger KE (2016) Medikationssicherheit im Home Care Bereich: Entwicklung und Pilotierung eines Critical Incident Reporting Systems. Pflege 29(5):247–255. 10.1024/1012-5302/a000498.

Monteverde S, Schiess C (2017) Der Umgang mit „second victims" als organisationsethische Aufgabe. Ethik Med 29(3):187–199. 10.1007/s00481-017-0439-7.

Morilla-Herrera JC, Garcia-Mayor S, Martín-Santos FJ, Kaknani Uttumchandani S, Campos ÁL, Bautista JC, Morales-Asencio JM (2016) A systematic review of the effectiveness and roles of advanced practice nursing in older people. Int J Nurs Stud 53:290–307. 10.1016/j.ijnurstu.2015.10.010.

Mortensen CD (1997) Miscommunication. Thousand Oaks, CA: Sage.

Mustajoki A (2012) A speaker-oriented multidimensional approach to risks and causes of miscommunication. Language and Dialogue 2:216–243.

National Center for Education Statistics (2003) National Assessment of Adult Literacy (NAAL): A first look at the literacy of America's adults in the 21st century. Washington DC: U.S. Department of Education (NCES 206–470).

National Learning Consortium (2013) Shared decision-making fact sheet. https://www.healthit.gov/sites/default/files/nlc_shared_decision_making_fact_sheet.pdf. Zugegriffen: 2. Juli 2018.

National Health Service (NHS) (o. J.) Quality and outcomes framework. http://content.digital.nhs.uk/qof. Zugegriffen: 20. Mai 2017.

Newhouse RP, Stanik-Hutt J, White KM, Johantgen M, Bass EB, Zangaro G, Wilson RF, Fountain L, Steinwachs DM, Heindel L, Weiner JP (2011) Advanced Practice Nurse Outcomes 1990–2008: a systematic review. Nurs Econ 29(5):230–250.

Niederhauser A, Brühwiler L, Fishman L, Schwappach D (2018) Nationales Programm *Progress!* Sichere Medikation in Pflegeheimen: Ergebnisse der Online-Befragung. Datenbericht. http://patientensicherheit.ch/de/themen/Pilotprogramme-progress--/progress---Pflegeheime/Analyse/mainColumnParagraphs/0/download_website.pdf. Zugegriffen: 2. Juli 2018.

Niederhauser A, Füglister M (2016) Patientensicherheit in der Langzeitpflege: Besonderheiten, Handlungsfelder und bestehende Aktivitäten. http://patientensicherheit.ch/dms/de/themen/Bericht_Patientensicherheit_Langzeitpflege_def_V1-1/Bericht_Patientensicherheit_Langzeitpflege_def_V1.1.pdf. Zugegriffen: 2. Juli 2018.

Nyqvist F, Pape B, Pellfolk T, Forsman AK, Wahlbeck K (2014) Structural and cognitive aspects of social capital and all-cause mortality: a meta-analysis of cohort studies. Social Indicators Res 116(2):545–566.

Ogden CK, Richards IA (1946) The meaning of meaning: a study of the influence of language upon thought and of the science of symbolism. 8th edn., New York, NY: Harcourt, Brace & Co.

Organisation for Economic Co-operation and Development (2011) OECD Reviews of Health Systems: Switzerland 2011. http://newsroom.interpharma.ch/sites/default/files/download/pdf/oecd_switzerland.pdf. Zugegriffen: 2. Juli 2018.

Pannick S, Davis R, Ashrafian H, Byrne BE, Beveridge I, Athanasiou T, Wachter RM, Sevdalis N (2015) Effects of interdisciplinary team care interventions on general medical wards: a systematic review. JAMA Intern Med 175(8):1288–1298.

Patientensicherheit Schweiz (o. J.a) Ein Public Health Problem – Facts & Figures. http://patientensicherheit.ch/de/themen/Patientensicherheit.html. Zugegriffen: 2. Juli 2018.

Patientensicherheit Schweiz (o. J.b) Patientenempfehlungen – PATEM. https://www.
    patientensicherheit.ch/forschung-und-entwicklung/patem/#c1421. Zugegriffen: 2. Juli 2018.
Patientensicherheit Schweiz (o. J.c) Pilotprogramme *Progress!* https://www.patientensicherheit.ch/
    projekte-und-programme/. Zugegriffen: 2. Juli 2018.
Pettker CM, Thung SF, Norwitz ER, Buhimschi CS, Raab CA, Copel JA, Kuczynski E, Lockwood CJ, Funai
    EF (2009) Impact of a comprehensive patient safety strategy on obstetric adverse events. Am J
    Obstet Gynecol 200(5):492. 10.1016/j.ajog.2009.01.022.
Pfaff H, Hammer A, Ernstmann N, Kowalski C, Ommen O (2009) Sicherheitskultur: Defini-
    tion, Modelle und Gestaltung. Z Evid Fortbild Qual Gesundheitswes 103(8):493–497.
    10.1016/j.zefq.2009.08.007.
Pfeiffer Y, Schwappach D (2016) Taking up national safety alerts to improve patient safety in hospi-
    tals: The perspective of healthcare quality and risk managers. Z Evid Fortbild Qual Gesundheits-
    wes 110–111:26–35. 10.1016/j.zefq.2015.12.007.
Pfrimmer D (2009) Teamwork and communication. J of Cont Educ in Nurs 40:294–295.
Philpott JS (1983) The relative contribution to meaning of verbal and nonverbal channels of commu-
    nication: a meta-analysis. Unpublished master's thesis, University of Nebraska, Lincoln.
Pinquart M, Duberstein PR (2010) Associations of social networks with cancer mortality: a meta-ana-
    lysis. Critical Rev in Oncology/Hematology 75(2):122–137.
Pronovost P, Needham D, Berenholtz S, Sinopoli D, Chu H, Cosgrove S, Sexton B, Hyzy R, Welsh R,
    Roth G, Bander J, Kepros J, Goeschel C (2006) An intervention to decrease catheter-related
    bloodstream infections in the ICU. N Engl J Med 355(26):2725–2732.
Pronovost PJ, Holzmueller CG, Molello NE et al. (2015) The armstrong institute: an academic insti-
    tute for patient safety and quality improvement, research, training, and practice. Acad Med
    90(10):1331–1339.
Pronovost PJ, Rosenstein BJ, Paine L, et al. (2008) Paying the piper: investing in infrastructure for
    patient safety. Jt Comm J Qual Patient Saf 34(6):342–348.
PSNet (o. J.) Glossary of terms. https://psnet.ahrq.gov/glossary. Zugegriffen: 2. Juli 2018.
QSEN (2017). Quality and Safety Education for Nursing. http://www.qsen.org/. Zugegriffen: 2. Juli
    2018.
Raab C, Palmer-Byfield R (2011) The perinatal safety nurse: Exemplar of transformational leadership.
    MCN Am J Matern Child Nurs 36(5):280–287. 10.1097/NMC.0b013e31822631ec.
Reason J (1990a) Human error. New York, NY: Cambridge University Press.
Reason J (1990b) The contribution of latent human failures to the breakdown of complex sys-
    tems. Philosophical Transactions of the Royal Society of London. Series B. Biological Sci-
    ences 327(1241):475–484.
Richard A, Mascherek AC, Schwappach D (2017) Patientensicherheit in der Versorgung psy-
    chisch erkrankter Menschen in der Schweiz: Aktionsplan 2016. Pflege 30(6):357–364.
    10.1024/1012-5302/a000561.
Roter DL, Wolff J, Wu A, Hannawa AF (2017) Patient and family empowerment as agents of ambulato-
    ry care safety and quality. BMJ Qual Saf 26(6):508–512.
Salas E, Rosen MA (2013) Building high reliability teams: progress and some reflections on team-
    work training. BMJ Qual Saf 22(5):369–373.
Sammer CE, Lykens K, Singh KP, Mains DA, Lackan NA (2010) What is patient safety culture? A review
    of the literature. J Nurs Scholarsh 42(2):156–165. 10.1111/j.1547-5069.2009.01330.x.
Sator M, Nowak P, Menz F (2015) Verbesserung der Gesprächsqualität in der Krankenversorgung.
    Wien: ÖBIG/BMG.
Schärli M, Müller R, Martin JS, Spichiger E, Spirig R (2017) Interprofessionelle Zusammenarbeit Pfle-
    gefachpersonen und Ärzteschaft. Eine Triangulation quantitativer und qualitativer Daten. Pfle-
    ge 30(2):53–63. 10.1024/1012-5302/a000531.

Schiess C, Schwappach D, Schwendimann R, Kobleder A, Senn B (2016) „Second Victims" – die zweiten Opfer menschlicher Fehlbarkeit. Krankenpflege 109(5):8–11.

Schiess C, Schwappach D, Schwendimann R, Vanhaecht K, Burgstaller M, Senn B (2018) A transactional „second victim"-model – experiences of affected health care professionals in acute-somatic inpatients settings: a qualitative metasynthesis [Published Aheaed-of-Print]. J Patient Saf. 10.1097/PTS.0000000000000461.

Schubert M, Glass TR, Clarke SP, Aiken LH, Schaffert-Witvliet B, Sloane DM, De Geest S (2008) Rationing of nursing care and its relationship to patient outcomes: the Swiss extension of the International Hospital Outcomes Study. Int J Qual Health Care 20(4):227–237. 10.1093/intqhc/mzn017.

Schubert M, Clarke SP, Aiken LH, De Geest S (2012) Associations between rationing of nursing care and inpatient mortality in Swiss hospitals. Int J Qual Health Care 24(3):230–238. 10.1093/intqhc/mzs009.

Schuster MA, McGlynn EA, Brook RH (2005) How good is the quality of healthcare in the United States? Milbank Q 83(4):843–495.

Schwappach D (2008) „Against the silence": development and first results of a patient survey to assess experiences of safety-related events in hospital. BMC Health Serv Res 8:59. 10.1186/1472-6963-8-59.

Schwappach D (2014) Risk factors for patient-reported medical errors in eleven countries. Health Expect 17(3):321–331. 10.1111/j.1369-7625.2011.00755.x.

Schwappach D (2016) Wenn Schweigen gefährlich ist: „Speaking-up" bei Sicherheitsbedenken. Z Evid Fortbild Qual Gesundheitswes 114:5–12. 10.1016/j.zefq.2016.05.011.

Schwappach D (2018) Speaking up about hand hygiene failures: a vignette survey study among healthcare professionals. Am J Infect Control. 10.1016/j.ajic.2018.02.026.

Schwappach D, Gehring K (2014a) ‚Saying it without words': a qualitative study of oncology staff's experiences with speaking up about safety concerns. BMJ open 4(5), e004740. 10.1136/bmjopen-2013-004740.

Schwappach D, Gehring K (2014b) Silence that can be dangerous: a vignette study to assess healthcare professionals' likelihood of speaking up about safety concerns. PloS One 9(8), e104720. 10.1371/journal.pone.0104720.

Schwappach D, Gehring K (2014c) Trade-offs between voice and silence: a qualitative exploration of oncology staff's decisions to speak up about safety concerns. BMC Health Serv Res 14:303. 10.1186/1472-6963-14-303.

Schwappach D, Gehring K (2015) Frequency of and predictors for withholding patient safety concerns among oncology staff: a survey study. Eur J Cancer Care 24(3):395–403. 10.1111/ecc.12255.

Schwappach D, Richard A (2018) Speak up-related climate and its association with healthcare workers' speaking up and withholding voice behaviours: a cross-sectional survey in Switzerland. BMJ Qual Saf. 10.1136/bmjqs-2017-007388.

Schwappach D, Wernli M (2010a) Chemotherapy patients' perceptions of drug administration safety. J Clin Oncol 28(17):2896–2901. 10.1200/JCO.2009.27.6626.

Schwappach D, Wernli M (2010b) Am I (un)safe here? Chemotherapy patients' perspectives towards engaging in their safety. Qual Saf Health Care 19(5):e9. 10.1136/qshc.2009.033118.

Schwappach D, Hochreutener M-A, von Laue N, Frank O (2010) Täter als Opfer – Konstruktiver Umgang mit Fehlern in Gesundheitsorganisationen: Empfehlungen für Kader, Kollegen und Betroffene. Schriftenreihe Nr. 3. Zürich: Patientensicherheit Schweiz.

Schwappach D, Frank O, Hochreutener M-A (2011) ‚New perspectives on well-known issues': patients' experiences and perceptions of safety in Swiss hospitals. Z Evid Fortbild Qual Gesundheitswes 105(7):542–548. 10.1016/j.zefq.2010.07.002.

Schweizerische Akademie der Medizinischen Wissenschaften (2007) Aus- und Weiterbildung in Patientensicherheit und Fehlerkultur. https://www.samw.ch/dam/jcr:2d7d31bb-0ba1-4cfb-b982-12cee47b5f26/positionspapier_samw_patientensicherheit_fehlerkultur.pdf. Zugegriffen: 2. Juli 2018.

Schweizerische Akademie der Medizinischen Wissenschaften (2014) Zusammenarbeit der Fachleute im Gesundheitswesen: Charta. https://www.samw.ch/dam/jcr:c5fd1ba0-03f4-4e7a-adaa-2ab50a56253b/charta_samw_zusammenarbeit.pdf. Zugegriffen: 2. Juli 2018.

Schwendimann R, Dhaini S, Ausserhofer D, Engberg S, Zúñiga F (2016) Factors associated with high job satisfaction among care workers in Swiss nursing homes – a cross sectional survey study. BMC Nurs 15:37. 10.1186/s12912-016-0160-8.

Scott SD, Hirschinger LE, Cox KR, McCoig M, Brandt J, Hall LW (2009) The natural history of recovery for the healthcare provider „second victim" after adverse patient events. Qual Saf Health Care 18(5):325–330. 10.1136/qshc.2009.032870.

Sedikides C, Gaertner L, Toguchi Y (2003) Pancultural self-enhancement. J Personality Soc Psychol 84:60–79.

Seiler W, Beall M (2000) Communication: making connections. 4th edn., Boston, MA: Allyn & Bacon.

Sexton JB, Adair KC, Leonard MW, Frankel TC, Proulx J, Watson SR, Magnus B, Bogan B, Jamal M, Schwendimann R, Frankel AS (2018) Providing feedback following leadership walkRounds is associated with better patient safety culture, higher employee engagement and lower burnout. BMJ Qual Saf 27(4):261–270. 10.1136/bmjqs-2016-006399.

Shannon CE, Weaver W (1949) The mathematical theory of communication. Urbana, Illinois: University of Illinois Press.

Sherwood G (2011) Integrating quality and safety science in nursing education and practice. J of Res in Nurs 16(3):226–240.

Sherwood G (2015) Perspective: nurses expanding role in developing safety culture: QSEN competencies in action. J of Res in Nurs 20(8):734–740.

Sherwood G, Armstrong G (2016) Current Patient Safety Drivers. In: Oster C, Braaden J (Eds.) Achieving high reliability through patient safety and quality – a practical handbook. Indianapolis: Sigma Theta Tau Press.

Shor E, Roelfs DJ, Yogev T (2013) The strength of family ties: a meta-analysis and meta-regression of self-reported social support and mortality. Social Networks 35(4):626–638.

Sick C, Henninger M, Sindermann P (2015) Kommunikative Störungen und die Folgen für die Patientensicherheit. In: Gausmann P, Nenninger M, Koppenberg J (Hrsg.) Patientensicherheitsmanagement. Berlin/Boston: De Gruyter, S 90–97.

Sillars A (2002) For better or for worse: rethinking the role of communication and „misperception" in family conflict. Paper presented at: 16th annual B, Aubrey Fisher Memorial Lecture, University of Utah.

Slawomirski L, Auraaen A, Klazinga N (2017) The economics of patient safety: Strengthening a value-based approach to reducing patient harm at national level. OECD Health Working Papers, No. 96; Paris: OECD Publishing.

Slawomirski L, Auraaen A, Klazinga N (2018) The economics of patient safety in primary and ambulatory care: Flying blind. OECD Health Working Papers; Paris: OECD Publishing.

Soh KL, Soh KG, Davidson PM (2013) The role of culture in quality improvement in the intensive care unit: a literature review. J of Hosp Admin 2(2):97–104.

Spichiger E, Kesselring A, Spirig R, De Geest S (2006) Professionelle Pflege-Entwicklung und Inhalte einer Definition. Pflege 19(1):45–51. 10.1024/1012-5302.19.1.45.

Spirig R (2010) 10 Jahre Advanced Nursing Practice in der Schweiz: Rückblick und Ausblick. Pflege 23(6):363–366. 10.1024/1012-5302/a000075.

Spitzberg BH (2000) What is good communication? J of the Assoc for Comm Admin 29:103–119.

Spitzberg BH (2006) Preliminary development of a model and measure of computer-mediated communication (CMC) competence. J of Comp-Mediated Comm 11:629–666.

Spitzberg BH, Cupach WR (2007) The dark side of interpersonal communication. 2nd edn., Mahwah, NJ: Lawrence Erlbaum Associates.

Tanner CA (2006) Thinking like a nurse: a research-based model of clinical judgment in nursing. J of Nurs Educ 45(6):204–211.

The Joint Commission (o. J.) Patient safety event types by year. https://www.jointcommission.org/se_data_event_type_by_year_/. Zugegriffen: 2. Juli 2018.

The Joint Commission (2007) Improving America's hospitals: the Joint Commission's annual report on quality and safety 2007. www.jointcommissionreport.org. Zugegriffen: 2. Juli 2018.

The Joint Commission (2012) Improving transitions of care: hand-off communications. Oakbrook Terrace, IL: Joint Commission Center for Transforming Healthcare.

The Leapfrog Group (2017) About us. http://www.leapfroggroup.org/about. Zugegriffen: 20. Mai 2017.

Thiel Volker (2014) Der Pflegeprozess – ein Instrument professioneller Pflege in: Die Schwester/Der Pfleger 40:338–342. www.volkerthiel.de. Zugegriffen: 2. Juli 2018.

Tong M, Schwendimann R, Zúñiga F (2017) Mobbing among care workers in nursing homes: A cross-sectional secondary analysis of the Swiss Nursing Homes Human Resources Project. Int J Nurs Stud 66:72–81. 10.1016/j.ijnurstu.2016.12.005.

Trbovich P, Shojania KG (2017) Root-cause analysis: swatting at mosquitoes versus draining the swamp. BMJ Qual Saf 26(5):350–353. 10.1136/bmjqs-2016-006229.

Treiber LA, Jones JH (2018) After the Medication Error: Recent Nursing Graduates' Reflections on Adequacy of Education. J Nurs Educ 57(5):275–280. 10.3928/01484834-20180420-04.

Twedell D, Pfrimmer D (2009) Teamwork and communication. J of Cont Educ in Nurs 40:294–295.

Universität St.Gallen (o. J.) Vertiefungsthemen im Studienprogramm. https://jmm.unisg.ch/de/studium/vertiefungsthemen. Zugegriffen: 2. Juli 2018.

Unruh KT, Pratt W (2007) Patients as actors: the patient's role in detecting, preventing, and recovering from medical errors. Int J Med Inform 76(Suppl 1):236–244. 10.1016/j.ijmedinf.2006.05.021.

Van Herk KA, Smith D, Andrew C (2011) Examining our privileges and oppressions: incorporating an intersectionality paradigm into nursing. Vol. 18. Wiley-Blackwell, S 29–39.

Verdonik D (2010) Between understanding and misunderstanding. J of Pragmatics 42:1364–1379.

Verordnung über die Krankenversicherung, Schweizerische Eidgenossenschaft (2018) 01.01.2018.

Vincent C, Taylor-Adams S, Stanhope N (1998) Framework for analysing risk and safety in clinical medicine. BMJ 316(7138):1154–1157.

Vincent C, Neale G, Woloshynowych M (2001) Adverse events in British hospitals: preliminary retrospective record review. BMJ 322:517–519.

Von Bertalannffy L (1968) General system theory: foundations, development, application. Rev. edn., New York, NY: George Braziller.

Vorauer J (2005) Miscommunications surrounding efforts to reach out across group boundaries. Pers and Soc Psychol Bulletin 31:1653–1664.

Vorauer J, Sakamoto Y (2006) I thought we could be friends, but …: systematic miscommunication and defensive distancing as obstacles to cross-group friendship formation. Psychol Sci 17(4):326–331.

Wakefield J (2007) Patient safety: from learning to action – first Queensland health report on clinical incidents and sentinel events. Brisbane, Queensland, Australia: Queensland Health.

Watzlawick P, Bavelas JB, Jackson DD (2014) Pragmatics of human communication: a study of interactional patterns, pathologies and paradoxes. New York: Norton.

Weaver SJ, Dy SM, Rosen MA (2014) Team-training in healthcare: a narrative synthesis of the literature. BMJ Qual Saf 23(5):359–372.
Weaver SJ, Rosen MA, Salas E, Baum KD, King HB (2010) Integrating the science of team training:
   guidelines for continuing education. J Contin Educ Health Prof 30(4):208–220.
Weick KE, Sutcliffe KM (2011) Managing the unexpected: resilient performance in an age of uncer-
   tainty. Hoboken, NJ: J. John Wiley & Sons.
Weick KE, Sutcliffe KM (2015) Managing the unexpected: sustained performance in a complex world.
   3rd edn., Hoboken, NJ: J. Wiley & Sons.
Weigand E (1999) The standard case. J of Pragmatics 31:763–785.
White P, McGillis Hall L, Lalonde M (2010) Adverse patient outcomes. In: Doran D (Ed.) Nursing out-
   comes: state of the science. 2nd edn., Mississauga, ON: Jones & Bartlett Learning, S 241–284.
Wilden A (1972) System and structure: essays in communication and exchange. 2nd edn., New York,
   NY: Tavistock.
Will SB, Hennicke KP, Jacobs LS, O'Neill LM, Raab CA (2006) The perinatal patient safety
   nurse: a new role to promote safe care for mothers and babies. J Obstet Gynecol Neonatal
   Nurs 35(3):417–423.
Wilson RM, Michel P, Olsen S, Gibberd RW, Vincent C, El-Assady R, Rasslan O, Qsous S, Macha-
   ria WM, Sahel A, Whittaker S, Abdo-Ali M, Letaief M, Ahmed NA, Abdellatif A, Larizgoitia I (2012)
   WHO Patient Safety EMRO/AFRO Working Group. Patient safety in developing countries: retro-
   spective estimation of scale and nature of harm to patients in hospital. BMJ 344:e832.
Woodward HI, Mytton OT, Lemer C, Yardley IE, Ellis BM, Rutter PD, Greaves FE, Noble DJ, Kelley E,
   Wu AW (2010) What have we learned about interventions to reduce medical errors? Annu Rev
   Public Health 31:479–497.
World Health Organisation (WHO) (o. J.a) Patient safety. http://www.who.int/patientsafety/en/.
   Zugegriffen: 4. Juni 2018.
World Health Organisation (WHO) (o. J.b) Patients for patient safety, http://www.who.int/
   patientsafety/patients_for_patient/en/. Zugegriffen: 4. Juni 2018.
World Health Organisation (WHO) (2000) The World health report 2000. Health systems: improving
   performance. Geneva. http://www.who.int/whr/2000/en/. Zugegriffen: 4. Juni 2018.
World Health Organisation (WHO) (2011) The multi-professional patient safety curriculum guide.
   http://www.who.int/patientsafety/education/curriculum/Curriculum_Tools/en/. Zugegriffen:
   4. Juni 2018.
World Health Organisation (2011) WHO Patient Safety Curriculum Guide: Multi-professional Edition.
   http://apps.who.int/iris/bitstream/10665/44641/1/9789241501958_eng.pdf?ua=1. Zugegrif-
   fen: 2. Juli 2018.
World Health Organisation (2018) 10 facts on patient safety. http://www.who.int/features/factfiles/
   patient_safety/en/. Zugegriffen: 2. Juli 2018.
Wu AW (2000) Medical error: The second victim. The doctor who makes the mistake needs help too.
   BMJ 320(7237):726–727. 10.1136/bmj.320.7237.726.
Wu AW (Ed.) (2001) The value of close calls in improving patient safety. Oakbrook Terrace, IL: Joint
   Commission Resources.
Wu AW, Steckelberg RC (2012) Medical error, incident investigation and the second victim: doing
   better but feeling worse? BMJ Qual Saf 21(4):267–270. 10.1136/bmjqs-2011-000605.
Züllig S, Mascherek A (2016) Sicherheit bei Blasenkathetern: Empfehlungen im Rahmen des natio-
   nalen Pilotprogramms *Progress!* Sicherheit bei Blasenkathetern. Schriftenreihe Nr. 9. Zürich:
   Patientensicherheit Schweiz.

Stichwortverzeichnis

https://doi.org/10.1515/9783110562699-020

www.ingramcontent.com/pod-product-compliance
Lightning Source LLC
Chambersburg PA
CBHW081509190326
41458CB00015B/5325